主编 狄 文

好孕护航
一点通

PRACTICAL KNOWLEDGE
FOR MATERNAL HEALTH

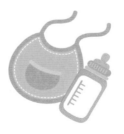

上海科学普及出版社

周　琼（上海交通大学医学院附属仁济医院）

胡　媛（上海交通大学医学院附属仁济医院）

赵卫秀（上海交通大学医学院附属仁济医院）

洪士彬（上海交通大学医学院附属仁济医院）

黄滔滔（上海交通大学医学院附属仁济医院）

常艳玲（上海交通大学医学院附属仁济医院）

康　昕（上海交通大学医学院附属仁济医院）

蒋　萌（上海交通大学医学院附属仁济医院）

熊云棋（厦门弘爱妇产医院）

序 一

十分欣喜地看到狄文教授领衔编撰的这一套医学科普丛书。本丛书围绕着妇女保健，或者说"关爱妇女身心，服务女性健康"的中心意旨，着重体现了几个重要的观念：

一是全生命周期的管理。从孕前、妊娠、围产到出生；从儿少、青中到围绝经期，及至老年，都有详细的阐述。

二是体现了预防为主的观念。无论是常见病、肿瘤或者其他任何健康问题，预防总是第一位的。我们通常讲疾病的预防、发现、诊断、治疗、监控、康复六大要素，其实预防为先导，预防是基础。科普书的重要性也在于此。

三是体现了作为医者的重要责任。我们所从事的医学行业，其职业或职能就是济世爱民：从民生民意而论、从疾病防治而论、从健康管理而论、从医学本源而论，都是如此。

《好孕护航一点通》的主题是产科。产科学是妇产科学的基础，也是关爱妇女、保护母亲最重要的一部分。本书强调了产前检查的重要性，特别突出了母亲和胎儿统一的观念，即为母胎医学。从孕前到孕期，从分娩到产后，孕妇和胎儿都在医生和家人的共同关照下，是我们一致的保护对象。

本书形式上以问答为主，配以插图，提问富有趣味，回答严谨巧妙，漫画插图生动形象，还附有小贴士，是小结也是提醒，颇为耐看。

作为妇产科同行，我祝贺并推荐这部书，希望它能成为孕产妇的枕边书。

郎景和

中国工程院院士

2023 年 9 月

序 二

健康是人类的永恒追求，是国家兴旺发达、人民安居乐业的重要标志。习近平总书记在党的十九大报告中明确提出实施健康中国战略，为人民群众提供全方位全周期健康服务。随着人口老龄化和环境改变等一系列问题，妇科疾病呈现增长趋势，严重威胁女性生命健康。为应对这一挑战，我国妇产科学专家守正创新、开拓进取，不断提升基础研究和诊疗技术水平，积极投身健康科普事业，构建了优质高效的妇产科学健康防治体系。

上海交通大学医学院附属仁济医院狄文教授长期从事妇产科学的临床与基础研究，曾任十余部国家级教材的主编或副主编，并创建科普公众号"狄文大夫"，深耕医学科普工作。作为上海市科普作家协会会员，他始终秉持全疾病周期乃至全生命周期的女性生殖健康理念，先后创作两百余篇高质量医学科普作品，主编多部科普图书，曾荣获上海市科学技术普及奖一等奖和上海科普教育创新奖"科普贡献奖（个人）"一等奖。

狄文教授邀请近百位长期从事临床工作的医师组成编写团队，共同撰写这套妇产科科普丛书。该丛书以通俗易懂的语言、生动鲜活的案例，涵盖普通妇科、妇科肿瘤、妇科内分泌、辅助生殖和围产医学等妇产科亚专业，为读者深入浅出地介绍了常见疾病及其预防、筛查、诊断、治疗和康复的科普知识。

　　衷心期望这套妇产科科普丛书的出版，能够为人们正确认识妇产科疾病、提升健康素养水平、拥有更加健康美好的生活提供切实的帮助。

范先群

中国工程院院士

上海交通大学副校长

上海交通大学医学院院长

2023 年 9 月

前　言

　　很久以前，笔者便萌生出编撰一套妇产科科普图书的想法，不是"一本"，而是成系列的"一套"，这次终于有机会与上海科学普及出版社合作，将这一计划付诸实施，深感欣慰。

　　健康科普是连接医学专业知识与社会大众需求的重要桥梁。基于"健康中国2030"的国家战略，培养优秀的健康科普人才、创作高质量的健康科普作品势在必行。我们每一名医务工作者都应该明白，医学科普能力与临床、教学及科研能力同样重要，甚至长远来看，一个优秀的科普作品所带来的"健康产值"，要远超一台漂亮的手术或一天忙碌的门诊所产生的效果。

　　近年来，由于国家不断加大医学健康科普工作的宣传及扶持力度，越来越多的医学科普图书纷纷涌现，但主题大都围绕着某种疾病，或者该学科的某个亚专业方向，而经过精心设计、成系列出版且能较为全面覆盖某学科的科普读物凤毛麟角。本丛书由《妇科疾病知多少》《妇科肿瘤面面观》和《好孕护航一点通》三种组成，涵盖了普通妇科、妇科肿瘤、妇科内分泌、辅助生殖、围产医学等几乎所有妇产科亚专业方向中的常见疾病及健康知识，对帮助广大读者树立科学的女性生殖健康观念大有裨益。

　　每一种图书的内容编排，我们都再三斟酌，颇费思量。《妇科肿瘤面面观》不仅将妇科常见肿瘤的常见表现、治疗、预防、预后一一道来，还将很多读者感兴趣的影像检查、中医、营养、心理等方面内容纳入其中，使得读者对妇科肿瘤知识的了解更加完整与系统化。

《妇科疾病知多少》几乎涵盖了肿瘤以外的绝大部分妇科疾病与女性保健知识，编排"杂"而不乱。从普通妇科、感染性疾病、盆底功能障碍到妇科内分泌疾病，从辅助生殖到妇科常用检查与手术，你想知道的、应该知道的，书中应有尽有，还贴心地讲解了经常让大家"虚惊一场"的妇科体检报告。

《好孕护航一点通》按照每一名孕妈妈的孕育历程，设计了"产检到底查什么？""孕期合并症知多少""孕期保健和营养""围产期那些事儿"等章节。作为一名孕妇想知道或应该知道的内容，在书中你几乎都能找到。

病例引导、篇幅适中、文风幽默、图文并茂、深入浅出……这些都是决定一本医学科普读物能否被广大读者认可的重要因素，本丛书的 240 余篇科普作品便是按照这些要求进行创作的。丛书的每一位编者都长期奋战在妇产科临床一线，有着丰富的医学科普创作经验。即便读者是医学"零基础"，也能够在愉悦的阅读体验中掌握其中的健康知识，不仅"看得懂"，还能"学得会"。

"美丽的女人从健康开始"，我深以为然。希望本丛书能将健康带给每一位女儿、妻子与母亲，在为广大女性朋友保驾护航、指点迷津的同时，成为她们生活中的良师益友。

狄文

2023 年 9 月

目　录

产检到底查什么?

备孕前,要做哪些准备和检查?

瘢痕子宫怎么办?

产检时的 B 超小知识

如何喝糖水做糖耐?

可以自己在家做胎心监护吗?

……

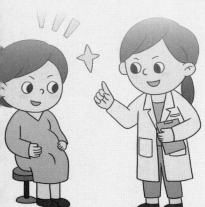

在备孕之前，我该做哪些
检查和准备？

·········· 病　例 ··········

　　与相恋6年的男友结束恋爱长跑步入婚姻殿堂的小云正享受着蜜月期的幸福甜美，备孕计划也随之提上了日程。可是，在备孕之前要对身体做什么样的检查呢？饮食和生活等方面又要提前注意些什么？钙、铁、锌、硒、叶酸、维生素要不要提前补充？社交软件里小姐妹口中的遗传咨询又代表了什么？怀着这些疑问，小云走进了妇产科的孕前门诊。

▶ 孕前检查是什么？

　　孕前检查是孕前保健的重要组成部分，是对计划妊娠和即将妊娠的夫妇所展开的一系列保健服务，包括采集病史、全身查体、辅助检查、风险评估和干预，还会同时展开针对性的宣讲和讨论，如性病预防、产前咨询、免疫接种等。

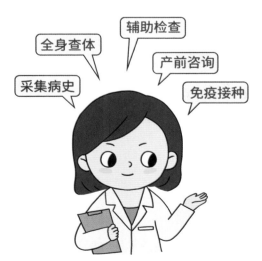

▶ 以前得过哪些疾病在备孕时需
##　　要特别注意？以前吃的药孕期
##　　还能吃吗？

　　严重的遗传病、性传播疾病、心脏病、肾脏病、血液病、糖尿病、神经精神疾病、甲状腺疾病等在孕前如果未能有效控制，在妊娠后一方面会加重病情甚至出现恶化，另一方面会影响胎儿发育。而孕期用药需要有明确指征，要权衡药物和疾病哪个带来的损伤大。尽量选择疗效肯定的、不良反应明确的药物。因此，假如既往有过以上疾病病史的女性应至专科咨询妊娠及相关注意事项，选择对胎儿影响小的药物，并待病情稳定后在医生指导下计划妊娠。

▶ 什么样的夫妇需要进行遗传咨询？

并不是所有的夫妇都需要进行遗传咨询，一般来讲，夫妇双方或者家族成员患有遗传病或者先天畸形、生育过遗传病或畸形儿的夫妇、不明原因智力低下的夫妇、反复流产或死胎死产的夫妇、不良环境接触史或慢性病孕妇、在筛查时查出遗传病的夫妇需要进行遗传咨询。同时，婚后多年不孕和35岁以上高龄孕产妇也建议进行遗传咨询。

▶ 备孕前要来医院做哪些检查呢？

孕前的检查，首先应进行血压和身高体重的检测，并计算身体质量指数（BMI），还需要妇产科医师进行妇科专科检查。辅助检查中，必查项目有：血常规、尿常规、血型鉴定、肝功能、肾功能、空腹血糖、乙型肝炎病毒表面抗原（HBsAg）、梅毒螺旋体与艾滋病病毒（HIV）筛查，同时怀孕前1年内未行宫颈细胞学检查者需完善宫颈细胞学检查。而备选项目有：弓形虫、风疹病毒、巨细胞病毒和单纯疱疹病毒（TORCH）筛查、宫颈阴道分泌物检查、甲状腺功能检查、血脂检查、妇产科超声检查、心电图检查和胸部X线检查。针对广东、广西、湖南、海南、湖北、四川、重庆等地女性需行地中海贫血筛查，高危妇女还需要行75 g口服葡萄糖耐量（OGTT）试验。

▶ 备孕时应该怎么"吃得好"？

健康生活方式的培养对备孕和整个孕期保健都至关重要。"重视合理营养，维持膳食平衡"的理念不仅应贯穿整个孕产期，甚至应该长期遵守。在备孕时，要食用营养丰富的食物,尤其注意蛋白质、维生素和微量元素的摄入,同时也不能放纵饮食,要注意控制体重。

1. 叶酸对于孕妇非常重要。建议从妊娠前2～3个月起就每天补充叶酸0.4～0.8 mg,直至产后4～6周或结束哺乳后。而对于既往有神经管缺陷、服用卡马西平治疗癫痫的孕妇则需要孕前3个月开始每天服用叶酸4 mg直至孕3个月时。

2. 孕妇易发生贫血,建议孕前多食用动物血、肝脏、瘦肉、菠菜、蛋黄等含铁丰富的食物,并适当补充铁剂以预防妊娠期贫血。

3. 备孕时应保持适当的体重,建议调整BMI在18～24。较肥胖的女性应在完成血糖血脂等检测后,根据指标合理平衡营养并配合运动;而消瘦的女性应进行饮食指导。而且需要注意的是,整个孕期都不宜"减肥"。

烟酒对胎儿的危害不言而喻。吸烟和毒品会导致流产、早产和低出生体重儿,而且二手烟和电子香烟同样危害深远。酒精对精卵细胞也有不良影响。因此,尽早戒烟、远离吸烟和二手烟的危害不仅仅对于备孕十分重要,对于个人长远健康同样重要。怀孕前应减少乙醇(酒精)摄入,尤其是月经周期的后2周不要饮酒,以防止已经怀孕。浓茶、咖啡和可乐等刺激性饮料也应适当减少食用。

4. 吃得好的同时也要保证口腔健康,早晚刷牙、饭后漱口等好习惯有助于避免口腔感染,保持口腔清洁。孕前建议进行全面口腔检查,积极治疗口腔疾病以防止疾病加重影响母婴健康。

▶ 哪些方面在备孕时一定要避开?

1. 有毒的化学物质危害巨大。铅、汞、苯、二甲苯等化学有毒物质对胚胎有不同程度的毒害,计划妊娠期间应该减少对汽车尾气、油漆、橡胶、印刷品、农药等物质的接触。对于新婚夫妇来说,结婚刚装修的新房一定要彻底消除装修材料的毒害,同时备孕时也应该尽量减少化妆品的使用。

2. 物理因素同样需要避免。来源于放射、同位素检查治疗的医学行为以及使用电脑、电视、手机、微波炉的日常生活行为都会带来或强或弱的电离辐射,备孕时应尽量减少接触各类射线的时间。噪声超过70 dB即对人有害。过高的温度会影响胎儿发育，引起流产早产、死胎死产和生长发育迟缓，应减少热炕、桑拿、过热洗澡、电热毯和高温工作。

小 贴 士

　　备孕前的检查和保健是"十月怀胎"的第一步，走好这一步对于整个孕期至关重要。在医生的指导和建议下做好必要的检查，并辅以充足的准备，相信每位"准妈妈"都能安全的迎来自己健康的宝贝。

（刘　畅）

TORCH报告那么多阳性,
我的孩子还能要吗?

· · · · · · · · · · · · 病　　例 · · · · · · · · · · · ·

　　小张第一次怀孕,全家都很开心,可是产检TORCH报告出现了好多阳性,小张特别紧张,害怕孩子有畸形。小张的丈夫知道后更是叫她打胎,小张不舍得,万一胎儿没有感染或者报告出现假阳性呢?原本开心的事情因为一张报告给这个小家庭蒙上了阴影。TORCH报告出现阳性很常见,但仍让孕妈妈们很焦虑,到底阳性了是不是宫内感染,孩子会有畸形吗,我还能要这个孩子吗?

▶ **什么是TORCH检查?**

　　TORCH一词由一组病原微生物英文名称的第一个字母组合而成,其中T(toxoplasma, Toxo)指弓形虫,O(others)指其他病原微生物如梅毒螺旋体、带状疱疹、柯萨奇病毒等,R(rubella virus, RV)指风疹病毒,C(cytomegalo virus, CMV)指巨细胞病毒,H(herpes simplex virus, HSV)指单纯疱疹病毒,TORCH指的是可导致先天性宫内感染及围产期感染而引起围产期儿畸形的病原体。

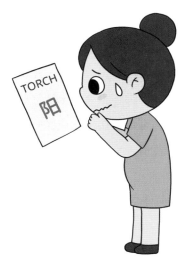

▶ **TORCH感染到底对孕妇和胎儿有什么影响?**

　　TORCH感染的特点是孕妇感染其中任何一种病原微生物后,自身症状轻微,甚至无症状，但可垂直传播给胎儿，造成宫内感染，使胚胎和胎儿呈现严重症状和体征，甚至导致流产、死胎、死产。即使出生后幸存，也可能遗留中枢神经系统障碍等严重先天缺陷。原发感染孕妇通过胎盘或生殖道感染胎儿，感染时胎龄越小，胎儿畸形发生率越高，畸形越严重。

1. 弓形虫宫内感染，胎儿在出生后会逐渐出现脉络膜视网膜炎、严重视力损伤、听力丧失或神经系统发育迟缓等后遗症。

2. 风疹病毒宫内感染，可导致先天性白内障、先天性心脏病、神经性耳聋等先天性风疹综合征。

3. 巨细胞病毒宫内感染的胎儿超声检查可见肠管回声增强、侧脑室增宽，颅内钙化灶，也可表现为胎儿生长受限、肝脏钙化点、小头畸形和胎儿室管膜下囊肿等。新生儿出生后可出现感觉神经性耳聋、智力下降、脉络膜视网膜炎、癫痫甚至死亡等。

4. 单纯疱疹病毒Ⅰ型主要引起上半身皮肤、黏膜或器官疱疹，较少感染胎儿；单纯疱疹病毒Ⅱ型主要引起下半身皮肤、黏膜或器官疱疹，如生殖器疱疹，胎儿通过产道接触生殖道分泌物而引起感染。

▶ 孕期感染上TORCH病毒的风险大吗？

孕妇是易感人群，感染通常是隐匿的，只有少数患者会表现出一些感染症状，但与感冒类似，故而给临床诊断造成了很大的困难。弓形虫感染者多为食用生肉或未煮熟的肉类、蛋类，未洗涤的蔬菜、水果或接触带有虫卵的猫等动物排泄物而感染。风疹病毒可直接传播或经呼吸道飞沫传播。巨细胞病毒主要通过呼吸道、消化道和性接触传播。单纯疱疹病毒Ⅱ型主要通过性接触传播。

▶ TORCH报告怎么解读？

TORCH报告分为IgM和IgG两部分。特异性IgG阳性，表明既往感染孕妇已获得免疫。孕妇血清IgM阳性，表明在近期内急性感染或存在复发性感染，但确切感染时间难以把握，必要时查IgG抗体亲和力。IgG抗体亲和力是指所有特异性IgG抗体与抗原总的结合能力，即抗体与抗原结合的牢固程度。亲和力指数（avidityicdex, AI）

是指抗体与抗原结合力的相对值。原发感染时，产生的抗体与抗原的结合不够牢固，为低 AI；随着时间的推移，抗体与抗原的结合力增加，故既往感染、病毒再激活或再感染时，抗体与抗原结合牢固，抗体亲和力随之增高，为高 AI。

► TORCH 报告 IgM 阳性就一定是宫内感染吗？

IgM 阳性不能代表孕妇近期急性感染，就算孕妇近期感染也不能代表胎儿感染，而且受技术手段和检测方法的限制，检测结果有较高的假阳性率，所以不能根据一次孕妇血清学抗体报告就作出终止妊娠的决定。IgM 阳性，应定期复查，排除假阳性，有条件建议检测 IgG 亲和力，高亲和力可以排除近期感染，只有考虑妊娠期急性原发感染，结合胎儿超声检查出现异常时，可考虑行羊水穿刺，检查弓形虫脱氧核糖核酸（DNA）、风疹病毒核糖核酸（RNA）、巨细胞病毒 DNA 来诊断胎儿是否感染。

► 如何预防 TORCH 感染？

由于目前没有成熟的筛查手段，孕妇血清学特异性抗体检测均不能确诊孕妇何时感染、胎儿是否受累以及有无远期后遗症，也不能依据孕妇的血清学筛查结果来决定是否需要终止妊娠，建议孕前筛查或孕期有针对性的筛查，避免给孕妇带来心理的恐惧和不必要的干预。风疹 IgG 抗体阴性者应在孕前接受风疹疫苗的注射。对于孕前活动性感染的妇女，可暂不受孕，间隔 6 个月后再受孕。妊娠期间应注意个人卫生，应吃熟食、削皮或洗净蔬菜和水果，经常洗手或手消毒，合理休息、均衡营养、放松心情，维持正常的免疫力，以预防 TORCH 病毒感染。

小 贴 士

风疹 IgG 抗体阴性者应在孕前接受风疹疫苗。建议有条件的育龄妇女进行孕前筛查 TORCH，以明确孕前免疫状态。TORCH 报告有阳性不要惊慌，请找专业医生来解读，如果确诊为宫内感染，且影像学检查确定胎儿存在结构异常时，应转诊至产前诊断中心充分咨询对胎儿和新生儿可能产生的影响，共同讨论是否继续妊娠。

（刘维纯）

孕酮低一定要保胎吗？ HCG和孕酮，到底哪个指标重要？

病 例

备孕中的小季发现自己的月经已经推迟了3天，于是在家中用验孕棒来检测，果然出现了"两道杠"。欣喜的小季心中又难免出现一丝担忧，这次怀孕有没有可能流产？万一自己身上出现了"宫外孕"怎么办？小季随即来到医院，想寻求医生的帮助。

► **什么是HCG？ 为什么检测HCG就能知道是不是怀孕了？**

人们口中常说的HCG，学名叫作人绒毛膜促性腺激素 β 亚单位（β-HCG），由滋养层细胞分泌。当胚胎着床，也就是所谓的"怀孕"后形成的胎盘合体滋养层细胞会产生大量的HCG，通过孕妇血液循环而排泄到尿中。因此检测血液和尿液中的HCG可以判断是否怀孕。HCG在受精后第8～10天，胚胎种植后才能在孕妇血清和尿液中检测到，至受精第11天后，98%的孕妇血清中可检测出HCG。一般情况下，最早同房后7天，最晚3个星期内可以确定是否怀孕。因此，早孕期检测尿液和血清中的HCG是确定女性妊娠的首选方法。

► **所谓的"HCG翻倍"是什么意思？ "翻倍"不好就一定会宫外孕或流产吗？**

女性个体间正常HCG水平范围波动较大，而人们常说的"翻倍"指的是妊娠早期HCG每1.4～2.1天浓度升高1倍。早孕期间连续监测HCG上升水平有助于判断胚胎是否能够存活以及是否宫内妊娠。HCG不能倍增提示异位妊娠或自然流产。但是，所谓的"翻倍"也不是绝对准确的标准，研究表明，超过20%的异位妊娠患者血清HCG上升速度接近宫内妊娠活胎HCG上升速度的最低值。因此，单单凭借HCG翻倍结果就对异位妊娠放松警惕是不可取的；同时，有8%异位妊娠患者血清HCG下降速度与完全流产者相同。因此，不能完全依赖HCG变化判断妊娠情况，应联合临床表现、其他检查结果进行综合判断，过度迷信"翻倍"反而可能导致误判。此外，血清HCG对于恶性葡萄胎、绒毛膜上皮癌等滋养细胞疾病的诊断也有重要意义。此种情况下，血清HCG会出现异常升高。

► 尿HCG和血清HCG谁更准确？应该检测哪个指标？

尿液HCG多为定性检查，而且尿液中HCG的浓度与尿液浓缩程度有关，浓缩程度越高，HCG浓度越高，如晨尿。结果可通过肉眼进行判断，受个人因素影响大。而血液HCG多为定量检测，有具体的数值。是定性的尿液HCG无法实现的。因此血液HCG更加准确，所以建议测定尿液HCG（如早孕试纸）后，尽可能到医院做血液HCG的测定以明确诊断。

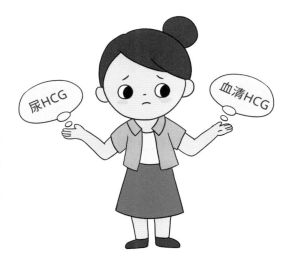

► 什么是孕酮？应该如何通过孕酮水平判断妊娠情况？孕酮低就代表着宫外孕和流产吗？

孕酮是由卵巢黄体产生分泌的激素，正常妊娠可刺激黄体孕酮的分泌，因此血清孕酮水平测定对判断异常早期妊娠有一定帮助。血清孕酮含量超过15 ng/mL时异位妊娠可能性较小，血清孕酮水平高于25 ng/mL，宫内活产可能性极大，而血清孕酮水平低于5 ng/mL可诊断胚胎无存活。因此血清孕酮水平检查有助于诊断宫内妊娠难免流产或异位妊娠。如果血清孕酮在5～25 ng/mL，应采用其他辅助检查方法判断妊娠情况。因此，单单通过孕酮水平来判断妊娠情况是不够的。

▶ 早孕检查出孕酮低，需要补充孕酮保胎吗？

正如上文所述，孕酮水平是妊娠刺激的结果而不是原因。因此，有既往相关病史的孕妇，若只出现血清学孕酮水平降低时，是不需要补充孕酮的，而应该借助其他检查手段对病情进行正确的判断以明确下一步的治疗。

然而，对于出现阴道流血和（或）下腹痛的先兆流产患者、辅助生殖技术后妊娠的患者、复发性流产病史的妊娠患者等，则需要在医生的指导下规范使用孕激素。

▶ 早孕期除了血清指标外，还应该做什么检查？

超声检查是诊断早孕和判断孕龄最快速、最准确的方法。阴道超声在末次月经后30天即能观察到1～2毫米的妊娠囊，末次月经后5～6周阴道超声可见卵黄囊，停经5周时可观察到胚芽，胚芽径线超过2毫米时常能见到原始心血管搏动。

▶ 抽血和B超有必要都做吗？

联合超声检查和HCG定量检测结果更有助于判断妊娠及其预后。当HCG水平为300 mIU/mL时，能够经阴道超声观察到妊娠囊；为1 000 mIU/mL时，大多数超声检查能够观察到妊娠囊。故早孕时，HCG超过2 000 mIU/mL而无法观察到宫内妊娠囊时，应排除异位妊娠等病变的可能；达2 500 mIU/mL时多能观察到卵黄囊；为5 000 mIU/mL时能观察到胚芽，为10 000 mIU/mL时大多数妊娠能观察到胎心搏动。

小 贴 士

早孕确认妊娠的手段多种多样，各种手段和方法在早孕期对监测妊娠情况的作用也不尽相同。当确认自己怀孕后，切忌因紧张焦虑而盲目检查、盲目用药，应该在正规医疗机构的医师指导下，使用有效的方法监测妊娠情况。

（刘　畅）

子宫破裂？瘢痕子宫的我该怎么办？

> ···········病　例··········
>
> 　　30岁的头胎妈妈张女士，现在已经怀孕32周了，某天饭后突感上腹部疼痛，被家人紧急送往医院；检查过程中，张女士的腹痛愈演愈烈，甚至出现了头晕、心慌等症状；在详细询问过病史后，医生初步怀疑患者子宫破裂，立即急诊剖腹探查；一看，胎儿的一条腿已经"踢破"了子宫，进入了腹腔，大腿根正卡在子宫壁上。

▶ 什么是子宫破裂？

　　子宫破裂（uterine rupture）是指子宫体部或子宫下段肌层连续性中断，包括完全子宫破裂和不完全子宫破裂，多发生在分娩期或妊娠晚期（孕28～42周），虽然发生率较低，但一旦发生，母胎死亡率极高，是直接危及母胎生命的产科严重并发症。

▶ 哪些原因会导致子宫破裂呢？

1. 瘢痕子宫

　　子宫破裂发生的最主要原因就是瘢痕子宫。包括但不限于剖宫产术后，既往接受的妇科手术同样可能造成子宫瘢痕，主要是子宫肌瘤或子宫腺肌瘤挖除术、宫腔镜子宫纵隔切除术、宫角部和子宫颈部手术等；有过多次宫腔操作史的患者，如人流、宫腔镜电切等，也同样有可能在妊娠期发生子宫破裂。

2. 软产道损伤

梗阻性难产或分娩过程中不当使用产钳和胎头吸引器时，有导致软产道损伤继而出现子宫破裂的可能。

3. 胎盘植入

当胎盘附着于前次子宫手术瘢痕处时，就有发生胎盘粘连和胎盘植入的可能。胎盘植入发生胎盘穿透可能会导致子宫破裂。

4. 宫颈内口环扎术后

孕前经腹或腹腔镜子宫颈内口环扎术后的孕妇，在宫缩的作用下，也可能因缝扎后的宫口无法正常扩张，宫体下部撕裂导致发生孕晚期子宫破裂。

5. 子宫发育异常

与正常孕妇相比，有子宫发育不良、畸形等情况的孕妇，更容易发生子宫破裂。

▶ 只有剖宫产后的孕妇才会发生子宫破裂吗？

不是的。并不是只有既往做过剖宫产手术的孕妇才会发生子宫破裂。只要既往有过子宫手术或宫腔操作的孕妇，包括子宫肌瘤挖除、宫角妊娠切除、多次刮宫或流产等都有可能在孕期发生子宫破裂。因此，孕妇在孕前应与手术医生充分沟通，确认术后恢复情况已适宜妊娠；在产检时，应向产检医生详细提供既往所接受过的所有手术尤其是子宫手术情况，包括手术方式、术中情况等。

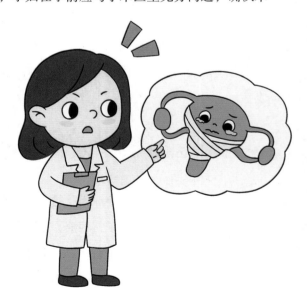

▶ 子宫破裂会有哪些表现呢？

1. 先兆子宫破裂

子宫持续处于较强的宫缩状态，孕妇的感受就是持续腹痛，而非正常状态下的阵发性腹痛，通常无明显的间歇期，可以区别于阵痛。疼痛部位可不位于下腹部,也有以上腹疼痛为首发症状者,因此针对高危孕妇,在孕晚期出现无法自行缓解的腹痛并伴有进行性加重时,应及时就诊。

2. 不完全子宫破裂

不完全子宫破裂可表现为持续性的腹痛,但不完全子宫破裂的孕妇,临床表现多不典型,极易漏诊、误诊。

3. 完全性子宫破裂

孕妇多会感到下腹撕裂样剧痛,以子宫下段(俗称"小肚子"的位置)剧烈疼痛为主,在子宫破裂后,由于宫内压力骤减,孕妇可能会感到疼痛缓解,但是由于同时快速大量的内出血,可导致失血性休克表现,例如头晕眼花、全身发冷、心跳加速等;部分孕妇甚至能在腹部摸到不规则的胎儿肢体,同时伴胎心胎动消失。

当然,上述的这些表现与否,都无法证实或排除子宫破裂的发生,有高危因素的孕妇,在出现上述不适时,还是应该第一时间就诊,同时向接诊医生说明既往病史,尤其是子宫手术史,以引起足够的重视。

▶ 如何避免子宫破裂呢?

1. 注意加强产前检查,合理饮食

定期产检,对于孕妇来说是非常重要的,产检能够帮助孕妇及时发现是否存在胎位异常、头盆不称等问题,并适时进行纠正,同时选择合适的分娩方式。整个孕期孕妇应合理饮食,避免大量食用水果或其他高糖高油食物,减少巨大儿的发生;如果孕妇存在易引发子宫破裂的高危因素,应提前入院待产。

2. 孕前咨询,避免非计划妊娠

做好避孕措施,避免意外怀孕和人工流产等情况发生。剖宫产或剔除肌壁间大肌瘤者建议避孕1～2年;遵从产科医师的专业意见,初次分娩时,如经产科医生评估可阴道试产,应避免因希望逃避分娩疼痛而发生的非必要剖宫产;同时,随着生育政策的开放,应在孕期做好规划,避免多次剖宫产。

3. 加强产时监护,及时终止妊娠

瘢痕子宫或有巨大儿可能的孕妇如经产科医生评估可阴道试产,在分娩过程中应

密切监护胎心变化情况，孕妇也应注意自身疼痛变化情况，当出现无法自行缓解的剧烈腹痛时，应及时告知助产士及产科医生，获得及时的帮助。

小 贴 士

　　子宫破裂是一种严重威胁母儿生命安全的围产期并发症。具有高危因素的孕妇若出现胎心异常、腹痛、阴道流血、与外出血不相符的失血性休克和昏迷时，均应警惕子宫破裂的发生。有高危因素的孕妇，在出现上述不适时，要第一时间就诊，同时向接诊医生说明既往病史，以引起足够的重视。

（王欣然）

都说要规范产检，产检到底
查什么？多久一次呢？

···········病　　例···········

　　小美拿着医院的报告，确认自己怀孕，在惊喜的同时感到一丝茫然。之前一直在备孕，现在怀上了，反倒不知道该做些什么。

　　什么时候开始产检？产检前应该要准备些什么？产检有什么项目？多久产检一次？这些问题涌上小美的心头。

▶ 什么时候开始产检？

　　从确认妊娠后，就需要考虑"建卡"的事情。建卡，是规范化产检的第一步。

　　怀孕后建卡分为2种，一种是建小卡，一种是建大卡。前者要到当地居委会登记，然后在社区医院建立孕妇保健手册，称为"建小卡"，怀孕3个月建小卡即可。后者是指到分娩医院建立围产期保健手册，也就是俗称的"大卡"。每次产检都需要携带大卡，检查结果都会记录在大卡上，

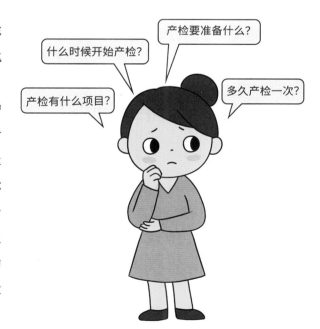

产检要准备什么？

什么时候开始产检？

产检有什么项目？

多久产检一次？

第一次产检的时间建议是在孕14周前。

当你确认怀孕后，后续便是建小卡、建大卡，然后开始规范的产前检查。

▶ **产检需要检查多少次？**

临床上将妊娠分为3个时期：13周末以前称为早期妊娠；第14～27周末称为中期妊娠，第28周及其以后称为晚期妊娠。妊娠满37周至不满42周称为足月妊娠。

孕14周前（早期妊娠阶段）进行首次的产前检查。

中期妊娠阶段需要进行3次产前检查，分别是在14～19周+6，20～24周，25～28周，基本上是1个月检查1次。

晚期妊娠阶段，未到足月，还需2次产科检查，分别是在29～32周，33～34周，基本上也是1个月检查1次。

当孕34周以后，基本上每周1次产科检查，从34周直至分娩。

对于一个孕妇而言，产科检查的次数在7～11次，如果合并有高危因素，可酌情增加产检次数，具体情况需要由产检医生评估。

▶ **产检需要检查什么项目？**

产前检查的目的是通过对孕妇和胎儿的监护，及早预防和发现母胎异常，并进行相应的处理，减少其不良影响。常规产科检查项目包括病史询问，体格检查，妇科检查，超声检查和血液生化检查（肝肾功能、血常规、血型、传染病检查等）。

产检项目中包含了必查项目以及备查项目，必查项目中有两个很重要的检查，分别是孕中期后两次产检中的B超排畸筛查和妊娠期糖尿病筛查（OGTT）。

中孕期的B超排畸筛查，也就是我们俗称的"大排畸"。这是一次系统的排查，除了看胎儿生长发育，胎盘和羊水等一般情况以外，还要对胎儿的各个器官和系统进行详细的检查，目的是了解胎儿是否存在大的结构缺陷。检查时间是在20～24周。

妊娠期糖尿病筛查，即糖耐量检测。顾名思义就是筛查孕妇是否有妊娠期糖尿病，在孕24～28周进行75 g葡萄糖耐量试验（OGTT），根据空腹、喝糖水后1 h、

2 h的血糖结果，判断有无妊娠期糖尿病，决定后续是否需要饮食调节，生活方式调整及血糖监测。

▶ 产前筛查是什么?又有哪些项目?

产前筛查是产前检查的重要部分，通过简便、较少创伤的方法从孕妇中发现某些怀疑有先天畸形和遗传性疾病胎儿的高危孕妇，以便进一步明确诊断。

中孕期的B超排畸检查便是产前筛查的重要项目，但是由于超声影像诊断的基础是胎儿形态学上的改变，因此如果形态改变大，检出率也就高；形态改变小，则不易查出。再加上个体差异，如有些孕妇腹壁较厚，透声较差。故目前超声筛查仅可发现60% ～ 70%的结构异常。

除了B超检查，其实还有很多产前筛查检查，包括早孕B超测胎儿颈部透明层厚度（NT-B超）、唐氏筛查、无创胎儿DNA检查（NIPT）。

NT-B超是通过测量胎儿颈部透明层厚度来进行早期筛查，颈项透明层是指胎儿颈后部皮下组织内液体积聚的厚度，NT厚度增强提示胎儿异常，染色体方面异常可能性增大，但是需要结合唐筛等血清学检查，提高检出率，降低假阳性。NT检查只能在孕11 ～ 13周+6进行检查。

唐氏筛查是通过孕妇血清学的指标来计算出孕妇体内胎儿患先天愚型的危险度，主要包括21-三体、18-三体和13-三体。唐氏筛查的结果只是一个筛查值，并不是说结果阳性就一定会患上疾病，只是风险比较高，确诊还需要进一步检查。

胎儿DNA可通过胎盘循环进入母血中，无创胎儿DNA检查就是基于这一特性，通过抽取母亲的血液，检测胎儿游离DNA，从而筛查胎儿染色体是否非整倍性变化。与传统筛查技术（唐氏筛查）相比，无创胎儿DNA检查具有更高的敏感性和特异性。

如果产前筛查结果异常，还需至产前诊断门诊进一步明确，必要的时候再去行绒毛取样、羊膜腔穿刺术、脐带穿刺等有创检查明确诊断，但这些并不是常规产检的检查项目。

小 贴 士

产前检查是孕期保健的重要内容，通过规范的孕期保健和产前检查，可及早防止妊娠期合并症及并发症，及时发现胎儿异常。各位准妈妈们，也包括小美，记得和自己的产检医生沟通，按时来院产检，安排产检次数。即便产检结果异常，也不能讳疾忌医，应和医生充分沟通，配合治疗和管理，为分娩一个健康的宝宝而努力。

（洪士彬）

双胞胎是双重惊喜还是
双重负担？

· · · · · · · · · · · · **病　例** · · · · · · · · · ·

　　小陈怀孕了，第一次检查医生告诉她怀了双胞胎，她老公高兴极了，没
想到能一下抱俩，小陈也觉得两个宝宝一起长大是件幸运的事情。可是随着孕
周的增加，小陈又开始担心起来，医生一会儿告诉她两个胎儿的羊水一个多一
个少，而且情况很严重，需要住院做手术，一会儿又说可能会早产。全家都慌
了，双胞胎怎么就成了负担了。

▶ 双胎妊娠知多少？

　　双胎妊娠（twin pregnancy）是一次妊娠宫腔内同时有两个胎儿。近年随着辅助
生殖技术的广泛开展，双胎发生率明显增高。双胎妊娠容易引起妊娠期高血压疾病、
妊娠期肝内胆汁淤积症、贫血、胎膜早破及早产、胎儿发育异常等并发症。单绒毛膜
双胎还可能合并双胎输血综合征、选择性生长受限等特殊并发症，属于高危妊娠。

▶ 为什么有的双胞胎生下来长得一模一样，有的却不太一样？

　　双卵双胎：双胎的遗传基因不完全相同，所以两个胎儿的性别、外貌等可以不
同。单卵双胎：双胎的遗传基因完全相同，所以两个胎儿的性别、外貌等完全相同。
大多数双卵双胎都是双绒毛膜双羊膜囊双胎，而单卵双胎根据分裂时间的不同，演变
为双绒毛膜双羊膜囊双胎或者单绒毛膜双羊膜囊双胎，如果分裂时间更晚，就会形成
单绒毛膜单羊膜囊双胎，甚至连体双胎。绒毛膜性对双胎预后的影响较大，应在妊娠

早期判断。所以早、中孕期（孕6～14周）的超声检查很重要，如果判断绒毛膜性有困难，需要及时转诊至产前诊断中心或胎儿医学中心。

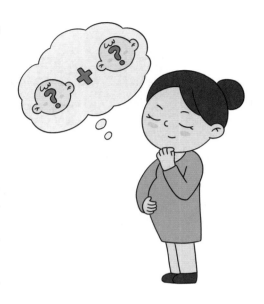

▶ 双胎对孕妇和胎儿有什么影响？

孕妇容易出现贫血、妊娠期高血压疾病、羊水过多及胎膜早破、胎盘早剥、宫缩乏力、产后出血等情况；胎儿容易出现早产、脐带异常、胎头交锁及胎头碰撞、胎儿畸形、胎儿生长发育不一致、双胎输血综合征等情况。所以，双胎妊娠相较于单胎妊娠更危险，对母儿风险更大。

▶ 双胎妊娠胎儿会出现畸形吗？怎么筛查？

双胎妊娠更容易出现胎儿畸形，早孕期可以选择无创DNA来筛查21-三体，无创DNA具有较高的敏感性和特异性，且优于早孕期联合筛查或中孕期母体生化筛查。中孕期要做大排畸B超，排查胎儿结构异常。对于有指征进行细胞遗传学检查的孕妇，要及时进行产前诊断咨询。

▶ 双胎妊娠容易发生早产吗？如何预防？

既往有早产史或者早期足月单胎分娩史的孕妇与本次双胎发生早产密切相关。孕妇的年龄、种族、产次、孕前体重指数（body mass index, BMI）、吸烟史，以及妊娠合并糖尿病等，都与早产密切相关。对于宫颈长度＜1.5 cm或宫颈扩张＞1 cm的双胎妊娠，宫颈环扎术可能延长妊娠（注意：双胎的宫颈环扎术指征更加严格，请由专业医生评估），并减少早产的发生。无症状且中孕期超声显示宫颈管短的双胎孕妇，阴道使用孕激素可以降低＜35周早产的风险，降低新生儿死亡率以及部分新生儿疾病的患病率。

▶ 单绒毛膜双胎有哪些特殊并发症？

单绒毛膜双胎的两胎儿体重差异在25%以上，可能发生生长发育不一致的情况，也称为选择性生长受限（selective fetal growth restriction, SFGR）。发病原因主要为胎盘分配不均，小胎儿通常存在脐带边缘附着或帆状插入。

双胎输血综合征（twin to twin transfusion syndrome, TTTS）是单绒毛膜双羊膜囊双胎的严重并发症。通过胎盘间的动-静脉吻合支，血液从动脉向静脉单向分流，使一个胎儿成为供血儿，另一个胎儿成为受血儿，造成供血儿贫血、血容量减少，致使生长受限、肾灌注不足、羊水过少，甚至因营养不良而死亡；受血儿血容量增多、动脉压增高、各器官体积增大、胎儿体重增加，可发生充血性心力衰竭、胎儿水肿、羊水过多。TTTS的诊断主要依据为产前超声诊断：① 单绒毛膜性双胎；② 双胎出现羊水量改变，一胎羊水池最大深度＞8 cm并且另一胎＜2 cm即可诊断。

▶ 出现了双胎并发症该怎么办？

小陈就有可能遇上了双胎并发症，但真的遇上了也不用慌，应该及时到专业的医疗机构寻求帮助。对于单绒毛膜双胎的孕妇，若短期内出现腹围明显增加或腹胀明显时，应警惕双胎输血综合征的发生，如果不及时治疗，胎儿会发生危险，甚至死亡，必要时要做胎儿镜激光手术治疗。出现选择性生长受限时，应咨询及决定是否需要进行胎儿遗传性检查，根据病情的严重程度，进行选择性减胎术或胎儿镜下胎盘吻合血管激光电凝术，孕晚期应加强监护，综合考虑胎儿估测体重、孕周、母体情况等因素，选择适宜的分娩时机。

▶ 双胎妊娠如何选择分娩方式？

应根据绒毛膜性、胎方位、孕产史、妊娠合并症及并发症、子宫颈成熟度及胎儿宫内情况等综合判断，制定个体化的指导方案，医生应与患者及家属充分沟通交流，使其了解双胎阴道分娩过程中可能发生的风险及处理方案、剖宫产的近期及远期的风险，权衡利弊，个体化分析，共同决定分娩方式。

小 贴 士

　　双胎妊娠属于高危妊娠，应加强妊娠期及分娩期管理。孕期注意预防早产，预防妊娠期并发症，监护胎儿生长发育情况。绒毛膜性对双胎预后的影响较大，应在妊娠早期判断。双胎妊娠并发症多，应在专业医生的指导下定期产检，希望双胎妈妈们顺利度过整个孕期，拥有两个健康的宝宝。

（刘维纯）

专属宝宝的那些重要检查
——产前筛查和产前诊断

········　病　例　········

　　自从早孕建了大卡之后，小倩也频繁在各种社交软件上浏览孕期的注意事项。网络上一篇篇关于"畸形儿"的文章着实将她吓得不轻，而产前筛查、产前诊断等一堆名称也把她给搞得云里雾里，唐筛、无创、羊穿各种术语也让她摸不着头脑。因此，她走进了产前诊断专病门诊的诊室。

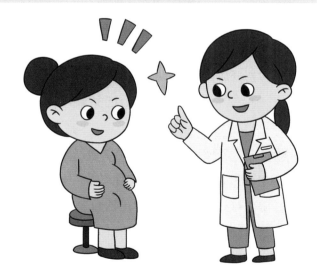

▶ 产前筛查和产前诊断都代表了什么？

　　产前筛查，是指通过经济、便捷及无创的方法，从孕妇群体中发现某些怀疑有先天性畸形和遗传性疾病胎儿的高危孕妇，以便进一步明确诊断。产前诊断，是对筛查出高风险的孕妇采取进一步手段进行确诊检查。产前筛查的对象是面对全体孕妇的第一步初步筛选，而产前诊断是对筛查出高风险的孕妇的确诊检查。两者作用不同，互有侧重，既不能混为一谈，也不能相互替代。

▶ 产前筛查是为了筛查什么病种呢？有哪些方式进行产前筛查？

我国进行产前筛查主要有超声产前筛查和血清学产前筛查2种策略。

超声产前筛查，包括孕早期测量头臀长（CRL）和颈项透明层（NT）厚度，还有妊娠中期所谓的"大排畸"。孕中期的大排畸主要筛查的项目有9种严重畸形：无脑畸形、无叶型前脑无裂畸形、严重脑膜脑膨出、严重开放性脊柱裂伴脊髓脊膜膨出、单心室、单一大动脉、双肾缺如、严重胸腹壁缺损并内脏外翻、四肢严重短小的致死性骨发育不良。

血清学产前筛查主要包括孕早期血清学筛查、孕中期血清学筛查及无创产前胎儿游离DNA检测（NIPT），孕早、中期血清学产前筛查（唐筛）主要包括的病种有3种：唐氏综合征，即人们常说的21-三体综合征，又称先天愚型，是由21染色体多了一条而导致的疾病；爱德华综合征，即所谓的18-三体综合征，顾名思义就是多了一条18染色体。此外，还包括开放性神经管缺陷。无创产前胎儿游离DNA检测筛查的是21-三体综合征、18-三体综合征、13-三体综合征3种胎儿染色体疾病。

▶ 唐筛是什么意思？唐筛有多少种筛查方式？

唐筛是血清学筛查的一种，是通过抽取孕妇外周血来检测血清中生化指标，比如外周血液中甲胎蛋白、游离雌三醇和人绒毛膜促性腺激素（HCG）等，再结合孕妇的年龄、孕周、体重等数值，计算胎儿发生21-三体综合征、18-三体综合征和开放性神经管缺陷的风险。一般建议早上空腹到医院进行抽血化验。

唐筛根据孕周及模式可分为孕早期筛查、孕中期筛查和序贯筛查。

孕早期筛查在孕9～13周+6进行。主要是妊娠相关蛋白A（PAPP-A）和游离β-HCG两种生化标志物二联筛查，联合超声测定的胎儿颈项透明层厚度，可明显提高唐氏综合征检出率，检出率可达85%～90%。

　　孕中期筛查在孕 15 ～ 20 周 +6 进行，目前在我国应用最广泛。孕中期的筛查分为 3 种：二联筛查，甲型胎儿蛋白（AFP）联合游离人绒毛促性腺激素 β 亚基（β-HCG），检出率约 60%；三联筛查，AFP、游离 β-HCG 联合游离雌三醇（uE3）或抑制素 A（Inhibin-A），检出率约 70%；四联筛查，AFP、游离 β-HCG、uE3、Inhibin-A 联合，检出率约 80%。

　　序贯筛查则是先进行孕早期筛查，得出早孕期风险值，高风险者建议行产前诊断；风险值介于 1/1 000 至高危风险切割值之间者建议行高通量基因测序产前筛查；低风险者至中孕期接受孕中期四联筛查，最后根据早中孕期筛查结果进行综合风险评估。检出率可达 90% ～ 95%。

▶ 唐筛提示高风险怎么办呢？

　　唐筛结果通常由分数表示，常用的高危分界线是 1/270。

　　唐氏综合征或 18- 三体综合征结果为高风险建议行羊水穿刺产前诊断。开放性神经管缺陷高风险，建议行超声产前诊断。唐氏综合征或 18- 三体综合征结果为临界风险或单项中位数倍数（MOM）值异常时，若为单胎妊娠则建议行无创 DNA 产前检测，若为双胎妊娠则建议进行遗传咨询和遗传学产前诊断。

▶ 无创、无创 DNA、NIPT 都是什么意思呢？

　　无创和无创 DNA 都是无创产前胎儿游离 DNA 检测的简称，无创 DNA 检测是从母体血液中提取胎儿游离 DNA，然后得出胎儿唐氏综合征的风险。由于绒毛取样和羊水穿刺都是有创技术，取样过程中有可能发生出血、感染甚至流产风险。但是这两种技术可以对胎儿染色体进行明确检测，除了唐氏综合征，还能对其他染色体异常引起的先天性疾病进行检测，堪称诊断染色体异常的金标准。NIPT 是其英文缩写。孕 12 ～ 22 周 +6 的孕妇通过采集大约 10 mL 外周血，来检测 21- 三体综合征、18- 三体综合征、13- 三体综合征 3 种常见胎儿染色体非整倍体异常的风险。

　　无创 DNA 适用人群包括：35 岁及以上年龄孕妇、超声筛查高危孕妇、有染色体异常婴儿孕产史的孕妇、有染色体异常家族史的孕妇以及血清筛查高危孕妇。与传统筛查技术（唐氏筛查）相比，无创产前筛查具有更高的敏感性和特异性，但需要注意的是无创产前检查仍然是一种筛查方法，不能取代诊断性试验。

► 进行了无创DNA检测之后可不做唐筛了吗？

因为无创DNA产前检测针对的目标疾病为唐氏综合征、18-三体综合征、13-三体综合征3种疾病，并未包含开放性神经管缺陷。因此，如果无创DNA产前筛查结果为低风险，仍然可以通过中孕期唐筛对开放性神经管缺陷风险进行评估。但由于目前大多数孕妇孕期都会进行"大排畸"的超声检查进行综合评估，其中也包括了神经管畸形，因此也就可以不做中孕期唐筛了。

► 高风险的孕妇，应当如何进行产前诊断呢？

用于产前诊断的检测方法一般有绒毛膜取样术、羊膜腔穿刺术和脐静脉穿刺术3种。对于10～13周+6的孕妇可以进行绒毛膜取样术。对于16～22周+6的孕妇抽取30 mL左右的羊水可以直接提取胎儿遗传物质进行产前诊断。B超引导下对20周之后直至足月妊娠的孕妇抽取5 mL脐带血，直接进行DNA或基因病的检测。

► 什么是遗传咨询？

即临床遗传学家联合人类基因组技术和遗传学知识，为患者开展遗传病因、遗传方式、基因诊断、遗传病治疗、遗传病预防和再发生等相关医学服务。尤其是有家族遗传病史或家族成员发现遗传性疾病的孕妇，应视情况选择遗传咨询。

小 贴 士

产前筛查和产前诊断是孕期优生优育的重要二级预防手段。不同情况的孕妇应当在医师的指导下，根据自己的切实情况选择最合适的筛查手段。若发现高风险因素应及时采取进一步的产前诊断方式进行确诊，从而助力每个孕妇孕育出健康的、无缺陷的新生儿。

（刘　畅）

孕妈妈们经常说的NT
到底是什么？

．．．．．．．．．．．．　病　例　．．．．．．．．．．

　　学霸小L医生可是人生赢家，不仅好学聪颖、模样俊，难得的是还有一位对她爱护有加的学霸老公。她在医院规培那阵儿，周医生作为她的上级医生，周末不止一次遇到小L的老公来给她送饭，陪她值班，可谓是举案齐眉的一对博士小夫妻。几个月前周医生突然接到了她打来的电话，听她焦急的口气，这事还很严重。啥事呢？她怀孕2个多月了，在某医院产检时发现胎儿NT增厚，问周医生接下来怎么办？

▶ 什么是NT呢？

　　NT是胎儿颈项透明层（nuchal translucency）的缩写。指的是胎儿颈后皮下组织液内液体积聚的厚度。在胎儿正常的淋巴系统建立之前，少量淋巴液积聚在颈部淋巴管内，就形成了NT。14周后，随着胎儿淋巴系统发育完善，积聚的淋巴液会引流到颈内静脉，NT即透明层通常会消退。当淋巴回流障碍时，过多的淋巴液聚集在颈项部，B超就会发现NT增厚。孕周在11～13周+6时，可以用超声来进行胎儿NT的测量，染色体异常或某些胎儿结构异常与NT增厚相关。

▶ NT的测量听说要求特别严格？

　　是的！孕周要求孕11周～13周+6；胎儿大小要求超声下胎儿的头臀长在45～84 mm；对医生的要求也很严格，需要接受培训并获得相关证书后才能开展NT检测，可不是随便什么人给你做一个NT值，就能派上用场的；另外，还需要胎儿配合，胎儿的颈部要在自然姿势下，颈部既不能过度屈曲，也不能过度伸展。

▶ NT的正常值是多少？

有的书上说NT正常值＜3.0 mm，有的说中国人的NT正常值应该＜2.5 mm，其实，NT值没有一个绝对的数值。随着胎儿头臀长（CRL）的增长，NT正常范围也会增加。通常以相应胎儿头臀长所测量的全部NT值排位，＜95th%（小于第95百分位数）以下为正常值，而≥95th%为异常。

比如，当CRL测量值为45 mm、NT测量值为2.5 mm，查询NT测量值对应百分位点为96.4%，为异常。而CRL测量值为84 mm，NT测量值同样是2.5 mm，查询NT测量值对应百分位点为87.8%，为正常。所以，NT正常值不是固定的一个数。

▶ 胎儿NT增厚就是唐氏综合征（俗称先天愚型）吗？

不一定。1866年有个叫Langdon Down的人报道了一种先天愚型，并以自己名字正式命名Down's syndrome，中文就是唐氏综合征。唐氏综合征是一种染色体疾病，

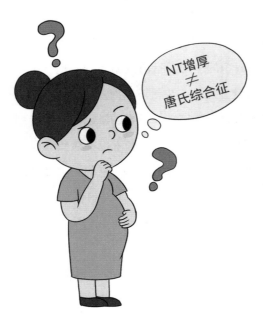

NT增厚
≠
唐氏综合征

也就是21-三体综合征，是迄今为止最常见的染色体病，患者有面容特殊、智力障碍、生长发育迟缓和肌张力减退、先天性心脏病等特征，唐氏综合征发生与孕妇年龄有关。超声应用后，发现21-三体综合征与胎儿颈部液体积聚有关。1995年开始通过测量胎儿NT来筛查唐氏综合征。

目前已知有5%的正常胎儿NT也会增厚，而21-三体综合征的胎儿也不是个个NT都增厚。所以，NT测量只是唐氏综合征的筛查方案之一，并不是确诊。NT增厚，后续需要行产前诊断来明确。

▶ NT增厚怎么办，可以做无创NIPT吗？

NT和无创都只是筛查方案，筛查异常，就必须行产前诊断，比如绒毛穿刺或羊水穿刺，行染色体核型及染色体微阵列（CMA）等检测。产前诊断结果提示染色体核型正常，则继续妊娠，密切随访。若产前诊断结果异常，遗传咨询后终止妊娠也是一种选择。开篇的小L姑娘，孕18周行了羊水穿刺，染色体核型正常，选择了继续妊娠。所以，NT增厚，胎儿不一定有问题。

▶ NIPT能替代NT测量吗？

可以，且目前NIPT的确已经替代了NT测量。根据国际权威机构加拿大妇产科医师学会–加拿大医学遗传学学会（SOGC–CCMG）2017年指南，从非整倍体筛查目的来讲，如果已行无创，则不应进行NT测量（联合早孕母亲血清学筛查）。

如果您的产检医院还在进行NT检测，估计是考虑到NT筛查的另一个作用，即筛查胎儿结构异常。NT增厚提示染色体正常的胎儿结构异常可能，比如心脏畸形、膈疝、脐膨出、体蒂异常、肌肉骨骼系统畸形、巨膀胱等。优质中心的早孕超声筛查能筛查出46%～76%胎儿结构异常。

▶ NT增厚要怎么办？

两件事，即产前诊断+详细的早孕超声筛查。

小 贴 士

能做NT，尽量做。NT增厚不仅提示染色体异常可能，也有胎儿结构异常可能。不能做NT的医院，也不用担心。无创非整倍体筛查较NT测量更准。至于结构异常，常规中孕超声结构筛查即大排畸就能完成。若胎儿NT增厚，请及时来进行遗传咨询，医生现场会帮您答疑解惑的。

（周　琼）

产检时的B超小知识

·········· 病 例 ··········

怀胎10月，B超是每一位准妈妈产检必不可少的一部分。孕期至少要做6次以上的产检。很多准妈妈们有不少顾虑：做那么多次B超会对宝宝有什么影响吗？每次B超都在查什么内容呢？孕期B超是做经阴道还是经腹呢？关于产检B超的小知识，你知道哪些呢？收藏好这篇文章，让我们一起来看看吧！

▶ 什么是超声检查？

B超的基本原理是由探头发出的超声波，遇到人体不同组织后形成不同的回声，探头再将从组织脏器反射回来的超声波信号转变为电信号，经过处理后呈现在屏幕上，就能再现机体内部器官影像。超声波本身不存在X线或电离辐射，至今也没有因B超检查而引起胎儿畸形的报道，因此，B超对孕妇和宝宝都是十分安全的，孕妈妈们可以放心检查。

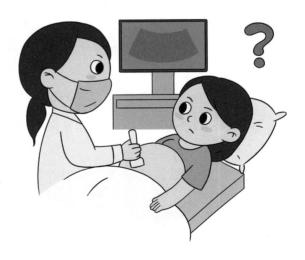

从早孕期到晚孕期，孕妈妈们要经历的B超检查大致包括以下内容。

第1次超声：孕6～8周，确认怀孕。

准妈妈通过尿HCG或者血HCG检测，结果阳性结合停经的临床表现后可初步诊断怀孕，但要确定是否为宫内妊娠，需要进一步的B超检查。通常来说，停经

35～40天可以看到妊娠囊，如果B超在宫腔内看到无回声的圆形或椭圆形孕囊，就可以确定是宫内妊娠了。孕6～7周时，可以见到胚芽和原始心管搏动，当B超检查可见胎心搏动之后就可以去社区医院建小卡了。需要去所在社区对应的社区医院，携带身份证、结婚证、户口簿，进行血尿常规等检查。

第2次超声：孕11～13周+6，NT检查。

这次的B超检查要测量宝宝颈项透明层厚度，也就是NT检查。颈项透明层越厚，胎儿畸形的概率也就越大。如果NT检查异常，提示胎儿有染色体异常的可能性，需要进一步检查明确诊断。

第3次超声：孕20～24周，排畸筛查。

"大排畸"，顾名思义，就是通过超声检查来筛查胎儿器官是否有畸形，值得注意的是，因为医疗技术的限制，大排畸检查不能筛查所有胎儿畸形。孕24周左右，宝宝的器官已经基本发育完全，颜面、心脏、腹腔内各脏器形态特征明显，并且羊水充足、胎儿舒张、活动度大、声像图表现清晰，超声更易于观察到胎儿各系统发育情况，畸形也更容易暴露。因此，孕24周是大排畸的最佳时机，孕妈妈们千万不要错过这个时间！

第4次超声：孕28～32周，可以进行脐血流检查。

28周的宝宝，已经具备了生存的能力，我们称之为有生机儿。28～32周，我们要对初长成的宝宝再做一次超声的评估观察。

这次的超声，除了观察胎儿的生长发育是否符合孕周，还要观察胎盘和羊水的情况是否正常，以及脐带血流的脐动脉收缩压与舒张压（S/D）比值，它可以反应胎儿是否有缺氧可能。一般来说：随着孕周增长，脐动脉S/D比值会逐渐下降。24～30周S/D不超过5，30～36周S/D不超过4，36周以后S/D不超过3。脐动脉S/D比值升高，提示胎儿可能存在胎儿窘迫、胎儿畸形、脐带缠绕、胎儿生长受限等情况，往往会引起医生的警惕，并结合胎动计数、电子胎心监护、胎儿生物物理评分等检查措施综合评估胎儿宫内情况。此时间段也可筛查一些孕晚期才表现出来的畸形，如脑积水、消化系统畸形等。

第5次超声：37～40周，宝宝足月啦！

我们要评估这个时期宝宝的大小和体重，因为TA已经随时做好了出生的准备，同时，由于胎儿的生长速度在这个时期开始趋于缓慢，在子宫中活动的范围也受到了一定的限制，所以胎位也趋于稳定。

这个时候就可以评估分娩方式，同时也需要评估胎盘的成熟情况、羊水的量以及是否有其他异常情况等。

▶ 孕早期做阴道彩超子宫附件会致流产？

阴超导致流产是无稽之谈。因为经阴超检查的适应症包括诊断早孕，而阴道的禁忌症里面没有早孕。特别是疑似"先兆流产"的病例，其中可能存在异位妊娠、葡萄胎等妊娠相关疾病，阴超检查相对于腹超来说更加清楚、便捷，无须憋尿，诊断也更加明确。所以说早孕期做阴超是安全的。

▶ 是不是整个孕期做B超都需要憋尿？

不是的。妊娠期间的B超检查一般不需憋尿。怀孕早期（孕3个月前）子宫不够大，没出盆腔，所以需要憋足尿，利用充盈的膀胱帮助看清子宫以及输卵管、卵巢等。到了怀孕中后期一般不需要再憋尿，除非有特殊情况，比如怀疑宫外孕、胎盘位置比较低，以及不明原因阴道出血等情况，需要利用充盈膀胱来看清子宫及附件，子宫下段的组织和血液，此时往往需要经阴道超声检查。

小 贴 士

孕妈妈注意啦！B超是产检必不可少的检查，不同孕周B超所关注的重点内容不一样，经腹或者阴超、是否憋尿等请遵医嘱以获得最佳的B超指标。另外，孕妈妈们也要注意，NT检查、大排畸等都是有时间限制的，孕妈妈们要掌握检查时间，避免错过重要检查！

（康　昕）

唐筛？糖筛？傻傻分不清

· · · · · · · · · · · · · · · · · · · 病　例 · · · · · · · · · · · · · · · · · · ·

　　小许已经怀孕4个多月了，这不，前两天又去产检了。医生说一切正常，
并交代小许说下次要做"tang"（糖）筛。小许和她老公十分纳闷：不是已经
做过："tang"（唐）筛了吗，怎么又要做一遍？难道是上次结果有问题？医生
看着他俩着急的样子，连忙解释道："下次是葡萄糖筛查，要喝糖水的！"小许
和她老公这才放下心来。

　　唐筛？糖筛？只差一个"米"，两者却大相径庭。

　　随着孕前宣教的大力推广，相信许多孕妈妈甚至备孕女性都会了解"tang"筛，
然后互相交流。但是聊着聊着，可能发现彼此说的不是一回事。究竟是糖筛还是唐
筛？同音异字的两个筛查有什么区别？今天就为大家来讲解一下。

　　唐筛，也就是大家口中的"唐氏筛查"。正常情况下，人的染色体有23对，共46
条。唐氏综合征又称21-三体综合征或先天愚型，也就是21号染色体多了一条，是最
为常见的由染色体畸变导致中重度智力障碍的出生缺陷。60%患儿在胎内早期即流
产，存活者有明显的智能落后、面容特殊、生长发育障碍和多发畸形等特征，会对家
庭和社会造成一定负担。目前唐氏儿还无有效的治疗手段，只能通过产前筛查杜绝唐
宝宝的出生。孕妇年龄超过35岁，以及曾有该病生育史的夫妇再次生育，唐氏儿罹
患风险率较高。此时不宜再做唐氏筛查，而需进行染色体核型分析。

　　那糖筛是什么呢？顾名思义就是血糖筛查，糖筛是妊娠期糖尿病筛查的简称。在
怀孕期间，为了满足母胎的能量供给，孕妈妈体内各种激素水平会发生一系列变化，
胰岛素相对不足，使得血糖水平随之升高，部分孕妇容易患妊娠期糖尿病。妊娠糖尿

病容易导致流产、宝宝偏大、心血管畸形和神经系统畸形。若血糖控制不好，孕妈妈本身也会出现羊水过多、早产、高血压和感染等情况。故孕期糖筛十分重要！

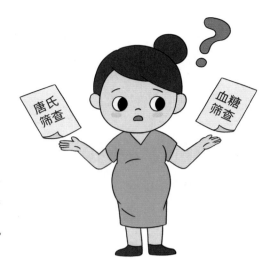

▶ "糖筛"又是怎么做呢？

妊娠期糖尿病检查一般在孕24～28周进行，可以通过两步法或者一步法筛查。两步法是将葡萄糖粉50 g溶于300 mL水中，5 min内喝完，喝第一口开始计时，1 h后抽血查血糖，血糖值≥7.8 mmol为糖筛异常，需继续做糖耐量检查（OGTT）以确诊有无妊娠期糖尿病（GDM）。OGTT可以全面评估空腹和餐后血糖水平，即口服75 g葡萄糖，分别在空腹、服糖水后1 h、2 h检测血糖。

有些孕妈妈或许会问：为什么不直接做OGTT？其实是两步法，第一次筛查是单次抽血，可以减少孕妇的痛苦，也相对经济实惠。不过也有很多医生会根据每位孕妇的情况，比如肥胖、家族糖尿病史等，直接采取OGTT来确认是否患有妊娠期糖尿病。

▶ "糖筛"结果异常怎么办？

经过糖筛明确有妊娠期糖尿病者，要积极控制血糖。妊娠合并糖尿病对孕妈妈和宝宝的影响程度取决于血糖控制水平，血糖控制不良或者有糖尿病并发症的话，母儿近、远期并发症仍较高。饮食控制是治疗妊娠期糖尿病的首选方法，如果饮食控制不佳也可以增加胰岛素或二甲双胍控糖。目标血糖是：孕妇无明显饥饿感，餐前血糖控制在5.3 mmol/L以下，餐后2 h控制在6.7 mmol/L，要避免餐后高血糖或饥饿性酮症出现，保证胎儿正常生长发育。多数GDM患者经合理饮食控制和适当运动治疗，均能控制血糖在满意范围。

还会有不少人疑惑：妊娠期糖尿病是不是代表将来也一直会有糖尿病？研究表

明，妊娠可使隐性糖尿病显性化，使既往无糖尿病的孕妇发生妊娠期糖尿病，使原有糖尿病患者的病情加重。孕期糖代谢异常的患者多数于产后能恢复正常，但易增加将来罹患 II 型糖尿病的机会。

小 贴 士

　　唐筛和糖筛大不同，但这两项筛查是孕期产检的重要项目。认真对待每一次筛查，千万不要掉以轻心！

（蒋　萌）

如何喝糖水做糖耐？报告指标怎么看？

······· 病　　例 ·······

　　小红现在已经怀孕24周了，今天，她来医院产检时，医生跟她说，下次就要来"喝糖水"了。小红感到非常奇怪，什么是喝糖水？孕期为什么要做这个"喝糖水"的检查呢？接下来就让我们一起来走进孕期的"甜蜜检查"——OGTT实验吧！

► 为什么要做OGTT检查？

　　OGTT——也就是口服糖耐量实验，是目前国际公认的诊断糖尿病及糖调节异常的金标准。正常人的血糖调节机制是完好的，无论进食多少，血糖都能保持在一个比较稳定的水平，即使一次性进食大量糖水，血糖浓度也只是短暂的一过性升高，很快便可以恢复到正常水平。当孕妇血糖调节异常时，在服用了相同剂量的糖水时，血糖水平会升高，而且不能自己恢复到正常范围。OGTT充当的就是这样一个"小测试"的角色，帮助医生筛检出糖耐量异常的孕妇，从而进行干预。

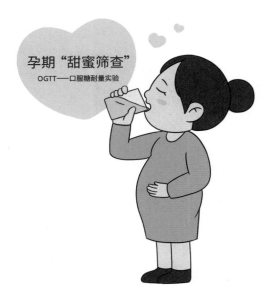

孕期"甜蜜筛查"
OGTT——口服糖耐量实验

▶ 在做 OGTT 前有什么注意事项呢？

1. 饮食准备：检测前3天正常饮食（每日碳水化合物摄入量不少于150 mg，保持正常运动），检测前一天晚8时以后禁食，包括牛奶、含糖饮料等。如果感觉口渴，可以少量饮水。如果需要服用药物（如高血压药物等），可以用少量清水送服。保障检测前空腹在 10 ～ 16 h。

2. 停用可能影响结果的药物：如利尿剂、二甲双胍、抗甲状腺药物、心得安、氯丙嗪、吲哚美辛（消炎痛）、苯妥英钠和生长激素等。如果孕妈妈们正在服用某些药物，OGTT 实验之前应跟你的产检医生确认是否需要停药。

3. 具体试验步骤是：检查期间静坐、禁烟。检查时，5 min 内口服75 g 葡萄糖（无水葡萄糖粉）的液体300 mL，从喝第一口开始计时，分别抽取服糖前、服糖后1 h、2 h 的静脉血，看患者糖负荷后的血糖变化，以此判断是否有糖尿病。

4. OGTT 检查时，应于清晨9时前抽取空腹血，时间较晚可能影响检验结果。OGTT 检查前一晚应避免空腹时间过长而导致的清晨反应性高血糖，从而影响诊断。

▶ OGTT 检查什么时候做呢？

一般来说，没有高危因素的孕妇在孕24 ～ 28周即需要进行 OGTT 试验，孕中期是孕妇孕期体重变化最大的阶段，也是妊娠糖代谢开始出现根本变化的时期，此期检查有助于 GDM 的诊断。

但对于 GDM 高危人群建议在首次产检时（通常为孕12周），就要用标准的糖尿病诊断标准筛查未诊断的 Ⅱ 型糖尿病，首次血糖无异常者，则于妊娠24 ～ 28周时再次行 OGTT 进行 GDM 检查，确保不漏诊。具体来说，哪些是糖尿病高危因素呢？（1）肥胖；（2）有 Ⅱ 型糖尿病家族史（尤其一级亲属）；（3）年龄≥35岁；（4）具有多囊卵巢综合征（PCOS）者；（5）异常产科病史者（如巨大儿史、畸形等）；（6）本次妊娠期发现胎儿大于孕周、羊水过多；（7）长时间使用糖皮质激素、β 受体兴奋剂者。

▶ 喝好糖水啦，OGTT 报告怎么看呢？

妊娠期 OGTT 的正常值是：空腹＜5.1 mmol/L；喝糖水后1 h＜10.0 mmol/L；喝

糖水后 2 h < 8.5 mmol/L。有以上任意一个血葡萄糖值超标（达到或超过）时，即可诊断为妊娠期糖尿病。

▶ 什么是妊娠期糖尿病呢？

妊娠前糖代谢正常，妊娠期才出现的糖尿病，称为妊娠期糖尿病（GDM）。GDM患者的糖代谢异常大多于产后能恢复正常，但将来患 II 型糖尿病机会增加。妊娠合并糖尿病对母儿均有较大危害，需引起重视。随着生活水平的提高以及二胎政策的开放，妊娠期糖尿病的发病率越来越高。研究表明，妊娠期糖尿病的发病率高达 9% ～ 18.7%，平均每 5 ～ 6 个孕妇里就有一个是"糖妈妈"，是目前发病率最高、最常见的高危妊娠疾病。高血糖与妊娠不良结局研究证实，妊娠期即使轻度血糖水平升高，孕妇发生大于胎龄儿、剖宫产率、新生儿低血糖、高胰岛素血症等的风险也随着血糖水平的升高而增加。

小红在听完以上解释后说道："谢谢大夫，听完你对糖耐试验的解释后，我知道这是孕期很重要的一项检查了。但是听身边做过这项检查的朋友说糖水太甜了，齁甜齁甜的，有一个姐妹在喝完糖水后就吐了。这种情况应该怎么办呢？"

小红提的这个问题也是许多孕妈妈们的一个顾虑。

▶ 喝了糖水吐了，那糖耐量还要不要做？血还要不要抽？如果抽了，结果还会准吗？

1. 如果不是糖水刚喝下去就吐了，而是喝了糖水超过 30 min 以上才吐的，而且也没吐出来什么东西，原则上是可以继续抽血测量餐后 1 h 和 2 h 血糖的。

因为葡萄糖水不需要经过胃的消化，可短时间经肠道吸收入血，通常半小时以上大部分的糖分已经被吸收入血了，此时抽血检测，通常是不会影响结果的。

2. 如果是刚喝下去就吐了，那就不要抽血了，因为做出来的结果不准确。应找医生补开糖水，择日再做。

小 贴 士

OGTT是妊娠期糖尿病筛查的重要方法。这可不是简单的、随心所欲的喝糖水就可以完成的，喝糖水前的身体准备、怎么喝糖水等都有小小的讲究，只有规范做到了，才能得到准确的结果和合理的解读！另外，首次产前检查需要排查糖尿病的高危因素，医生会尽早加强健康宣教和生活方式的管理，要予以重视！毕竟，这种妊娠期的"甜蜜"可真的是个负担！

（康　昕）

最忧心的产检——大畸形筛查

· · · · · · · · · · · · · · · · · 病　例 · · · · · · · · · · · · · · · ·

　　小陈是一位孕20周的准妈妈，这两天她异常紧张，因为她马上要进行胎儿大畸形筛查了，这可是孕期里最令人期待、但也最令人忧心的产检项目了，小陈虽然对宝宝很有信心，但仍然免不了"想入非非"：宝宝会不会缺胳膊少腿啊？宝宝会不会有心脏畸形啊？宝宝会不会有6根手指头啊？经过检查，小陈的大畸形筛查没有明显问题，她也终于舒了一口气。大畸形筛查需要什么时候检查？都看哪些内容？一起来看看吧。

▶ 什么是大畸形筛查？

　　"大畸形筛查"是通俗的说法，规范的说法是"中孕期系统产前超声检查"。中孕期超声检查时除了看胎儿生长发育、胎盘和羊水等一般情况以外，还要对胎儿的各个器官和系统进行详细的检查，目的是了解胎儿是否存在大的结构缺陷，所以被称为"大畸形筛查"。

大畸形筛查

▶ 大畸形筛查一般在什么时候进行？

　　大畸形筛查一般在孕20～24周进行，因为这个时候胎儿结构发育已较为完善，可以观察到大多数的胎儿畸形。太早的话胎儿的很多结构还没有发育完全，容易遗漏一些筛查内容。太晚的话大畸形筛查一旦发现严重的问题，处理起来相对比较棘手，终止妊娠会给准妈妈带来身心的双重打击。

▶ 大畸形筛查一般都查些什么？

大畸形筛查主要检查胎儿的各个器官和系统是否存在结构缺陷，例如大脑、心脏、胸廓、腹部、肢体、颜面部等。此外，还有一些胎儿遗传标记物也可以通过大畸形筛查检测出来，例如脉络膜囊肿、侧脑室增宽、肠管回声增强、单脐动脉、肾盂增宽、心室内强回声点等。

▶ 大畸形筛查没问题，我一定孕育了一个健康的宝宝！

此话说得太早了，大多数准妈妈往往认为做了大畸形筛查就等于宝宝完全健康，万无一失了。殊不知，胎儿大畸形超声筛查不是万能的，大畸形筛查无明显问题绝不等同于宝宝完全健康。由于超声影像诊断的基础是胎儿形态学上的改变，因此如果形态改变大，检出率也就高；形态改变小，则不易查出。再加上个体差异，如有些孕妇腹壁较厚，透声较差。故目前超声筛查仅可发现60%～70%的结构异常。而且大畸形筛查不是筛查宝宝所有的畸形，仅仅筛查的是有重大畸形隐患，严重威胁生命和生活质量的大畸形。此外，宝宝的生长是一个连续的过程，少部分的畸形可能在大畸形筛查时还没显现出来。综合以上，大畸形筛查无明显问题不代表宝宝没一点健康问题。

▶ 我的大畸形筛查报告怎么写了手指和足趾显示不清？

手指和足趾并非大畸形筛查一定要查看的部位，由于宝宝在肚子里的位置和姿势关系，例如手大多呈握拳状，大多数情况下手指和脚趾都是看不清楚的，这种情况下不代表宝宝的手指和脚趾一定有问题，只是碍于超声技术及宝宝姿势的关系。大多数宝宝的手指和脚趾都是没问题的，毕竟多指畸形还是少数，所以准妈妈们看到这个报告也不用非常担心。

► 大畸形筛查出问题了是不是宝宝不能要了？

大畸形筛查出现问题，首先不是自艾自怜，而是要找医生寻求帮助，有很多问题并不需要干预，可观察或等宝宝出生后再说。严重的大畸形需要产科医生、新生儿医生、胎儿医学专家等商讨后再决定。

► 除了大畸形筛查，还有哪些检查可以检测胎儿畸形？

大畸形筛查只是产前筛查中的一项检查，孕早期和中期，除了大畸形筛查，还有羊水穿刺和前文已提及的唐氏筛查、无创DNA。

羊水穿刺：通过羊水穿刺取得样本后可进行染色体、基因诊断，属于有创检查，有一定的流产风险，但其结果准确率超过99%。

小 贴 士

大畸形筛查只是漫漫产检路上的其中一项检查，广大准妈妈需要保持平常心，发现问题了认真对待，遵医嘱行后续检查，没发现问题也不要得意忘形，因为它只能发现60% ~ 70%的大畸形。

（胡　媛）

不让人省心的大排畸报告
——胎儿心室强光点要紧吗?

病　例

一月前邻居小赵姑娘生了。当初大排畸可是让她哭过鼻子的。小赵32岁
头一次怀孕,为了优生优育夫妻俩没少咨询医生,孕前3个月服用了叶酸;孕
12周就来初诊建卡。小姑娘既往身体健康,双方家族无遗传病史;选择唐氏
筛查方案的时候,她选择了无创产前筛查;初诊当天就抽血做了无创,后来报
告也提示唐氏综合征等均低风险。可是孕22周胎儿超声大畸形筛查后,小姑
娘焦虑了——超声提示胎儿左心室有个强光点。

▶ **胎儿心室强光点是胎儿心脏有问题吗?**

胎儿心室强光点不是胎儿心脏有结
构异常,它是临床中最最常见的超声软指
标。国际权威机构美国妇产科医师学会
(ACOG)2020年及母胎医学会(SMFM)
2021年的建议,均明确表示胎儿心室强光
点是一种无临床意义的正常变异,如果血
清学筛查或无创产前筛查结果阴性,均不
需要进行胎儿超声心动图检查,超声随访
或产后评估即可。

本文中的小赵姑娘无创产前筛查低风

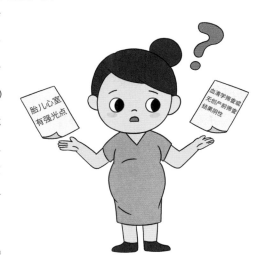

险，对胎儿心室强光点无须进一步处理，正常产检即可。现在宝宝非常健康。

▶ 什么是超声软指标？

超声软指标是在妊娠中期发现的一些超声信息，这些指标不是胎儿结构异常，只是一些正常的生理变异或暂时出现的一过性的结构改变。在高达10%的胎儿中均可出现超声软指标。

▶ 超声软指标的历史贡献

超声软指标最初被应用到产前超声检查，是为了提高唐氏综合征等胎儿非整倍体染色体异常的检出率，作为年龄+血清学筛查唐氏综合征的一个补充。近20年来产前筛查策略发生了很大变化，尤其随着无创筛查的普及，超声软指标的地位已变得不太重要。

比如，1个35岁高龄孕妇21-三体综合征风险为1/356，如果无创产前筛查结果正常（低风险），则该风险降至＜1/50 000。如果您正常产检，已经进行了无创筛查，完全不需要超声软指标检测，因为软指标假阳性率高、阳性预测价值低。但是，也许有人漏掉了早孕产检。中孕除了补查无创以外，超声软指标也能提供一些重要信息。

▶ 中孕超声软指标有哪些？

常见的超声软指标有：心室内强光点、轻度脑室扩张、肠管回声增强、脉络膜囊肿、肾盂扩张、单脐动脉、肱骨/股骨缩短、鼻骨缺失/鼻骨发育不全、颈部皱褶增厚。

由于在21-三体、18-三体、13-三体等染色体异常胎儿中，这些变异发生率增加，在早期没有更精准的筛查策略比如无创之前，当时超声软指标被认为对染色体异常的筛查发挥了重要作用。

▶ 中孕发现孤立性的超声软指标，怎么办？

当这些超声软指标单独出现时，则称其为孤立性超声软指标。如果您产检的医院仍在进行软指标检测，那针对这些孤立性超声软指标，会根据不同的软指标类型提供有针对性的处理，比如遗传咨询、无创、病毒检测，甚至产前诊断。

（1）孤立性轻度侧脑室增宽，行遗传咨询、侵入性产前诊断，排除宫内感染，必要时行胎儿磁共振成像（MRI）。

（2）孤立性脉络膜囊肿预后良好，建议先行无创。

（3）孤立性肠管回声增强，行无创、排除弓形虫感染等TORCH检查。可疑宫内感染需行羊水穿刺，排除宫内感染及染色体疾病。

（4）孤立性单脐动脉预后良好，建议先行无创。

（5）孤立性肾盂扩张（20周内肾盂前后径≥4 mm），建议无创、监测胎儿生长发育、孕晚期复查。

（6）孕中期鼻骨缺失/鼻骨发育不全及颈部皱褶增厚，首先应行详细的超声结构筛查、遗传咨询；其次，若无创阴性无须特殊处理，若未行筛查或仅血清学筛查阴性，行无创或羊穿。

（7）无创检测虽然是胎儿非整倍体染色体异常最敏感、最特异的筛查方法。但也需明白其局限性，当后期出现明显胎儿超声异常时，孕妇也可在任何时期选择侵入性产前诊断。

总之，医院开展超声软指标检测，必须有能力提供高质量的咨询。避免对于孤立性超声软指标的过度解读，增加了接受侵入性产前诊断的风险，也增加了孕妇及家庭不必要的紧张情绪。

小贴士

在孕早期非整倍体筛查后，孕中期超声发现的软指标，预测价值较差，不需要进一步检测，所以，请孕妈妈们放轻松。心室强光点是正常变异，行唐氏血清学筛查或无创即可。孤立性肠管回声增强、单脐动脉、肾盂扩张、脉络膜囊肿等预后良好，行无创即可。但当后期出现明显胎儿超声异常时，可能需要选择侵入性产前诊断。

（周　琼）

胎动究竟怎么数?

········· 病　例 ·········

　　康康今天孕30周了,医生给她产检的时候每次都会带一句:好好数胎动啊。这看似很简单的一个任务,康康却不知道如何数,问周围的孕妈妈们,却发现很多人和她一样都不会数胎动,到底是几次算正常,多好还是少好?连着动到底算几次?打嗝算不算胎动?什么样的胎动我需要立马来医院?

▶ 什么是胎动?

　　胎动,就是胎儿在子宫内的运动。起初,宝宝由于体积太小,动作轻微,所以孕妈妈们很难感受到。随着宝宝的长大,宝宝的手脚伸展可以触碰到子宫壁了,这时很多孕妈妈就开始感觉到胎动的存在了。一般来说,第一次怀孕的孕妈妈在孕16～25周开始感觉到胎动,生过宝宝的孕妈妈感觉到胎动的时间会早一些,有的甚至孕13周就能感觉到。健康正常的孕妈妈都不要过于担心"为什么自己还没出现胎动",更不要担忧自己会感觉不到胎动。

▶ 什么时候开始数胎动?

　　虽然很多孕妈妈很早就开始感觉到了胎动,医生还是会建议从妊娠28周开始数,一是因为28周以后胎动才有比较明显的规律;二是因为28周之前,即使胎动出现异常,宝宝出生后存活能力也很低,所以基于国内早产儿救治水平,一般建议在28周以后开始数胎动。

▶ 胎动到底是什么感觉？

胎动的感觉到底是怎样的？第一次感觉到胎动，每个孕妈妈都不一样。有的说像小鱼一样游动，有人说像金鱼吐泡泡，有人说像蝴蝶扇翅膀，有人说像肠子动了一下，有人说像爆米花爆破，每个人感觉不一样，这就需要各位孕妈妈自己去判断了。

▶ 该怎么数胎动？

每天早、中、晚各数 1 h，3 次总数相加乘以 4（代表 12 h 胎动），记录在表格中。一般可以在早、中、晚饭后各数 1 次胎动，因为餐后血糖水平较高，宝宝也精神饱满，拳脚会比较活跃。并且一定要找一个自己觉得舒适的体位，侧卧位或者坐位。

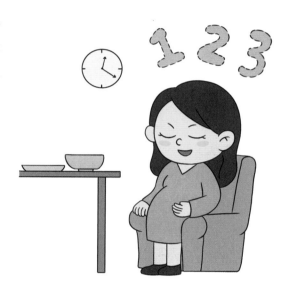

正常健康的情况下，宝宝的胎动次数应该是每小时 3～5 次，所以 12 h 应该有 30～40 次，或者更多。如果 12 h 还不到 10 次，就表明胎儿可能缺氧；若连续 12 h 没有胎动，就应该立即采取抢救措施。

如果感觉不到胎动，这时宝宝可能在睡觉，宝宝的睡眠周期是 20～40 min，一般不超过 90 min，休息一段时间后再开始数。连续动只算 1 次。这就难为了宝妈们，遇到比较闹腾的宝宝，一动起来就是"组合拳"，延续性特别好，这怎么数？有些宝贝断断续续的动，停下来多久再动才算另 1 次？其实没有统一标准，从理论上说，发生在 1～2 min 内的几次胎动都可以合并成 1 次。但真的要间隔 2 min 19 s 的就算成 2 次，而间隔 1 min 59 s 的就要算成同一次吗？其实没那么死板。连续数几次后你就会掌握宝宝活动的规律，算 1 次还是算多次，只要前后标准统一，就可以了。主要还是孕妈妈的自身感觉，如果感觉今天胎动明显比之前少，那要引起重视了！可能是宝贝缺氧的信号！

▶ 怎么分清打嗝和胎动？

大约在孕30周，孕妈妈们就会渐渐习惯胎动的规律和感觉。但孕晚期孕妈妈们肚子总会有那么一两次出现轻微的、规律性颤动，大概二三秒1次，抖动幅度比一般胎动要小，有时会长一些，在10～20 min。这种动是一跳一跳的，很像心跳。准妈妈用手摸在跳动的地方，手会感觉一弹一弹的，很有规律。这是怎么回事？别担心，这是宝宝在打嗝。但千万记住，打嗝≠胎动。宝宝打嗝是很正常的现象，他们正在不断吞食羊水来练习肺部的呼吸，以便为出生后正常呼吸做准备。

▶ 什么样的胎动需要引起重视？

刚刚说过，每个孕妈妈自身感觉不一样，每个宝宝性格也不一样，有些宝宝喜静，有些宝宝喜动。所以，孕妈妈们不要互相比较，但是，如果出现以下情况：2 h胎动少于6次；减少、增加超过50%；胎动的规律发生了明显改变，本不应该动的时候开始动了，本应该动的时候不动了，都预示宝宝可能有危险，需要及时去医院就诊。

现在经济条件好了，很多孕妈妈自己都备有胎心仪，但是听到的胎心即使正常也不代表宝宝没有缺氧，听不到胎心也并不代表宝宝已经死亡（可能是孕妈妈没有找到正确位置）。所以孕妈妈在家还是要以胎动为主，只要感觉到胎动异常就要及时就诊。当然，胎动也绝对不是越多越好。如果宝宝一直在频繁胎动，有可能是早期缺氧的表现。如果忽略了，那么接下去胎动就有可能减少乃至消失，甚至导致胎儿死亡。

小 贴 士

胎动是孕晚期非常重要的一个指标，所有孕妈妈在晚期都要认真数胎动。建议从妊娠28周开始数，每天早、中、晚各数1 h，3次总数相加乘以4等于12 h胎动次数。正常情况下，宝宝的胎动次数应该是每小时3～5次，12 h应该有30～40次。如果胎动的规律发生了明显改变，预示宝宝可能有缺氧风险，需要立即去医院就诊。

（吴珈悦）

胎心监护很重要，自己在家做可以吗?

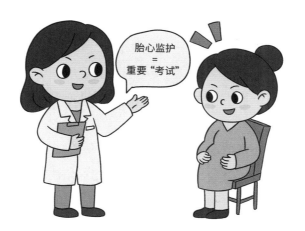

▶ 什么是胎心监护?

　　胎心监护也叫电子胎儿监护。孕晚期可以通过胎心监护发现胎儿的问题，主要是通过连续观察和记录胎心变化观察是否有宫缩以及胎心变化和宫缩之间的关系。通过这几个方面，评估胎儿在子宫内的安危，既可以了解宝宝的储备能力，及早发现胎儿异常，避免不可逆损伤的发生，又利于采取及时、有效的干预措施。因此，可不要小看胎心监护哦。

▶ 多大孕周开始做胎心监护呢？

一般从孕12周起，可以用胎心多普勒听诊胎心，孕妈妈每次产检时都需要听诊胎心，测量宫高和腹围；从孕34周开始，每周做1次胎心监护；孕37周（足月）后，根据情况需要每周做1～2次胎心监护。

如果孕妇有合并症，如妊娠期高血压疾病、妊娠期糖尿病、自身免疫病等，或既往有不良孕产史，或孕期发现胎儿宫内发育迟缓（IUGR）、羊水异常、胎儿宫内窘迫等情况，这些孕妇孕期风险相对较高，可以提前从孕32周甚至更早（孕28周开始）开始做胎心监护。总之，需要看孕妇情况制定个体化方案。

▶ 什么是胎心监护？胎心监护怎么看？

胎心监护看似简单，其实内容博大精深。不仅要观察胎动、宫缩，还要观察胎心率变化，包括胎心率基线、胎心率变异、加速、减速等情况，每一项又可以进一步细分。

1. 胎心率基线

在无胎动和宫缩时，描记10 min的胎心率，正常胎心率基线为110～160 bpm。

2. 胎心率变异

胎心率并不是一成不变的，胎心率围绕基线波动的幅度即为胎心率变异，变异分为正常变异（范围为5～25 bpm）、显著变异（指振幅波动＞25 bpm）、微小变异（振幅波动≤5 bpm）和无变异（≤2 bpm或基本看不到变化）。

3. 胎心加速

胎心率受到胎动、宫缩、触诊及声响等刺激，发生暂时性的显著增快，称为胎心率加速。什么是"合格"的胎心加速呢？参考标准是：孕32周及以后，胎心率加速≥15 bpm，持续时间≥15 s；孕32周以前，胎心率加速≥10 bpm，持续时间≥10 s。

4. 胎心减速

减速的临床意义需要结合宫缩情况和产程进展阶段来综合考虑。分为早期减速（一般提示宫缩时抬头受压）、晚期减速（提示胎盘功能不良，胎儿缺氧可能）、变异减速（一般认为是由于脐带受压兴奋迷走神经引起的）。

看完如上，可能很多孕妈妈懵了！太专业，不懂呀！嗯，这就说明胎心监护的报告解读是一项非常专业的工作，孕妈妈们只需要明白：胎心监护很重要，一定要遵医嘱规范产检，报告解读一定找专业医生。

▶ 医生，来医院做胎监好麻烦，可以在家做吗？

孕妈妈需要定期做胎心监护，但在一些特殊情况下，孕妈妈不方便出门到医院进行胎心监护，该如何是好呢？这时候就不得不提远程胎心监测服务的便利了。远程胎心监测是借助手机和互联网技术支持将胎儿生理信息及医学信息传递到监护中心进行分析，并有专业的医师进行解读以及提供建议。孕妈妈们只需连接手机app，就可以根据指导随时随地监测胎心。但是有几个小tips需要各位孕妈妈注意：

注意做胎心监护之前适量进食，不要空腹饥饿状态下，避免低血糖。

保证充足的休息，不要过于劳累。

孕妈妈保持情绪愉悦，处于比较舒适的环境中，可以选择半卧位或者坐姿，总之，保证孕妈妈采取一个舒服的体位。

一般宝宝的睡眠时间为20～40 min，如果宝宝不太动或者动得少，孕妈妈可以用手轻轻拍肚皮，换个姿势做胎心监护，或者用播放音乐等方式唤醒宝宝。

这里特别强调：胎心监护的解读很重要！故纵然在家做胎心监护，监护的结果一定要由专业医生解读给出。

▶ 医生，为什么我每次都要做2次胎监才会过关呢？

相信很多孕妈妈都会有这样的疑惑，有时候胎心监护的反应不是很理想，又要重新做一次才能过关。这是因为宝宝是有自己的睡眠周期的，一般在20～40 min左右，如果做胎心监护的这段时间刚好在宝宝的睡眠周期里面，胎监结果就不一定很理想，产科医生会根据具体情况来评估，有时通过吸氧、变换姿势等方式后，再胎监1次就通过了。但若反复复查胎监仍然不过关，就要引起重视了，必要时需要住院加强监护，根据情况进行处理。

小 贴 士

胎心监测是孕晚期评估胎儿在宫内安危的主要手段，可以说是产检内容的一项重要"考试"。胎心监护看似简单，实则纷繁复杂，所以各位居家的孕妈妈每次做好胎心监护后，一定要把结果给专业的产科医生评估解读。对于反复胎心监护不过关，或者伴随B超血流信号异常、胎动异常等情况，一定要更加重视，遵从专业的医生为你制订的方案。

（林思涵）

宫颈长度短，会不会流产? 需要宫颈环扎吗?

· · · · · · · · · · · · · · 病 例 · · · · · · · · · · · · · ·

　　小陈怀孕3个月，来到医院建卡时显得特别焦虑。医生一问才知道，2年前小陈还有一次怀孕的经历，当时怀孕4个月的时候，突然有一天觉得阴道口有个水囊一样的东西凸了出来，去医院没多久，胎儿和胎盘就娩了出来，当时小陈也没有明显感觉到腹痛，问医生怎么会这样，医生只说没办法救，原因也没多解释。这次医生结合小陈的情况，安排了B超宫颈功能检查，B超检查宫颈长15 mm，医生解释说这种情况叫宫颈功能不全，需要手术。

▶ 什么是宫颈功能不全?

　　目前尚无完全公认的诊断标准。临床上多采用以下情况：以往有一次或者多次中期妊娠的自然流产史，并且流产时常无先兆症状，表现为无痛性的宫颈管消失、宫口扩张、羊膜囊突出，随之胎儿胎盘娩出的病史，同时排除其他明确导致宫缩和早产的因素（比如生殖道感染、胎盘早剥、出血等）。近期，孕中期应用阴道超声检查宫颈长度也可作为宫颈功能不全的标志，当既往有自然早产史，且此次孕中期B超提示宫颈长度＜25 mm

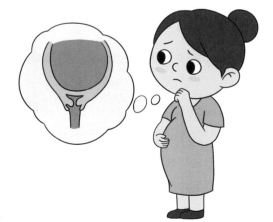

时，也需要考虑宫颈功能不全诊断了。

▶ 小陈还是不太理解，宫颈怎么就莫名其妙扩张了呢？

先看看子宫和宫颈之间的关系。打个比方，子宫像是一个开口朝下的口袋，宫颈就是这个袋子的开口，正常情况下这个袋口始终呈关闭的状态，当孕足月开始临产分娩时，袋口才会慢慢地扩张，直至袋口完全打开，分娩出足月的宝宝。但有些孕妈妈，宫颈的袋口功能出现了问题，袋口比较松弛，随着孕周的增大、宝宝的发育，袋子会变得越来越大，袋口承受的压力也越来越大，当超过宫颈所能承受的压力以后，就会出现袋口扩张，最终导致宝宝的流产。

▶ 小陈觉得奇怪，自己当时怎么会完全没有察觉，一点症状都没有吗？

宫颈功能不全多数表现在妊娠中期，在没有腹痛、宫缩以及阴道出血等情况下，出现无痛性宫颈管消失、子宫颈扩张，因此在早期孕妈妈们无不适感，当察觉时往往已经发生羊膜囊突出，甚至已经突出于阴道口外，继而发生难免流产，短时间内胎儿胎盘即娩出。

▶ 宫颈功能不全能用什么方式治疗吗？

像小陈这样的孕妈妈，以往曾经有过一次或多次孕中期的自然流产史，流产的过程中，以无痛性的宫口扩张为主要表现，就需要考虑宫颈功能不全的诊断了。如果孕妈妈们有和小陈一样的病史，第一次发生这种情况虽可能没有相关知识和经验，但再次妊娠时就需要格外注意，首先需要将上次流产的情况详细地向医生说明，当明确宫颈功能不全诊断时，医生就会建议进行手术干预了。

目前临床上最常用的方法是经阴道宫颈环扎术，手术一般选择在孕12～14周进行。打个比方，既然有些宫颈的袋口比较松弛，那医生就人为的为这个袋口缝上一根带子，把袋口扎紧，这样一来宫颈就能够承受更多、更长时间的压力，延长孕周，给宝宝一个更好的妊娠结局。

另一类孕妈妈以往没有流产或者早产的情况，只是妊娠中期B超检查时无意中发现宫颈变短，这些孕妈妈也不要过分担忧，医生会仔细询问孕妈妈们有没有腹痛等不适，根据不同的病情，决定后续是否需要保胎药物治疗、随访B超或者是进一步手术治疗。

还有一类孕妈妈以往也没有流产或者早产的病史，但孕期常规检查发现宫口已经扩张，医生也会根据这类孕妈妈的具体情况，尝试紧急宫颈环扎术，但此时实施手术，手术难度大，流产风险也更高。

▶ 小陈术后恢复非常理想，但什么时候拆线呢？拆线痛不痛？能不能顺产呢？

经阴道行宫颈环扎并不是剖宫产的指征。产检无明显其他异常、无其他特殊合并症及并发症的孕妈妈，经过产科医生评估后，是可以阴道分娩的，这类孕妈妈一般选择在孕36～37周拆除缝线，拆除缝线的过程很快，无须麻醉，几分钟就可以完成，拆除缝线后，有条件的孕妈妈可以回家休养，等待自然临产及分娩。对于有产科指征或其他原因需要剖宫产分娩的孕妈妈，可以在接受剖宫产手术的同时去除宫颈缝线。

但如果在预定缝线拆除前，孕妈妈就出现频繁而规律的宫缩、胎膜早破、临产等征兆，那就可能需要提前拆除宫颈缝线，以防止发生宫颈撕裂伤。或者若孕期出现生殖道感染、缝线脱落等情况，医生也会建议孕妈妈们提前进行宫颈缝线的拆除。所以接受完宫颈缝扎手术的孕妈妈们，一定要按照医生的医嘱，定期复诊，由医生决定最适合的拆线时机。

小 贴 士

对于以往有过一次或多次孕中期的自然流产史，流产的过程中以无痛性的宫口扩张为表现，再次妊娠时就需要格外注意，一定要将既往流产的情况详细告知医生，当医生明确宫颈功能不全诊断时，就需要考虑进行经阴道宫颈环扎术，术后记得定期复诊，由医生决定最适合的分娩方式和拆线时机。

（乐怡平）

孕期合并症知多少

生个大胖小子/闺女一定好吗？

孕期，从"少吃"到"会吃"

我的宝宝会变笨吗？

妊娠遇上宫颈癌——"保大还是保小"

准妈妈为何这么痛？

……

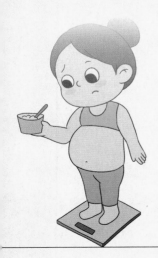

关注母胎健康，从"心"开始

　　小丽是位人民教师，自幼患有先天性心脏病，3岁做了房间隔缺损修补术。26岁的时候，她遇见了她的白马王子小张，两个人顺利迈进了婚姻的殿堂。婚姻生活甜蜜，也到了该要宝宝的时候，但小丽心里充满了忐忑，于是夫妻俩来到了某三甲医院的产科门诊咨询："医生，我自幼有先天性心脏病，虽然已经做了心脏修补手术，可是我看到电视里患有心脏病的女性怀孩子最后命都没有了，我这样的情况能怀孕吗？会有生命危险吗？"

▶ 什么是妊娠合并心脏病？

　　妊娠合并心脏病是产科严重合并症，是孕产妇死亡的主要病因之一。随着心脏病内外科治疗技术的不断发展和优化，妊娠合并心脏病患者的数量呈逐渐上升趋势。

　　妊娠期常见的心脏病包括：先天性心脏病、风湿性心脏病、心律失常、心肌病和高血压心脏病等。所以怀孕的心脏病妈妈们要先搞清楚自己是哪一种心脏病。

▶ 心脏病患者在怀孕期间会有哪些症状？

　　心脏病孕妇早期可表现为活动后胸闷、心悸、气短、心率加快、呼吸加快等；较严重时表现为：咳嗽、咯血、唇面发绀、颈静脉怒张、下肢浮肿、肺底湿啰音及肝脾肿大等；最为严重时表现为：端坐呼吸、口周颜面发绀更重、心动过速或心房纤颤等。一旦有这些症状，一定要去医院就诊，只有医生才能挽救您和宝宝的生命。

► 妊娠合并心脏病有哪些危害？

妊娠合并心脏病孕妇在怀孕第32～34周、分娩期及产后的3天内，情况最危险。这段时间每次心脏搏出血量增加、心率加快、孕妇的心脏负荷加重很多，很有可能出现心力衰竭的情况。对胎儿而言，心脏病严重可能引起流产、早产或死产。

► 哪些心脏病患者是不能怀孕的？

一般来说，心脏病变较轻（像小型房缺、药物控制好的心律失常等），心功能Ⅰ～Ⅱ级（能胜任日常体力活动或轻便劳动者），既往无心力衰竭和其他并发症者可以妊娠。

心脏病变严重，如复杂性先天性心脏病、紫绀型心脏病、重度肺动脉高压、重度主动脉狭窄和二尖瓣狭窄、复杂的主动脉缩窄、主动脉根部直径扩大的马方综合征、突发致命的心律失常、伴有心室功能不全的围产期心肌病、急性心肌梗死、心功能Ⅲ～Ⅳ级（轻微劳动便出现心悸、气急）、既往有心力衰竭者不宜妊娠。这类心脏病患者一定要慎重怀孕，若贸然妊娠，不仅自己可能发生心力衰竭等并发症，在鬼门关走上一回，也可能导致胎儿夭折在子宫里。往往真的就会发生一尸两命的人间惨剧。

► 心脏病患者怀孕前需要做什么？

心脏病患者切忌盲目怀孕，更不能抱有侥幸心理。计划怀孕前一定要先去心脏专家和产科专家处就医，做全面检查和评估（包括心脏血液检查、心电图、心脏彩超等）。通过药物及手术治疗使心脏功能达最佳状态以减少妊娠风险的发生。孕前评估不宜妊娠者，应做好避孕措施，一旦怀孕，应该在前3个月内做人工流产。

► 妊娠合并心脏病患者孕期注意事项有哪些？

可以妊娠的心脏病妇女，在严密的监测下，加强产前检查，检查的次数及间隔需根据具体情况而定，检查时特别要注意心脏病的功能状况，不仅根据孕妇的主观症状，更需要通过各种客观检查来进行全面的评估，同时也要加强对胎儿生长发育情况的监测。孕期要安排好工作和生活，应该要有足够的休息，要有充分的睡眠，避免过劳；进食低盐的食物，保证合理的高蛋白质、高维生素补充，控制体重过度增长；防止情绪的波动；预防感染，如呼吸道、泌尿道感染；积极纠正贫血，补充铁剂；学会自我监测血压和心率，及时发现心衰的存在并予以积极的治疗。开篇病例里的主人公小丽，在产科医生和心脏科专家的全面评估下，顺利怀孕生子，圆了自己做母亲的梦想。

▶ 妊娠合并心脏病患者产后注意事项有哪些？

有患者会问：医生，既然孕期风险那么高，生好了是不是就没事啦？妊娠合并心脏病患者千万不要觉得孩子生完了，就没事了。产后3天内，尤其是产后24 h内仍是发生心力衰竭的危险时期，仍需要密切监测。产后产妇须充分休息，密切监护产后出血、感染和血栓栓塞等严重的并发症。如果有严重心脏病需要监护更长的时间。

其次，心脏病妈妈能否母乳喂养也是很多人心中的困惑。作为母亲，既希望宝宝能到最好的营养，又担心自己身体吃不消。一般情况下，心脏病妊娠风险分级Ⅰ～Ⅱ级且心功能Ⅰ级的患者，可以哺乳。考虑到哺乳，尤其是母乳喂养的高代谢需求和休息不佳的情况，疾病严重的心脏病产妇，建议回奶人工喂养。

▶ 心脏病会遗传给宝宝吗？

很多心脏病的孕妇经常会问医生，我的心脏病会遗传给宝宝吗？心脏病是否遗传，不能一概而论。如果妈妈患有遗传相关的心脏病如马方综合征或肥厚性心肌病等，那孩子发生这种心脏病的概率会明显增加，需要进一步产前诊断和遗传咨询。而有一些先心病的原因，是由于母亲怀孕期间服用药物或者接触放射线等因素导致的，这类先天性心脏病并不会遗传给子女。

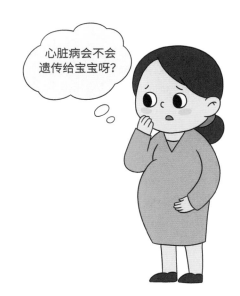

心脏病会不会遗传给宝宝呀？

小 贴 士

建议患有已知或疑似心脏病的女性朋友，不论是孕前、孕期或是孕后，均在专业医疗机构，由产科和心脏病专家共同进行风险评估。切忌盲目怀孕、讳疾忌医，反而赌上了自己和宝宝的性命安全。

（黄滔滔）

怀孕了，让我们聊一聊
"甜蜜的事情"

················· 病　例 ·················

　　静静32岁，这两年可以说是好事连连，工作升迁了，和心爱的人步入了婚姻的殿堂，紧接着就是备孕成功，每次产检的正常检查报告，更是让她感到舒心和甜蜜。直到某次产检喝糖水后复诊，看到血糖值标红的报告，在医生诊断她为"妊娠期糖尿病"的时候，她感到迷惑且不安，"我年纪轻轻怎么可能糖尿病呀？我身体一直都好好的，我孕前每年体检都正常的呀"。经过医生的一番解释安慰，静静明白了这个妊娠期的疾病"妊娠期糖尿病"。

▶ 什么是妊娠期糖尿病？

　　妊娠合并糖尿病包括2种情况：一种是妊娠前已确诊患糖尿病，称糖尿病合并妊娠，又称孕前糖尿病（PGDM）。另一种为妊娠前糖代谢正常或有潜在糖耐量减退、妊娠中晚期才出现或确诊的糖尿病，又称为妊娠期糖尿病（GDM）。病例中的静静就是属于后者。GDM是女性怀孕期间最常见的合并症之一，近年随着二胎、三胎的政策有明显增高趋势。妊娠合并糖尿病母子都有风险，需要重视。

▶ 我又不是糖尿病，不用关心这个话题吧，放开吃喝喽？

　　也许你是糖尿病高危人群呢，早关注早干预，也许能避免或者减缓疾病的发生发展。具备以下因素之一，即为糖尿病高危人群，请"对号入座"：① 年龄≥40岁；② 超重与肥胖；③ 高血压；④ 血脂异常；⑤ 静坐生活方式；⑥ 糖尿病家族史；⑦ 娠期糖

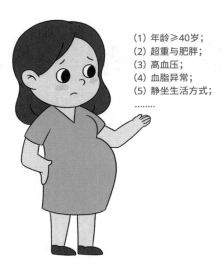

(1) 年龄≥40岁；
(2) 超重与肥胖；
(3) 高血压；
(4) 血脂异常；
(5) 静坐生活方式；
......

尿病史；⑧ 巨大儿（出生体重≥4 kg）生育史；⑨ 6.1 mmol/L≤空腹血糖（FBG）＜7.0 mmol/L，或7.8 mmol≤糖负荷2 h血糖（2 hPG）＜11.1 mmol/L，为糖调节受损，也称糖尿病前期，属于糖尿病的极高危人群。

所以，某些孕妈妈如果不小心被对上号了，还是建议进行孕前检查和咨询，以发现潜在的糖代谢异常，或者已经存在但被忽视的糖尿病，及早干预、营养宣教、改善生活方式等，都会让不良因素扼杀在萌芽状态，给宝宝一个舒服的暖房环境。

▶ 妊娠期糖尿病有什么危害呢？是个大毛病吗？

首先了解下什么是GDM：相信规范产检的孕妈妈们都喝过糖水吧。这就是在孕24～28周进行的75 g葡萄糖耐量试验（OGTT）：即空腹、服75 g葡萄糖后1 h、2 h的血糖值分别为：5.1，10.0，8.5 mmol/L。任何一点血糖值达到或超过上述阈值，即诊断为GDM。

虽然说GDM不同于一般的糖尿病，通常由激素改变等多种因素影响，孕妈妈们往往没有症状，并且一般在分娩后可自行康复。但GDM绝对要引起重视，因为这种"甜蜜的暖房"对发育中的宝宝影响巨大：

（1）GDM产妇的后代发生巨大儿、新生儿低血糖症、高胆红素血症、肩难产和产伤的风险在增加。另外，死产的风险也会增加。

（2）母儿不良结局的发生风险也随血糖水平升高而增加。

（3）GDM女性发生先兆子痫和剖宫产的概率会更高。

（4）妊娠期母体糖尿病会增加胎儿在儿童和成年后患肥胖和糖尿病的风险，这与肥胖和遗传倾向性相关的风险无关。

▶ **妊娠期糖尿病危害这么大，医生你是不是要赶快给我用药呀？**

诊断为GDM，首先要了解它的危害，请重视它，其次是不用焦虑紧张，要听从医生的宣教和规范管理。GDM的控制优先考虑从饮食调节、运动、血糖监测入手。研究显示：生活方式的改善（饮食结构调整＋运动治疗）可降低子痫前期、肩难产与巨大儿的发生率，同时降低新生儿的脂肪含量。所以GDM患者应常规接受营养教育和营养咨询，根据自身体重指数制定个性化的饮食与运动计划。糖水化合物的摄入应限制在33%～40%，其余的能量供应则包含20%的蛋白质与40%的脂肪。建议三餐中间增加2～3次少量加餐来分散碳水化合物的摄入，从而降低血糖的波动。每周应进行至少5天，每天30 min或累计时间150 min的中等强度运动（如快走）。

关于血糖监测的频率：建议前3天内，每天监测6次以更全面的了解血糖变化规律，即三餐前血糖＋三餐后2 h血糖。当血糖稳定达标后，可减少为每天4次：即空腹与三餐后2 h的血糖值。监测频率可根据孕周及妊娠情况再行调整，但以每天不少于2次为宜。血糖控制标准：空腹或餐前应控制在5.3 mmol/L以内；餐后血糖控制在1 h血糖≤7.8 mmol/L或2 h血糖≤6.7 mmol/L。

如通过饮食调理和运动等不能达到满意的血糖控制目标，应使用药物治疗，以保障孕妇和胎儿的健康。若需使用药物治疗，首选胰岛素。

▶ **妊娠期糖尿病是不是就是妊娠期才发生的，分娩后就没事了吧？**

不，不，不！ GDM女性在以后生活中患糖尿病的风险会增加（主要是2型糖尿病）。据估计，有70%的GDM妇女将在怀孕后22～28年发展为糖尿病。糖尿病的进展也受到种族、民族和肥胖的影响。所以，GDM患者在产后4～12周应进行相关检查（再次行喝糖水试验，即OGTT糖尿量筛查试验），确定有无糖尿病、糖耐量减低或空腹血糖受损。建议每1～3年进行1次糖尿病筛查。如期间再次妊娠，应相应提高检查频率。同时强调"指导所有妊娠合并糖尿病的育龄期女性有效避孕和计划妊娠"。

小 贴 士

　　孕前和孕期糖尿病筛查很重要，孕期控糖很关键！自我管理是控制糖尿病病情的有效方法，自我血糖监测应在专业医生指导下开展。少量多餐，合理膳食，管住嘴，迈开腿，要勇敢的对"甜蜜的负担"说Byebye！开心享受孕育生命的奇妙之旅。

（张　宁）

打算生个大胖小子/闺女？
千万不要想当然（巨大儿）

· · · · · · · · · · · · **病　　例** · · · · · · · · · · · · ·

　　今天产科门诊来了一位林女士，孕期吃喝不忌口，蛋糕甜品当作家常便饭，体重飙升不说，肚子里的宝宝眼看着就要变成"巨大儿"了。产科医生建议林女士控制饮食，林女士很是疑惑，自己在孕期大补特补就是为了怀一个"胖小子"，怎么在医生眼里不是一件喜事，反倒要开始控制饮食了呢？

▶ "巨大儿"知多少？

　　刚出生的宝宝多重才是巨大儿呢？根据我国的标准，当新生儿体重绝对值＞4 000 g就定义为巨大儿。随着孕期保健质量的不断提高，许多孕妈妈对巨大儿的风险也有了更清楚的认识。妊娠期糖尿病（gestational diabetes mellitus, GDM）和孕妇肥胖是巨大儿的"罪魁祸首"，此外，如果孕妈妈们既往有糖尿病或者妊娠期糖尿病的病史、孕前肥胖、血脂异常、曾有巨大儿分娩史、过期妊娠等，都可能导致巨大儿的发生。

▶ 巨大儿"是福还是祸"？

　　在传统的观念中，生个大胖儿子或大胖闺女一直被认为是喜事一桩，因此，孕妈妈们常常在孕期"大补"过度，各种妊娠期并发症也随之而来。很多孕妈妈都有这种困惑，宝宝长得越大不是越好吗？实则不然。怀个"大胖小子/闺女"，不仅孕妈妈们的肚子负担加重，也增加了妊娠期风险，使产程困难重重。

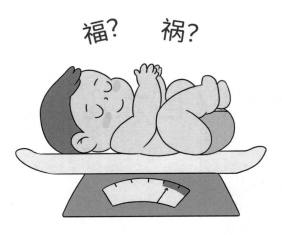

福? 祸?

1. 对孕妇：妊娠期糖尿病增加了孕期感染的风险（如外阴阴道假丝酵母菌病、泌尿系统感染、产褥感染等），易发生糖尿病酮症酸中毒；对产程而言，产程延长、产程停滞、产后出血发生率增加，孕产妇发生软产道裂伤、绒毛膜羊膜炎、剖宫产率增加等。

2. 对新生儿：巨大儿对宝宝来说也是"弊大于利"。一方面，随着胎儿体重增加，在分娩时由于宝宝身体过胖，肩膀过宽，发生肩难产的概率也增加，而在牵拉过程中容易引发骨骼损伤，导致新生儿锁骨骨折以及臂丛神经损伤等。另一方面，巨大儿易发生新生儿低血糖、新生儿呼吸窘迫综合征、肺发育不良、低阿普加（Apgar）评分、胎粪吸入等并发症。

▶ 巨大儿的筛查和预估

孕妈妈们在门诊产检的时候，每次都会测量宫高和腹围，这是一种简单的预测胎儿大小的方法。但单独测量宫高对宝宝大小的预测价值有限，所有常常要结合B超所见来评估。临床上常通过测量双顶径、头围、腹围和股骨长度来估算胎儿体重。如果发现胎儿增长过快，一定要咨询产科医生的建议，及早做出诊断。

▶ 如何预防巨大儿呢？

1. 合理膳食，控制血糖

孕早期、孕中期和孕晚期的饮食大有讲究。在孕早期，孕妇的进食量基本上和孕前一样，因为胎儿在这个时期生长发育缓慢，但是要保证营养的供给，例如叶酸、多种维生素、蛋白质等。孕中、晚期，胎儿生长发育飞速，孕妇每天需要额外增加300 kcal的热量摄入，更需要更全面的营养支持以满足胎儿生长发育需要，另外，孕晚期容易出现便秘，孕妈妈要注意补充膳食纤维，同时也要避免补充过多的水果，以免血糖超标。

为了减少巨大儿的发生，孕妈妈们孕期在饮食上一定要注意合理搭配。多吃一些豆类、新鲜蔬果或蛋白质丰富的食物，平时可以用粗粮代替一部分主食，减少高油、高糖食物的摄入。所以孕妈妈们放下手中的甜品奶茶，多吃新鲜蔬菜和水果，补充优质蛋白质才是硬道理。

2. 坚持运动，孕期亦然

其次，就是要坚持孕期适量运动。相信很多孕妈妈孕期喜欢在家里"躺平"，躺着刷剧、上网不亦乐乎，完全不做任何运动。这么做的后果就是，孕期体重不易控制，一不小心就会"超标"。除了孕期严格控制饮食外，"迈开腿"同样重要。我们鼓励没有禁忌证的孕妇在孕期适量进行有氧和体能训练运动，可以根据自己的个人喜好选择适宜的运动方式，比如散步、孕妇瑜伽、一般家务劳动、慢步跳舞等。适当的运动不仅对控制血糖和体重大有裨益，也对日后的分娩益处多多。

3. 定期称量体重

所有的孕妇都希望"长胎不长肉"，但是每个人的体重增长模式并不是完全相同的。孕妈妈们要坚持定期称体重，这样可以明确知道体重的变化，方便管理每日摄入量，及时作出饮食和运动方面的调整，有效地控制体重，对孕妈妈和宝宝都是有好处的，不失为一种有利于健康的"自律"小技巧。

一个宝宝的诞生，是孕妈妈辛苦付出的结晶，所以要提醒各位孕妈妈，在孕期也要"管住嘴，迈开腿"，保持体重在正常范围内，减少孕期并发症和巨大儿的发生，这既是为了宝宝的健康，也是为了自己的健康。

小 贴 士

传统观念里的"大胖儿子或大胖闺女"并非喜事，切忌妊娠期胡吃海喝，巨大儿对母胎均增加风险。在这里呼吁各位孕妈妈，在孕期要科学合理膳食，"管住嘴"的同时也要"迈开腿"，饮食和运动齐头并进，定期规律产检，及时发现问题，才能孕育出健康宝宝。

（林思涵）

宝宝偏小？警惕病理性胎儿生长受限

病　例

小崔是位孕26周的准妈妈，这位准妈妈在孕期非常关心饮食问题，生怕吃得少了影响宝宝发育，每顿"大鱼大肉""放飞自我"，眼看着自己的身材越来越走样，可还有什么能比让宝宝长大、好好发育更重要呢？即便这样，小崔在最近的一次产检时发现胎儿偏小，这让小崔心里很不是滋味，自己在吃的方面已经很努力了，可是努力得不到回报啊！胎儿偏小甚至胎儿生长受限究竟是怎么一回事？胎儿偏小该怎么办呢？一起来看看吧！

▶ 什么是胎儿生长受限？

胎儿生长受限（Fetal growth restriction, FGR）是指胎儿应有的生长潜力受损，估测的胎儿体重小于同孕龄第10百分位的孕龄儿。病因复杂，与多种因素有关，例如母亲营养供应、胎盘转运和胎儿遗传潜能等。

▶ 胎儿偏小了是不是就是FGR？

不不不，这是两个概念，FGR一定是胎儿偏小，但胎儿偏小不一定是FGR。发现胎儿偏小或FGR后首先应准确核对孕周，包括准妈妈的月经史、相关辅助生殖信息（如果是借助辅助生殖技术怀孕的）以及早孕B超。核实孕周后，超声检测胎儿生长，测量胎儿头围、腹围、股骨，根据本地区个性化的胎儿生长曲线估测胎儿体重，估计胎儿体重低于对应孕周胎儿体重的第10百分位数以下或胎儿腹围小于对应孕周腹围的第10百分位数以下，需考虑FGR，且至少间隔2周复查1次，减少FGR诊断的假阳性。

行超声检查时还应注意如下指标：① 羊水量与胎盘成熟度；② 筛查超声遗传标记物，评估有无出生缺陷；③ 脐动脉血流，了解子宫胎盘灌注情况。

同时抗心磷脂抗体测定，也有助于找到FGR的病因。

▶ 有哪些情况容易造成FGR？

影响胎儿生长的因素很多，主要危险因素有以下几个方面。

1. 母亲因素

孕妈妈长期偏食、长期摄入不足量的蛋白质、维生素等，孕妈妈们有妊娠并发症与合并症，例如妊高症、多胎妊娠、心脏病、肾炎、贫血、甲亢、自身免疫病等，均可使胎盘血流量减少、灌注下降。当然了，还与孕妈妈的年龄、身高、体重，是否吸烟、吸毒等有关，身材瘦小的孕妈妈也不要期待宝宝的身高、体重会非常出类拔萃，毕竟身高、体重方面受遗传因素影响还是蛮大的。

2. 胎儿因素

胎儿基因或染色体异常、结构异常等也会导致FGR，另外一些生长激素、瘦素等调节胎儿生长的因子水平异常也会影响胎儿生长发育。

3. 胎盘因素

孕妈妈的营养到位了，可营养的传输通道却可能出问题，例如帆状胎盘、副叶胎盘、小胎盘等各种胎盘病变会导致子宫胎盘血流量减少，胎儿血供不足。

4. 脐带因素

脐带过细、打结、过长等均可影响胎儿血供。

▶ 我都这么努力吃饭了，怎么宝宝还偏小？

中国人早就过了吃不饱饭的年代了，因为孕妈妈营养不良而导致胎儿偏小的可能性很低，因此再努力吃饭也可能对于胎儿偏小于事无补，只能让肉肉长在自己身上。孕妈妈们只要保证自己摄入的营养均衡、科学，就不用为了让宝宝长大而狂吃狂喝，长期过量、不科学的膳食摄入反而容易增加其他并发症，例如肥胖、妊娠期糖尿病的风险。

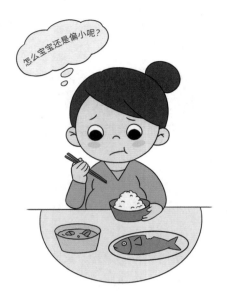

▶ 做B超时宝宝有时大有时小，是不是医生做得不准确呀？

这个锅咱医生可不背！胎儿的生长不是一个匀速的过程，有时候快一些，有时候慢一些，这都是正常的。另外，产检时没有哪个宝宝完全按照生长标准来长，有些头偏大些，有些肚子偏小些，有些腿偏短些，百分之百匀称的宝宝很少。此外，B超医生检查也会有差异，不同的机器、不同的医生测量同一个宝宝也会有些差异，毕竟隔着一张肚皮。B超报告上宝宝的生长径线出现偏大或偏小时，多数情况下是正常的，孕妈妈们没必要对着标准忧心忡忡、唉声叹气。如果可能有问题，医生会安排进一步的检查和随访，听医生的安排就可以了。

▶ 我的宝宝被确诊FGR了，我该怎么办？

有些孕妈妈在宝宝确诊FGR后，就开始了"休养生息"模式：卧床休息、大补特补，甚至吸氧等，但目前缺乏充分的证据支持卧床休息、常规吸氧、增加饮食对治疗FGR有效。

FGR的治疗原则是：积极寻找病因、改善胎盘循环、加强胎儿监测、适时终止妊娠。FGR一经诊断应立即开始严密监测，包括B超、羊水量、胎心监护、生物物理评分等，全面评估FGR胎儿，每2周评估胎儿生长发育情况。若多普勒血流正常的胎儿，每周1次胎心监护；若多普勒血流异常，需加做大脑中动脉及静脉导管血流监测，每周2次胎心监护。

▶ 我第一胎FGR，二胎了有没有什么预防FGR的方法？

对于既往有FGR和子痫前期史的孕妇，建议从孕12～16周开始应用低剂量阿司匹林至孕36周，可以降低再次发生FGR的风险。存在≥2项高危因素的孕妇，也可建议于妊娠早期开始服用小剂量阿司匹林进行预防，其中高危因素包括：肥胖、年龄＞40岁、孕前高血压、孕前糖尿病（1型或2型）、辅助生殖技术受孕史、多胎妊娠、胎盘早剥史、胎盘梗死病史。

小 贴 士

当孕妈妈们产检发现胎儿偏小时，莫紧张，大部分的胎儿偏小都无须处理，胎儿生长有快有慢，这也和爸爸妈妈的身材有很大关系，科学膳食，切忌胡吃海喝顿顿狂补，做好胎儿监测，如果确诊FGR了，听从医生的安排即可。

（胡　媛）

当怀孕遇上子宫肌瘤

· · · · · · · · · · · 病　例 · · · · · · · · · · ·

　　红红和丈夫新婚不久，谁知竟意外怀孕了。这本应该是件喜事，但是红红却犯起了愁：她婚前检查报告曾提示子宫肌瘤，医生建议暂且随访，如若肌瘤继续长大，必要时还需手术治疗。红红现在已经怀孕了，虽然她和丈夫都很开心家里要迎接一个新的小生命，但是也担心子宫肌瘤对宝宝的影响，于是两人来到妇产科门诊寻求医生的帮助。

▶ 什么是子宫肌瘤?

　　子宫肌瘤是子宫平滑肌组织增生形成的良性肿瘤，也是女性最常见的妇科良性肿瘤。子宫肌瘤的发病率难以准确统计，估计育龄期女性的患病率可达25%，妊娠合并子宫肌瘤的发生率约为0.1% ~ 3.9%。

▶ 子宫肌瘤影响怀孕吗?

　　虽然肌瘤时常有，但状态各不一。对于育龄女性而言，子宫肌瘤是否会影响怀孕，还得根据具体情况分析。

　　子宫肌瘤按部位可分为浆膜下、黏膜下、肌壁间、阔韧带，除了长在宫体，还有可能长在宫颈部位。如果把子宫想象成一个房子，浆膜下肌瘤就像在房屋外墙上，在房屋里面的是黏膜下肌瘤，肌壁间肌瘤嵌在墙中间，阔韧带肌瘤卡在房屋外的栅栏上。若是堵在了屋门

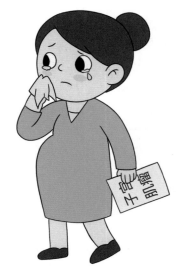

口，那就是长在宫颈上的肌瘤啦。若是子宫肌瘤长的位置不好，可能影响宫腔形态，阻塞输卵管开口或压迫输卵管，使之变形扭曲，可能导致不孕。

正常情况下，受精卵从输卵管迁移至子宫腔内，随着孕周增加，房屋慢慢变大。浆膜下肌瘤由于并不对宫腔——"屋内环境"构成威胁，所以对妊娠影响风险较低。而黏膜下肌瘤和肌壁间肌瘤，可能会影响受精卵的着床和植入，增加流产率和早产率，还有可能影响胎盘着床位置，引起低置或前置胎盘。分娩时可能导致难产、组织裂伤、大出血等。

▶ 既然子宫肌瘤可能对妊娠可能造成影响，是否最好先手术再备孕？

并非所有的肌瘤都需要手术治疗，主要还是看子宫肌瘤的体积和位置。想要备孕的女性朋友可根据实际情况，在妇产科医生指导下选择保守治疗或手术治疗。

保守治疗必须符合以下条件：① 肌瘤不超过6周妊娠大小；② 已绝经且无症状；③ 近绝经能用非手术治疗减少出血量者；④ 不能耐受手术者。有备孕计划的育龄期女性一定要在医生的建议指导下选择治疗方式，若出现月经量过多、压迫症状，合并不孕，孕前子宫肌瘤直径≥4 cm可以考虑手术治疗。

不过，如果在怀孕前进行子宫肌瘤剔除术，术后需要经过一段时间避孕才能怀孕。原则上子宫肌瘤手术造成瘢痕子宫，容易增加切口妊娠、子宫破裂等风险，一般建议避孕2年后怀孕。但是也可以根据手术情况调整，比如当浆膜下子宫肌瘤在切除过程中没有进入宫腔，手术顺利且没有损害子宫壁的完整性，术后避孕3～6个月也可以怀孕。如果子宫肌瘤数目较多，手术过程特别困难或者进入宫腔，应延长避孕时间。

▶ 孕期子宫肌瘤需要处理吗？

孕期子宫血供明显增加，子宫肌瘤在孕期高水平雌孕激素作用下也可能会增大，而在分娩后激素水平恢复，子宫肌瘤多会逐渐缩小，绝大多数孕妇无须特殊处理，但应定期监测子宫肌瘤的大小，与胎盘位置的关系及母儿安全。

另外，孕期子宫肌瘤快速增大，肌瘤内血液循环障碍，容易引起肌瘤变性。妊娠合并子宫肌瘤的女性发生明显腹痛时，要怀疑肌瘤变性或者是带蒂的浆膜下子宫肌瘤扭转。如果蒂扭转无法缓解，持续状态可能引起组织坏死，进而诱发宫缩引起流产、早产等，影响母胎安全，应根据孕周选择剖宫产、术中切除扭转肌瘤，或者行腹腔镜子宫肌瘤切除术。对于子宫肌瘤变性引起的疼痛，记得要及时到医院就诊！

▶ 生孩子的时候可以直接选择剖宫产，顺便切除子宫肌瘤吗？

其实临床上遇到过不少有这样想法的孕妈妈，总觉得子宫肌瘤可能迟早要手术，好不容易熬过整个孕期，子宫肌瘤会不会影响顺产？万一生不下来还要遭两次罪，选择剖宫产的话正好一举两得，希望医生在手术时顺便把子宫肌瘤一起切除。

这话看似不无道理。某种程度上，子宫肌瘤的确增加了难产率、剖宫产率和早产率，若遇到以下情况可以酌情选择剖宫产终止妊娠：比如体积较大的子宫肌瘤，尤其是肌壁间肌瘤可能会影响宫缩的强度和协调，容易导致宫缩乏力产后出血；当子宫肌瘤位于子宫下段或宫颈时，也会造成产道梗阻。不过一般情况下，妊娠合并子宫肌瘤并非剖宫产的指征，毕竟顺产有利于宝宝呼吸道挤压，妈妈身体恢复也较快，而且子宫肌瘤的个体间差异未必会影响每个人的顺产过程，不必因此而产生务必选择剖宫产的想法。

那剖宫产史可以同时进行子宫肌瘤切除术吗？目前尚存争议，两个手术同时进行可能会增加产妇术后大出血和感染的风险，医生一般根据术中肉眼所见，决定是否切除子宫肌瘤。所以并非在所有情况下都会同时手术！

小 贴 士

怀孕遇上子宫肌瘤并不可怕，孕期加强监测即可。但还是建议各位有备孕打算的女性朋友，要做好孕前全身体检。如果子宫肌瘤有手术治疗指征，最好做好手术再备孕！

（蒋　萌）

产检时发现宫颈病变，我还能继续妊娠吗？

病 例

门诊来了一位满面忧愁的患者，哀怨地说刚结婚时就发现了怀孕，结果检查时发现宫颈癌前病变，当时因为害怕，人流后行了宫颈锥切术。好不容易几年后再怀上了，孕期液基薄层细胞检测（TCT）结果又显示不能明确意义的不典型鳞状细胞（ASC-US），这下她真的不知道怎么办了。我们告诉她怀孕期间大量的雌孕激素刺激并不改变宫颈癌前病变的自然进程，在排除宫颈浸润癌的前提下，若严格随访可以继续怀孕，她终于长舒了一口气。

▶ 什么是妊娠期宫颈病变？

妊娠期间可能发生包括宫颈上皮内瘤变（CIN）、子宫颈癌在内的各种宫颈病变，统称为妊娠相关宫颈病变。目前多数认为在妊娠期和分娩后6个月发现的宫颈病变都应属于此范畴。妊娠期宫颈上皮内病变的检出率大约为1%，病变一般稳定或消退，极少继续进展。

妊娠期发生宫颈病变的临床表现？一般是阴道分泌物增多、同房后

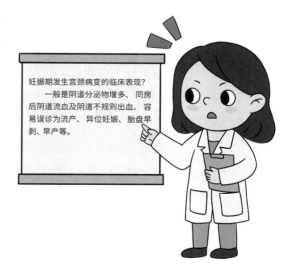

妊娠期发生宫颈病变的临床表现？
一般是阴道分泌物增多、同房后阴道流血及阴道不规则出血，容易误诊为流产、异位妊娠、胎盘早剥、早产等。

阴道流血及阴道不规则出血，容易误诊为流产、异位妊娠、胎盘早剥、早产等。

▶ 妊娠期为何会出现宫颈病变？

1. 妊娠期激素水平增高。

2. 人乳头瘤病毒（HPV）、CIN高发年龄与生育年龄处于一个年龄段。

3. 近年随着妊娠期宫颈癌筛查意识的增加，妊娠异常细胞学、CIN的诊断增加。

随着国家二胎、三胎政策的开放以及宫颈筛查的全民普及，孕产妇的总人数及高危孕产妇的比例不断升高，妊娠合并宫颈疾病的发生率也呈上升趋势。怀孕期间进行常规宫颈筛查，并规范化处理早期宫颈癌前病变，可以最大程度上减少妊娠合并宫颈癌的发生，这是保证每一个孕产妇顺利分娩的关键。

那么，如果怀孕期间查出宫颈病变，我们该如何应对呢？

▶ 妊娠期宫颈细胞学结果异常该怎么办呢？

1. 妊娠期TCT提示：ASC-US（非典型鳞状细胞不能明确意义）

当TCT检查提示ASC-US时，真正发生宫颈浸润癌的可能性＜1%，一般医生会建议进一步行HPV-DNA分型检测。如果高危型HPV呈阳性，建议产后6周进行阴道镜检查。如果HPV阴性，则可于1年后再进行TCT与HPV分型的联合筛查。

2. 妊娠期TCT提示：LSIL（低度鳞状上皮内病变）

当TCT提示LSIL时，产后的自然消退率约为62%，持续率约为32%，仅6%左右产后病情会发生进展。对于年龄≥21岁的孕妈妈可选择在孕期接受阴道镜检查，也可考虑推迟至产后6周进行。一旦经细胞学或阴道镜检查明确为LSIL的孕妇，可以至待产后再行常规随访。

3. 妊娠期TCT提示：ASC-H（非典型鳞状上皮细胞不除外高度鳞状上皮内病变）、HSIL（低度鳞状上皮内病变）

对于TCT提示HSIL或ASC-H的孕妈妈，建议直接进行阴道镜检查，考虑为CIN Ⅱ及以上病变者建议宫颈活检。如果病理诊断提示正常或CIN Ⅰ，推荐产后6周立刻进行复查。

4. 妊娠期TCT提示：AGC（非典型腺细胞）、AIS（宫颈管原位腺癌）

妊娠期AGC或AIS，与非妊娠女性的处理原则相同，直接进行阴道镜检查。细胞学AGC不能明确意义的孕妇，如阴道镜检查或宫颈活检后明确无CINⅡ及以上病变、AIS者，需连续2年进行TCT与HPV分型的联合筛查；如阴道镜活检发现CINⅡ及以上病变但没有腺上皮病变，同孕期CINⅡ或以上病变的处理方式。如细胞学AGC倾向瘤变或AIS的孕妇，阴道镜检查排除浸润癌者，仍需进一步行诊断性宫颈锥切以明确诊断。

▶ 妊娠期HPV感染怎么办呢？

孕期如查出高危型HPV阳性而TCT正常，建议产后6周进行TCT与HPV分型的联合筛查；如产后持续性高危型HPV感染，无论TCT是否异常，均应转诊阴道镜。妊娠期的无症状HPV感染一般无须治疗，也不存在特别的治疗方案。

既然说到了阴道镜检查，我们就来介绍一下妊娠期阴道镜检查。

在妊娠期进行阴道镜检查的指征包括：

（1）TCT提示HSIL、ASC-H、AGC或AIS。

（2）年龄≥21岁，细胞学提示LSIL或ASC-US，同时伴高危型HPV阳性，宫颈浸润性病变不能排除的孕妇。

▶ 妊娠期宫颈上皮内瘤变该怎么办呢？

妊娠期宫颈癌前病变的进展可能性低，排除浸润性宫颈癌后，建议以随访为主，任何的CIN治疗均应在产后进行。

1. 妊娠期低级别宫颈上皮内瘤变

在妊娠期，任何治疗都是不可接受的，也不推荐在孕期进行额外的细胞学或阴道镜检查，建议产后再进行随访。

2. 妊娠期高级别宫颈上皮内瘤变

孕期随访频率为每12周1次，方法是阴道镜和宫颈细胞学检查。在孕期随访中高度提示宫颈浸润癌时，推荐重复性宫颈活检或诊断性宫颈锥切术。对CINⅡ、Ⅲ且顺利渡过妊娠期的女性，推荐产后6周采用宫颈细胞学和阴道镜检查进行重复性评价。

▶ 到了生的时候该怎么选择呢？

剖宫产后和经阴道分娩对于妊娠合并CIN病变的产后转归无任何影响。因此，关于妊娠合并宫颈上皮内瘤变产妇的分娩方式，在选择上无任何偏向性。剖宫产的指征应严格参照产科指征。

小 贴 士

孕妈妈们需要知道的是：在妊娠各阶段进行阴道镜检查均是安全的。部分学者认为在孕20周后进行阴道镜检查能够更好地暴露宫颈鳞-柱上皮转化区。对于高度可疑浸润癌的病变应进行活检，活检后存在出血者一般采用纱布压迫止血，出血多者可采用其他的止血措施。

（宋柯琦）

我有肾病，还在吃药，
能怀孕吗？

　　小陈今年29岁，慢性肾病5年，吃药维持，她一直觉得自己的状况是不能怀孕生孩子的。直到某天偶尔听说某个同事也有肾病，已经两个宝宝了。她心动了，于是来到产科门诊咨询。候诊时一位热心孕妈妈的话又让小王的心情跌倒谷底："千万不能怀孕呀，我一个亲戚有肾病，宝宝早产，产后几年开始透析。再说你吃药会影响宝宝的呢。"但经过医生全面专业的评估病情，理性分析后，小陈最终如愿妊娠，并且足月分娩。

▶ 什么是慢性肾脏病？

　　慢性肾脏病（CKD）是指肾脏损害（包括血、尿成分改变，或影像学检查、肾脏病理检查异常）时间≥3个月，可伴或不伴肾小球滤过率（GFR）异常。我国的CKD患病率为10.8%，患者数达1.3亿，其中3%为育龄期女性。随着国家生育政策放开以及CKD患病率的逐渐上升，育龄期CKD女性患者的生育需求也不断增加。

　　首先得明确：慢性肾脏病肯定是个事儿，怀孕必须得重视。

　　妊娠期肾脏会从形状和功能上发生改变。怀孕以后孕妇和胎儿的代谢产物增多，肾血流量明显增加，肾小球滤过率增加，同时有血液高凝状态、雌激素水平增加导致体内潴留等代谢状态，正常孕妇能适应这些生理性代偿变化，不会引起肾脏损害，但对于慢性肾病患者，这些改变就有可能造成原有肾脏疾病的恶化，尤其是合并严重高血压、糖尿病时，会使疾病进一步恶化，发生肾功能衰竭、多脏器功能受损。对于宝宝，妈妈病情的控制不良或者加重，会造成胎盘功能下降，影响胎儿发育，造成胎儿宫内生长受限（FGR）、早产、低体重儿，甚至容易出现流产、胎死宫内、胎儿畸形等严重并发症。

▶ 肾病能怀孕吗？

肾病类型何其多，千篇一律要不得，个体化评估是上策。

肾脏病变多种多样，用药方案也要因时制宜的制订。因此，不能把某些成功妊娠患者的有效方案或者药物，随便介绍经验给其他孕妈妈使用。简单地说，肾病类型有3大类：先天遗传性肾病、原发性和继发性肾病。

（1）先天遗传性疾病与基因异常有关，包括良性家族性血尿、眼-耳-肾综合征（即Alport综合征）。孕前咨询和产前诊断很重要。

（2）原发性肾脏病：包括原发性肾病综合征、急、慢性肾小球肾炎、急进性肾小球肾炎及IgA肾病等。肾病综合征主要表现为大量蛋白尿、低蛋白血症、水肿、高脂血症；肾小球肾炎主要表现为血尿、蛋白尿、水肿、高血压；IgA肾病是根据病理诊断命名的，主要表现为反复发作性肉眼镜下血尿，可伴有不同程度蛋白尿。不同类型的肾病，急性期和慢性期的用药以及对不同药物的敏感性等均存在差异，需要个体化评估治疗。

（3）继发性肾小球疾病：是其他疾病进而导致的肾脏的病变，如糖尿病肾病、乙肝相关性肾脏病、狼疮性肾炎、痛风性肾病、高血压性肾脏病、过敏性紫癜性肾炎等。此时应积极检查发现原发疾病，对因治疗。

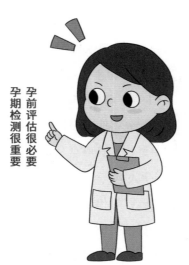

孕前评估很必要
孕期检测很重要

▶ 孕前评估很必要，孕期监测很重要

所以肾病孕妈妈如果期待一个有益于母胎的良好妊娠结局，就需要进行多学科的联合管理和动态监测评估：确定最佳的妊娠时机，稳定病情，妊娠期严密监测以早期发现孕妇和胎儿并发症，若无法继

续，则选择合适时机终止妊娠。

肾病患者的评估涉及：肝/肾功能具体指标+贫血指标+电解质+尿蛋白+免疫指标、血压、水肿情况、年龄、孕产史、其他合并症以及全身状况等，不能一概而论。并且孕期要动态监测指标的变化趋势和胎儿情况，及时在病情加重的萌芽状态给予干预治疗等。具体如何评估，如何监测频率，请至专业医生个体化评估。

▶ **孕期用药需谨慎，随意停药危害大，母胎安全都影响**

"用药会影响宝宝"这个朴素的、被大多数老百姓奉为真理的言论，确实误导了很多孕妈妈：只要宝宝好，做什么都值得，包括纵然知道停药会加重自身疾病！医生对此想简单通俗地说："你和宝宝连为一体，你的身体状况会直接影响宝宝。"停药后若病情加重，造成血压高，低蛋白血症，甚至你心慌低氧，宫内的宝宝都是直接受害者。所以，请相信科学，相信医学技术的进步使得大多数规范管理的肾病患者，能拥有属于你的健康宝宝。

国际上推荐的妊娠期安全使用的药物：糖皮质激素、羟氯喹、硫唑嘌呤、环孢素、他克莫司以及某些生物制剂等。当然使用指征和剂量等都需要专业医生的指导！请记住：对宝宝的真爱是你长久的、健康的陪伴。

小 贴 士

肾病妊娠不马虎，孕前评估要重视；千篇一律要不得，个体评估是上策。
孕期用药需谨慎，随意停药危害大；妈妈宝宝是一体，健康陪伴最长情。
慢性肾脏病怀孕有风险，疾病类型各不同，需要个体化评估，所以肾病孕妈妈如果期待一个有益于母胎的良好妊娠结局，就需要进行多学科的联合管理和动态监测评估。

（张　宁）

怀孕期间得了阑尾炎怎么办？

······ 病 例 ······

准妈妈芳芳今年28岁，已经怀孕23周了，这是她的第一个孩子。她又紧张又兴奋。家里人也把她当公主一样宠着。有一天晚饭后芳芳突然觉得右下腹疼痛难忍，且伴随发烧38℃，这可急坏了家里人。赶紧叫120送到附近的综合性医院。医生经过检查考虑可能是妊娠合并阑尾炎，建议她手术治疗。芳芳和家里人非常犹豫，这孕期得了阑尾炎该怎么办啊？

▶ 妊娠期阑尾炎知多少？

妊娠是个特殊的生理时期，就算平时身体很好的女性，也会因为妊娠期间抵抗力下降，受到一些疾病的侵扰，妊娠合并急性阑尾炎就是很多女性在孕期常见的合并症，它是妊娠期最常见的非产科急腹症，发病率占总妊娠总数的1/2 000 ～ 1/1 000，妊娠各期均可发生，但常见于妊娠前6个月。由于妊娠期增大的子宫使阑尾的位置发生改变，所以妊娠合并急性阑尾炎的临床症状常常不典型，从而延误诊断。妊娠虽然不增加阑尾炎的发病率，但由于诊断困难或手术不及时，造成阑尾穿孔和腹膜炎的概率较非妊娠期高2 ～ 3倍。

▶ 怀孕时急性阑尾炎会有什么症状？

不同妊娠时期，阑尾炎的症状差异较大。妊娠早期，最常见的表现是转移性右下腹痛，其次是恶心、呕吐及食欲不振；妊娠中晚期，由于解剖位置的改变，常无明显的转移性痛和压痛。炎症严重时可以出现感染中毒症状，如发热、心率增快、白细胞显著增加等。需要注意的是，孕期发生腹痛症状，还需要与其他妊娠期腹痛疾病鉴别，尤其是流产、早产、输尿管结石、胎盘早剥、卵巢囊肿蒂扭转等。

▶ **妊娠期得了急性阑尾炎对我和宝宝有什么影响？**

1. 对妈妈的影响：孕期阑尾炎穿孔继发弥漫性腹膜炎较非孕期高 2 ～ 3 倍。

因为妊娠期子宫不断增大，腹腔内器官上移，当阑尾发生炎症后，大网膜不能有效包裹炎症部位，造成炎症扩大、加重，进而极易引发弥漫性腹膜炎，甚至向上腹部扩散，发生膈下脓肿。且阑尾毗邻子宫，炎症如果波及子宫可诱发宫缩，而宫缩又会促使炎症扩散，从而导致弥漫性腹膜炎。

2. 对宝宝的影响：全身炎症反应及弥漫性腹膜炎可导致胎儿缺氧；诱发子宫收缩导致流产、早产，甚至胎儿窒息死亡。胎儿的预后与是否并发阑尾穿孔、腹膜炎直接相关。

▶ **怀孕期间得了阑尾炎该怎么办？**

不少孕妈妈和家属会说："医生，我们不做手术。做手术会影响宝宝的。""医生，不要紧的，我可以忍的，我不想打吊水，会对小孩不好的。""医生，我这个以前就有的，没关系的，我先吃点药，到剖宫产的时候你帮我一起切掉好吗。"

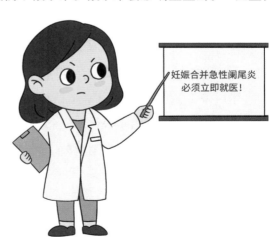

妊娠合并急性阑尾炎
必须立即就医！

这种错误观念一定要及时纠正！妊娠合并急性阑尾炎，一定不能自己忍着，必须立即就医！并且听专业医生的诊疗建议！

▶ **我到底应该选手术还是保守治疗？**

妊娠期合并急性阑尾炎一经确诊，尤其若是呈加重趋势，无论孕周和病情程度如何，均应尽快安排手术治疗。保守治疗对于大多数患者是没有意义的。保守治疗下炎症控制往往较困难，即使可以暂时缓解腹痛，但因为妊娠期包括阑尾在内的盆腔器官血运丰富，使得阑尾炎症进展较快且易并发坏死、穿孔，同时增大的子宫将腹腔大网膜推移，阑尾失去大网膜的包裹，炎症更易扩散，甚至形成弥漫性腹膜炎。即便保守治疗成功，由于腹腔炎症影响，往后可能出现肠粘连、肠梗阻、腹腔脓肿等并发症，况且阑尾炎亦有复发可能。因此比起保守治疗，手术才是对孕妈妈和胎儿最有利的措施。

虽然妊娠期间手术、药物都可能对胎儿产生不良影响，但与妊娠期合并阑尾炎相比，手术和药物对胎儿影响比较小，因此权衡利弊后，手术是最佳的选择。在术中和术后主要的治疗药物是抗生素类（以头孢类为主），是美国食品药品管理局（FDA）中推荐的B类药物，此类抗生素是目前临床上孕妇应用最多，且相对较安全的药物。

▶ 做手术选择什么方式呢?

妊娠阑尾炎手术有2种方法——腹腔镜阑尾切除术和开腹阑尾切除术。关于选择何种术式需要结合孕周和疾病情况，一般情况，孕早、中期可选择腹腔镜手术，孕晚期以后可选择开腹手术，但最后术式仍需要医生结合患者病情、孕周，外科与产科讨论综合评估决定。

▶ 孕期阑尾手术后有什么要注意的地方?

术后需要继续妊娠的患者，应选择对胎儿影响小的广谱抗生素。一般建议甲硝唑和头孢菌素类联合使用。术后3～4天应给予宫缩抑制剂，避免流产和早产的发生。若宝宝已经成熟或者有剖宫产指征，可行剖宫产术。

小 贴 士

孕妈妈们在孕期出现腹痛症状时千万不要忽视，一定要及时就诊，警惕妊娠期阑尾炎。莫让阑尾炎这个隐形"杀手"威胁到自身和宝宝的安危。一旦确诊妊娠合并急性阑尾炎，均应尽快选择手术治疗，根据孕周和疾病情况选择合适的手术方式，术后预防性使用抗生素和宫缩抑制剂。若处理及时规范，孕妈妈和宝宝都会有良好的结局!

（吴珈悦）

不听话的"胎盘"

病　　例

　　患者小王，29岁，曾经流产过2次，其中一次是自己非计划怀孕而选择人流的，另外一次是小孩没有胎心清宫了。这次怀孕30周了，之前产检都正常，最近一次B超检查，发现有部分性前置胎盘。产检医生说随时有产前出血的可能，小王非常担心，晚上都睡不着觉了。

▶ 什么是前置胎盘？

　　前置胎盘是指在孕28周以后，B超检查提示前置胎盘下缘毗邻或覆盖子宫颈内口。前置胎盘可分为完全性前置胎盘和部分性前置胎盘，此外还有低置胎盘是指胎盘附着于子宫下段，胎盘边缘距子宫颈内口的距离＜20 mm。

▶ 为什么会有前置胎盘？

　　前置胎盘的高危因素有很多，包括流产、宫腔操作、产褥感染，既往前置胎盘、既往剖宫产术等病史，多胎、多产、高龄、吸烟、摄入可卡因、辅助生殖技术等。既往剖宫产术史增加了前置胎盘的发生风险，且风险与剖宫产术的次数呈正相关。因子宫内膜异位症或输卵管因素采取辅助生殖技术治疗的孕妇发生前置胎盘的风险明显升高。小陈可能是因为有两次流产史，其中一次稽留流产还

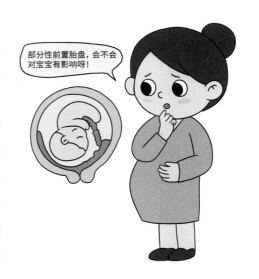

部分性前置胎盘，会不会对宝宝有影响呀！

清宫了，有多次宫腔操作史，导致前置胎盘的发生。

▶ 前置胎盘有什么表现？

前置胎盘最主要的症状是妊娠晚期或临产后无诱因，无痛性阴道流血。阴道流血可反复发生，量逐渐增多，也可能一次性大量出血。其他表现包括：反复出血造成贫血后，出现贫血貌改变；或者急性大量出血导致休克表现。腹部检查时，由于胎盘位置低于胎儿先露部，常伴有胎先露高浮或臀位、横位等异常胎位。所以前置胎盘的孕妇，要特别注意自己有没有阴道出血，一旦有这种情况发生，要及时到医院就诊，最好能叫救护车。

▶ 前置胎盘会对宝宝有什么影响？对我自己呢？

首先，对宝宝来说，有可能造成早产，因为任何原因的产前出血都是早产的危险因素。此外如果失血过多可导致胎儿窘迫，甚至有缺氧死亡的风险。早产发生率高，围产儿的患病率和死亡率也会升高，需要到新生儿专科医院治疗。

对妈妈来说，胎盘附着在子宫下段，此处的胎盘不易剥离，剥离后开放的血窦不易关闭，容易发生产后出血，严重的情况下会发生植入性胎盘。此外，前置胎盘剥离面接近宫颈外口，细菌容易通过阴道上行，侵入胎盘剥离面加之反复流血导致产妇贫血，易发生产褥感染，可能会有发热腹痛的表现，影响产后恢复。

▶ 什么是植入性胎盘？

胎盘植入性疾病是指胎盘黏附和侵入异常的一组相关疾病，包括胎盘粘连（绒毛组织仅黏附于子宫浅肌层表面）、胎盘植入（绒毛组织侵入子宫深肌层）以及穿透性胎盘植入（绒毛组织穿透子宫壁达到子宫浆膜层，甚至侵入邻近器官）。根据植入的面积，又可分为局灶性、部分性及完全性胎盘植入。一旦发生胎盘植入，出现严重产后出血甚至需要切除子宫的风险将会显著提高。

▶ 要切子宫？那我怎么知道有没有植入性胎盘呢？

先不要紧张，超声是产前诊断植入性胎盘的首选诊断方式。此外，彩色多普勒联合超声可以发现血流丰富，血管过度增生等表现，有助于确诊植入性胎盘。如果超声诊断不能明确的话，还可以联合核磁共振检查（MRI），但是单独使用MRI诊断植入性胎盘的临床价值尚不能确定。根据小王的B超，目前应该还没有植入性胎盘的表现。就算是发生了植入胎盘的情况，切子宫也是最后一步了，在此之前还有很多处理手段。比方说在X线数字减影血管造影（DSA）下行子宫动脉栓塞术、子宫外科缝扎术（B-Lynch缝合术）、子宫动脉、髂内动脉结扎术，或者宫腔填塞、宫腔球囊压迫止血等，所以请相信医师，不要过度担忧。

▶ 没有植入还需要马上住院吗？

那倒不用，如果目前没有明显阴道出血的症状可以期待治疗，延长孕周，提高胎儿存活率。在家里可以适当休息，高纤维素饮食，尽量避免便秘。一旦出现阴道出血，或者子宫收缩还是要及时就诊，住院治疗。

▶ 那我是不是不能自己生了，如果要剖宫产大概要选什么时候呢？

分娩时间要根据后期有没有症状，以及有没有明显出血表现来决定，如果没有明显症状，可以等到孕36 ～ 38周终止妊娠，如果出现反复阴道流血，或者其他高危因素就可以考虑孕34 ～ 37周终止妊娠。现在已经明确了前置胎盘的诊断，一般来说剖宫产是终止妊娠的首选方式。如果是没有症状，也没有头盆不称的低置胎盘孕妇，尤其是妊娠35周后经阴道超声测量胎盘边缘距子宫颈内口为11 ～ 20 mm的孕妇可考虑自然分娩。

▶ 除上述事项，还有什么要注意的吗？

首先还是像以前一样，按时参加产检。根据具体情况，有可能会增加来院的次数。一般的监测，像数胎动，测体重都要继续完成。另外就像刚才说的，在家里要注意休息，多吃纤维高的食物，避免便秘。也要避免其他可能引起子宫收缩的行为，比如说经常揉肚子，子宫到晚期是很敏感的，有可能会造成宫缩。此外，要警惕有没有阴道出血，一旦有这种情况发生，要马上救护车，急诊来医院治疗。不要耽误。

小 贴 士

当孕妈妈在孕晚期B超检查的时候，若被诊断为前置胎盘，不用过分紧张，前置胎盘在孕产妇中本身就有一定的发生概率，没有明显阴道出血症状的时候，可以考虑期待治疗，适当休息，避免宫缩。一旦有阴道出血发生，需及时来院就诊。前置胎盘的首选终止妊娠方式为剖宫产。

（张　羽　张　琰）

孕妈妈们的难言之隐
——孕期真菌性阴道炎

病 例

小红现在怀孕35周了，身边的家人和朋友都带着期待准备迎接这个新生命，小红却有自己的烦恼，而且这个烦恼还让她羞于说起。原来近几日小红觉得下体痒得厉害，坐立难安，痒得严重的时候甚至难以入睡。今天门诊产检时，经验丰富的产科医生详细询问了她的病情后为她查了白带常规，提示有真菌！需要用药治疗。小红很不解：我已经很注重卫生了，为什么还会有真菌？用药对宝宝有影响吗？针对小红的疑问，我们今天就逐一道来。

▶ **什么是真菌性阴道炎？**

真菌性阴道炎，过去叫念珠菌性阴道炎，现在医学界又给了它起了一个新名字，外阴阴道假丝酵母菌病，是一种由感染导致的疾病。念珠菌属于胃肠道和女性下生殖道的正常共栖菌群，其中最常见的当属白色念珠菌，它是阴道的"原住民"，为条件致病菌。在妊娠期妇女中念珠菌的检出率约为10%，其中白色念珠菌占68.2%～83.0%，大约比非孕妇女多30%，但菌量少，不引起炎症。

▶ **为什么孕期更容易患真菌性阴道炎呢？**

研究表明，孕妇比非孕期妇女更容易患病，发病率约为非妊娠期妇女的3～5倍。首先，要归因于妊娠期的特殊生理改变：妊娠期间，高雌、孕激素使阴道上皮糖原含量明显增加，给假丝酵母菌提供"温床"，使得大量酵母菌生长而致妊娠期真菌性阴道炎。怀孕以后女性身体免疫受到一定程度的生理性抑制，阴道上皮抗念珠菌活性减低，有利于白色念珠菌的生长繁殖，因而孕期更容易受到感染。其次，合并以下因素的孕妇，更容易受到真菌性阴道炎的"困扰"，比如，妊娠期糖尿病、合并免疫系统疾病等。多数的孕期真菌性阴道炎发生在中晚孕。因此妊娠期妇女更需要积极、合理地治疗，避免出现不良妊娠结局。真菌性阴道炎主要表现为豆腐渣样白带，外阴瘙痒灼痛，还可能带来排尿时疼痛以及性生活时疼痛，严重影响孕妇的身心健康。

▶ 以下关于妊娠期真菌性阴道炎的误区，你都中招了吗？

1. 怀孕期间用药会对胎儿有影响，所以能忍尽量忍，能不用药尽量不用药。

No！孕期患霉菌性阴道炎后应积极治疗，阴道局部用药，以控制症状为主。患有真菌性阴道炎的孕妇，还容易引起其他病菌的混合感染，进一步还可能会引起宫内感染。绒毛膜羊膜炎、胎膜早破、早产、子宫内膜炎的发生率都会相应增加。对宝宝而言，在顺产时新生儿经过阴道有可能会感染新生儿鹅口疮及皮肤真菌感染。因此，恰当的、规范的治疗是有必要的！应提前及时给予阴道药物擦洗治疗，以保障胎儿健康分娩。

2. 阴道太"脏"所以容易得真菌性阴道炎，那我去药店多买点洗剂，天天清洗阴道，能不能好得快一些？

NO！正常情况下，只需要用温水对外阴进行清洗即可，不建议对阴道进行冲洗，或者自行购买阴道洗剂灌洗，应避免对阴道自身微生态平衡的破坏。

那么，孕期真菌性阴道炎究竟怎么治呢？

妊娠期外阴阴道念珠菌病的治疗原则为：治疗时必须考虑的首要问题是药物对胎儿有无损害；治疗以局部用药为主，不宜全身用药；仅限于有症状和体征的孕妇。治疗孕期真菌性阴道炎可以安全使用的如克霉唑（比如我们常用的凯妮汀），1片500 mg，睡前使用，使用1次即可，如果症状明显，也可以4天后再使用1片，也就是再加1个疗程。也可以用硝酸咪康唑栓治疗，1粒200 mg，每天晚上临睡前放入阴道深处1粒，连续用药7天为1个疗程。

中华医学会妇产科分会和美国CDC《性传播疾病治疗指南》均推荐局部应用唑类药物为妊娠期真菌性阴道炎治疗的一线方案，可降低早产、胎膜早破等不良妊娠结局的发生风险。美国食品和药物管理局（FDA）妊娠安全分级中克霉唑阴道给药制剂为B级，咪康唑阴道给药制剂为C级。用药提醒：妊娠期阴道给药时，建议阴道放置药物不宜过深，尤其孕后期，以免导致胎膜早破。该病很容易复发，必须接受规范治疗，停药后复查。如果治疗后症状持续存在，要继续遵医嘱复诊。

▶ 丈夫也要治疗吗?

性伴侣一般不需要治疗。因为真菌性阴道炎主要是内源性感染引起，通常不通过性生活传播。如果患者疾病治疗后仍为未明显好转或反复发作，或者性伴侣有症状，建议性伴侣再进一步进行相关检查，并根据检查结果确定是否需要进行治疗。

▶ 预防孕期真菌性阴道炎的建议

1. 在孕前确保真菌性阴道炎痊愈：孕前行白带常规检查，如果发现真菌性阴道炎，需遵医嘱治疗，停药后连续3次检查结果均为阴性，则提示治愈。

2. 要严格控制糖妈妈们的血糖水平，减少甜腻食物的摄入。

3. 穿着纯棉内裤，保持局部干燥和清洁。正常情况下，用温水对外阴进行清洗即可，不建议对阴道进行冲洗，或者自行购买阴道洗剂灌洗，以避免对阴道自身微生态平衡的破坏。真菌对于热的抵抗力不强，60℃的环境中1h即可被杀灭，故用开水烫穿过的内裤也可以杀灭残存的霉菌。

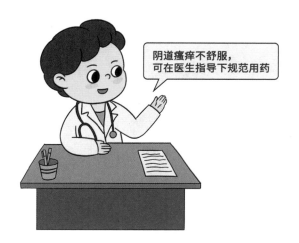

阴道瘙痒不舒服，
可在医生指导下规范用药

> **小 贴 士**
>
> 发现有阴道瘙痒等不舒服的症状，既不要自己随便乱买药治疗，也不要因为顾忌胎儿安全而不敢用药，在医生指导下治疗阴道炎是非常安全的。克霉唑为妊娠期真菌性阴道炎治疗的一线用药，可降低早产、胎膜早破等不良妊娠结局的发生风险。孕期不适及时就诊评估，医生指导规范用药。

（康　昕）

身上总是痒，是皮疹或毛囊炎吗？

病　例

李女士今年36岁，作为高龄、试管婴儿的双胎孕妈妈，每次产检都是小心翼翼，从备孕到妊娠晚期，一路规范产检算是顺心。这天门诊，她进门就说"医生医生，快看看我身上的皮疹，真是痒死了，看我身上这抓痕"，边说边让医生查看抓痕，接着说"我怀孕之前就经常有过敏性皮炎，也是痒。医生快给我开些妊娠期安全的止痒用药吧"。经过详细的病史询问和抽血检查，医生判断她是重度"妊娠期肝内胆汁淤积症（ICP）"，需要尽快住院治疗。

▶ 什么是妊娠期肝内胆汁淤积症（ICP）？

ICP是一种妊娠特有疾病，多发生在妊娠晚期，有不明原因的皮肤瘙痒、肝功能异常，产后迅速消失或恢复正常。具体需要怎么诊断为ICP呢？① 出现其他原因无法解释的皮肤瘙痒；② 空腹血总胆汁酸 ≥ 10 μmol/L；③ 胆汁酸水平正常，但有其他原

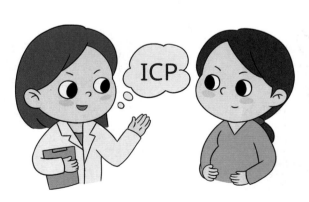

因无法解释的肝功能异常；④ 皮肤瘙痒和肝功能异常在产后恢复正常。

▶ 胆汁淤积症，除了痒和难受，对宝宝没影响能忍就忍吧！

错，大错特错！ICP一旦诊断，对母胎的主要影响就是对宝宝的不良风险。主要危害为早产、羊水胎粪污染、胎儿窘迫、死胎、死产，进而使围产儿病率及死亡率增加。可能有的孕妈妈会疑惑："仅仅胆汁酸增高，就能对宝宝有这么大影响吗？为什么呀？"具体机制尚不明确，有研究提出胆汁酸可能引起胎盘绒毛血管严重收缩，导致胎儿急性缺氧及突然死亡；也有研究发现胆汁酸可引起胎儿心律失常致心脏骤停。

《妊娠期肝内胆汁淤积症诊疗指南》明确指出：一旦做出ICP诊断，须告知患者ICP对胎儿的危害，并强调可能随时发生不可预测的突然的胎死宫内，以及新生儿可能发生早产、胎粪吸入、胆汁酸性肺炎、颅内出血等风险。从指南的描述看，真的是不能小看这个胆汁酸！所以，遇到妊娠期不明原因的皮肤瘙痒，千万不要想当然认为是过敏、皮炎、湿疹、荨麻疹等常规的皮肤疾病，单纯使用止痒药物，可能延误病情诊治，要及时就医完善检查。

▶ 若不幸得了ICP，该怎么治疗呀？

首先得让医生评估ICP的严重程度，再选择治疗模式。一般病情评估原则如下，① 血清总胆汁酸水平：10 ～ 39 μmol/L 为轻度，≥ 40 μmol/L 为重度；② 瘙痒严重程度：瘙痒严重，需考虑为重度；③ 伴有其他情况：如多胎妊娠、妊娠期高血压、复发性ICP、既往因ICP致围产儿死亡等，需考虑为重度；④ 发病时间：发病时间早，应归入重度ICP。

根据ICP分度、孕周和宫内情况由医生决定门诊或者住院治疗。一般通过药物治疗，症状及生化指标都能达到较好的控制。熊去氧胆酸作为首选药物，S腺苷蛋氨酸（思美泰）为二线用药或联合治疗。

▶ 这个病对宝宝影响那么大，我该怎么监测宝宝情况呢？

认真坦白地说：目前尚未发现能预测ICP孕妇发生胎死宫内的有效方法。但医生和你一起努力，能最大限度地减少不良结局的发生。当前国际指南仍推荐通过好好计数胎动、胎心监护、B超血流信号等来联合监测。所以，按照医生的药物医嘱规律服药；听医生的随诊频率安排规范如期产检；在家乖乖地规范计数胎动，胎动异常（过多或过少）及时就诊；根据医生病情评估必要时住院治疗或者终止妊娠。

▶ 我该什么时候终止妊娠呢？是不是只能剖宫产呀？

首先，先看看指南怎么说：既往由于忌惮ICP所导致的胎儿不良结局，往往在诊断ICP以后就积极终止妊娠，但是现有研究尚无证据表明提前终止妊娠可降低胎儿围产期死亡风险。因此，建议在孕周和疾病严重程度及胎死宫内风险中寻求最佳时间。

由于这个疾病的特殊性（突发不可预测的风险）、医学目前对其认知的局限性（机制不明、有效监测手段的缺失）使得何时终止妊娠这个问题并没有确切答案。关于分娩方式，也是不能一概而论。轻度ICP且无其他合并症，可考虑40周前行缩宫素激惹试验（OCT）后阴道试产；对于重度ICP，既往有ICP相关死胎、死产者或合并症较多，可考虑剖宫产终止妊娠。

所以，在遵循大的指南原则下（轻度ICP，建议38～39周终止；重度ICP，建议在37周以前，36周即可终止妊娠，最新指南也建议终止时机在34～37周），充分和医生交流，多听听医生的理性分析和经验建议等，共同来做这个决定。具体问题具体分析！

小 贴 士

皮肤瘙痒不小觑，胆汁淤积需重视；无视风险万不能，过分恐慌要不得；
规范治疗不可缺，密切随访听医生；轻度重度动态测，终止妊娠需权衡。
妊娠期遇到不明原因的瘙痒，要及时就医排除妊娠期肝内胆汁淤积症（ICP）的可能。ICP可能随时发生不可预测的突然的胎死宫内，一定要重视！但同时不要过分恐慌，要听医生理性分析和治疗指导！

（张　宁）

羊水过多？过少？
究竟该怎么办？

·········· 病 例 ··········

　　萍萍目前是孕34周，今天例行产科检查。产检项目中有B超检查，检查医生一边给她做检查，一边说她羊水很多。检查完后，萍萍看到她的超声报告结论是：AFI=260，羊水过多。她很紧张，立马自己上网搜索了羊水过多的风险，发现存在消化道畸形、泌尿道畸形等可能。她急忙来到产检医生诊室，告诉医生她的担忧和顾虑，并且询问以后少喝水会不会让宝宝羊水恢复正常。

▶ 什么是羊水？

　　充满于羊膜腔内的液体称为羊水，是胎儿生存发育不可缺少的部分。羊水是无色透明的碱性液体，其中90%以上是水分，另外含有矿物质、尿素、肌酐、胎脂和胎儿的上皮细胞等。孕妈妈在产检的时候会定期进行B超检查，其中有一项指标叫羊水指数。部分孕妈妈会被B超医生诊断为羊水过多或过少。那么到底什么是羊水，为什么会过多或者过少？这对宝宝会有什么危害吗？真的和孕妈妈们喝水有关吗？

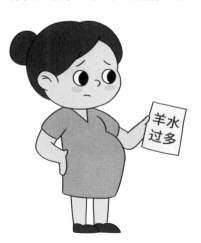

▶ 羊水从何而来？

　　孕早期，羊水主要来源于胚胎的血浆成分，随着胎儿的成长，包裹胎儿的羊膜和胎盘也会不断地渗出羊水，到胎儿16周左右就可以在羊水中漂浮着了。而到了中后期，胎儿排出的尿液，呼吸道分泌物，胃肠道的吞咽等都会参与到羊水的形成和调节中。换句话说，胎儿其实都是喝尿长大的。不过，孕妈妈们也不要太纠结，胎儿的尿液和胎粪都是比较干净的，羊水还有抑菌的作用。

▶ 羊水有什么作用呢？

羊水可以保护胎儿，当妈妈的腹部受到外来的压力和冲击时，羊水可以起一个缓冲的作用，避免和减缓胎儿受到伤害。孕妈妈平时在走路或者做其他动作时，因为胎儿是漂浮在羊水中的，所以不会被摇晃得很厉害，可以让胎儿的舒适度大大增加。当胎儿不断长大，做一些动作时候，羊水可以为胎儿提供充足的空间，避免空间局促而让胎儿的骨骼发育受到限制，防止胎儿肢体发育畸形。

羊水的温度一般在38～39℃，可以稳定宫内温度，给胎儿提供一个温暖适宜的成长环境。羊水还可以防止胎儿的皮肤和羊膜粘连在一起，防止宝宝脐带被压扁，保证营养和氧气的充足供应。

在胎儿即将出生时，羊水会在胎儿的头前方形成前羊水囊，能起到扩张子宫颈的作用。生产时，羊水还可以缓冲宫缩对胎儿造成的压力。分娩时，羊水对产道有一定的润滑作用，可以帮助胎头下降，胎儿更易娩出。羊水中含有部分抑菌物质，可以减少妊娠期的感染。

▶ 临床上如何测量羊水量？

临床上无法直接测量羊水量，常用的判断羊水量的辅助方法是超声检查。超声能够发现羊水量明显减少或增多的情况。此外，B超还能及时发现胎儿生长受限、胎儿肾发育不全、输尿管或尿道梗阻等畸形。羊水指数（AFI）是医生确定孕妇体内羊水量是否正常的一个重要判断数值，通过超声可以测出羊水指数。羊水指数正常值范围是5～18 cm。

▶ 羊水过多怎么办？

正常情况下，足月妊娠时，羊水量为800～1 000 mL。羊水量＞2 000 mL时称为羊水过多。如果用AFI测量，AFI≥25 cm诊断为羊水过多。

羊水过多的原因包括：妊娠期糖尿病、多胎、母儿血型不合、胎儿畸形［最常见的是中枢神经畸形（例如无脑儿）和消化道异常（例如食管闭锁，十二指肠闭锁）］。羊水过多对母儿危害包括：胎膜早破、脐带脱垂、胎位异常、早产、妊娠期高血压、胎盘早剥和宫缩乏力导致的产后出血。

羊水过多时，最重要的是寻找原因，包括超声专家进一步进行详细的胎儿结构检查，必要时做MRI检查以及胎儿染色体检查。但有70%左右的羊水过多是找不到明确原因的。如果没有其他母儿情况的话，羊水过多在多数情况下是不需要干预的。如果短期内羊水量明显增加，导致母亲严重不适、呼吸困难，可以考虑羊膜腔穿刺放羊水。

▶ 羊水过少怎么办？

当妊娠足月时，羊水量＜300 mL，则为羊水过少。若使用羊水指数AFI，AFI≤5 cm即为羊水过少。羊水过少的原因包括：胎儿畸形（主要是肾脏发育异常、泌尿系统梗阻）、胎盘发育不良、胎盘功能减退、胎膜早破、母体血容量不足、高凝状态、药物因素、感染因素等。羊水过少的危害包括：胎儿畸形、早产、流产、胎死宫内、胎儿肺发育不良、分娩时疼痛感增强或死产等不良结局。

在处理方面，同样主要是寻找病因，排除胎儿畸形因素。如果是由于母体血容量不足，或缺氧引起羊水过少时，适量多饮水、静脉输液的确可以起到一定作用。对于高凝的孕妇，必要时可以加用抗凝药物。如果是在妊娠晚期发现的羊水过少，在排除宝宝畸形后，可详细评估胎儿宫内情况，促进胎肺成熟，加强监护，必要时及时终止妊娠。

小 贴 士

羊水是胎儿生存发育不可缺少的部分。孕期如果发现羊水过多，首先寻找原因，如果没有其他情况的话，可以随访不干预。若发现羊水过少，除外寻找病因后，必要时可以适当饮水、静脉输液，抗凝，加强胎心监护、评估胎儿宫内情况，必要时及时终止妊娠。

（吴珈悦）

高血压不是很常见吗？我孕期就是正常产检呗

病　例

　　36岁的王女士怀上了二胎，没想到，在孕34周时，王女士却突然出现了头痛、眼花的症状，去医院一检查发现，血压竟高达200/110 mmHg，尿蛋白+++。尽管住院后经积极治疗，血压却没有好转趋势，只好提前终止妊娠。原来王女士是慢性高血压并发子痫前期，虽然这次平安度过，以后可能也要终身服用降压药了，早产的第二胎宝宝也要进监护室进一步救治。对于这样的结果，王女士后悔不已。

▶ **什么是妊娠期高血压疾病？**

　　通俗来说，妊娠高血压就是在妊娠期发生的高血压疾病，多发生在妊娠20周以后，直至产后12周内，血压≥140/90 mmHg，包括有妊娠期高血压、先兆子痫、子痫、慢性高血压并发子痫前期以及慢性高血压。这种疾病严重时会出现头痛、视力模糊、上腹痛等症状，如果没有得到及时的治疗，会危及孕妇及胎儿的生命。因此，孕期及时发现、防治妊娠期高血压疾病非常重要。

▶ **妊娠期高血压疾病有哪些危害呢？**

1. 对于孕妇的危害

　　大部分孕妇在早期发生妊娠高血压时，可能症状并不明显，常常会被忽视，最主要的问题是血压的升高。随着疾病的进展，孕妇可能会出现头痛、眼花、心慌、下肢水肿等多系统症状，更进一步，可能会出现重要脏器的损害，比如出现蛋白尿、肌酐升高（肾脏），肝酶升高（肝脏），心慌、气短（心脏），血小板减少（血液系统）等表现，严重者甚至会出现抽搐、肾功能衰竭、心衰等严重合并症，危及孕妇生命。

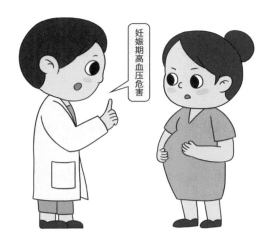

另一方面，发生过妊娠期高血压的女性远期罹患高血压、代谢综合征、心血管疾病、卒中（中风）、糖尿病和慢性肾脏疾病的风险增加。

2. 对于胎儿的危害

主要是由于胎盘功能异常引起的，包括医源性的早产、胎儿生长受限，甚至突发胎死宫内等。

▶ 哪几类孕妇容易罹患妊娠期高血压疾病？

以下因素可能与妊娠期高血压疾病的发生有关，包括：

1. 妊娠年龄过大（≥40岁）或年龄过小（≤18岁）；

2. 子痫前期家族史；

3. 超重（BMI≥28 kg/m^2）；

4. 伴有高血压、糖尿病、慢性肾病等基础疾病；

5. 双胎或多胎妊娠；

6. 初次怀孕或妊娠间隔大于10年；

7. 初次就诊即有血压升高：舒张压≥130 mmHg 和/或收缩压≥90 mmHg。

▶ 如何及时发现妊娠期高血压疾病呢？

及时发现血压的异常并采取干预措施对于妊娠结局非常重要。因此，孕妇要做到规范建卡，按时产检。定期监测血压，如果在家检测到血压异常或出现头晕头痛、眼花、下肢水肿等不适症状时应及时就诊，由产检医生评估是否需要调整产检安排及药物干预。

▶ 确诊了妊娠期高血应该怎么办？产检应注意什么？

既往发生过妊娠期高血压或患有慢性高血压的孕妇，再次妊娠前应进行产前咨询。

建立科学的生活方式。戒烟戒酒、低盐饮食、减少咖啡因摄入。保证充足睡眠，睡姿选择左侧卧位，避免强光强声刺激，每天休息不少于10 h。建议适量运动，如散步和简单的家务劳动。对低钙摄入人群（＜600 mg/d），推荐口服钙补充量至少1 g/d。选择低脂、高蛋白质饮食，保证新鲜蔬菜、水果摄入，妊娠期间不推荐严格低盐饮食，但是全身浮肿的孕妇需要严格限制盐量的摄入。

血压控制不理想的孕妇，应遵医嘱规律服用降压药物，控制目标血压130～140/85 mmHg，同时应避免血压过度波动，家中自备血压计，监测血压，血压监测期间应记录睡眠时间、服药时间，血压波动情况、下肢水肿情况等，并及时与产检医生沟通。

▶ 在家如何正确测量血压？测量血压要注意些什么？

1. 尽量采取坐位测量：坐于背部有支撑的椅子上，身体放松，测量手臂的位置与心脏水平保持一致。

2. 血压测量前应至少休息5 min，避免刺激，不应当饱餐，也不应当服用酒、咖啡等刺激性的饮料或者食物，测量过程保持安静，在测量时要注意避免屏气，防止影响血压，造成波动。

3. 通常测量右上肢血压，测量时选择大小适中的袖带，袖带应与心脏处于同一水平，必要时分别测量双臂血压。

4. 定时监测，及时记录：每日早、中、晚测量血压，间隔1 min测量2次，记录平均值，避免短时间内频繁进行血压的测量。早晨血压测量应于起床后1 h内进行，晚间血压测量于晚饭后、上床睡觉前进行。

► **在家发现血压升高应怎么办？**

同一手臂至少2次测量的收缩压≥140 mmHg和（或）舒张压≥90 mmHg，或者出现头晕头痛、眼花、胸闷、恶心呕吐、上腹部不适等情况时，请及时至医院就诊。

► **妊娠期高血压孕妇产后应该怎么办？**

产后应继续监测血压和观察临床表现，必要时仍需使用降压药物。

小 贴 士

妊娠期高血压疾病是孕产妇和围产儿死亡的重要原因和发病原因之一。规范建卡、按时产检、定时监测血压有助于妊娠期高血压疾病的早发现，早诊断，早治疗。孕妇需居家定期监测血压，要做到"血压要知晓，降压要达标"，异常要及时就诊。

（王欣然）

为什么我这么胖，却贫血 ——从"少吃"到"会吃"

病　例

38岁的王女士2年前顺产了一个可爱的儿子，今年又怀上了第二胎。这次怀孕吃嘛嘛香，孕14周初次产检体重已经增加了9 kg，医生提醒要控制体重；孕30周产检发现，她的血红蛋白只有97 g/L，贫血。王女士感到很困惑，吃多了超重，吃少了贫血。到底该怎样吃呢？

▶ 什么是贫血，孕期贫血的原因有哪些？

贫血指孕妇外周血血红蛋白低于110 g/L。常见原因是：孕期血容量增加导致血液稀释、孕期营养需求增加、妊娠呕吐摄入不足、痔疮等慢性失血、孕前合并内外科疾病、高龄孕妇贮存少、妊娠间隔太近等。此外，还包括再生障碍性贫血、地中海贫血等血液病原因。

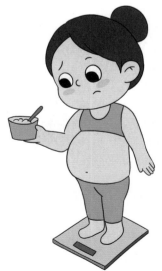

▶ 孕期有关吃的误区

关于孕期如何吃，是孕妈妈常常忽视的一个问题。最多见的是妊娠糖尿病孕妈妈为了血糖达标，每顿不敢吃饱；有些孕妈妈一日三餐吃得偏素，不爱吃鱼虾奶蛋肉，但却买燕窝、海参吃，以为越贵的就越补；有人误以为红枣红豆粥等最补血；有的孕妈妈一日三餐吃外卖，绿色蔬菜摄入不足，靠吃爱乐维等补充微量元素；有些肥胖、高血压的孕妇，医生嘱咐不能吃得太荤，就把脂肪和蛋白质混为一谈，鱼虾瘦肉等优质蛋白统统不敢吃。

▶ 怎么通过吃预防贫血呢？

孕期绝大多数的贫血可以通过营养管理来预防。根据中国营养学会推荐，孕早期膳食宝塔为奶类 200～250 g、大豆及坚果 50 g、鱼虾、禽、蛋、肉及内脏各 150～200 g、绿叶菜为主的蔬菜 300～500 g、水果 100～200 g、谷类 200～300 g、水 1 200 mL、钙 1 000 mg。孕中晚期平衡膳食宝塔为奶类 300～500 g、大豆及坚果 40～60 g、鱼虾、禽、蛋、肉及内脏 200～250 g、绿叶菜为主的蔬菜 400～500 g、水果 200～400 g、谷类 300～400 g、水 1 200 mL、钙 1 200 mg。

胎儿孕早期营养需求小，贫血多发生在孕中晚期（孕 14 周以后）。但是冰冻三尺非一日之寒，发生贫血时，说明已经有 3～6 个月的营养摄入不足了。所以早孕期均衡的膳食摄入很重要，有利于营养的储备。孕中晚期偏重牛肉、血制品、猪肝等富含铁蛋白补血的食物的摄入，满足血液稀释、胎儿快速生长所需。

若已经发生缺铁性贫血，除了加强上述营养摄入外，口服琥珀酸亚铁 0.1 g，每日 3 次；维生素 C 0.1 g，每日 3 次促进铁吸收。血红蛋白恢复正常后，还至少继续服用铁剂 3～6 个月，以补足贮备铁。注意啦，光补充铁剂小药片是不能完全纠正贫血的，尤其是长期素食、偏食、乳糖不耐受、早孕经历了妊娠剧吐、孕前减肥、生育间隔不足 18 个月、高龄、新陈代谢减缓等的孕妈妈们尤其应该增加蛋白质的摄入。

▶ 孕前超重、肥胖、妊娠期糖尿病的孕妈妈敢吃饱吗？

开篇王女士早孕，主食、水果吃得多，体重增加过快，为控制体重增长，后面她减少荤菜摄入，却没有调整膳食结构、增加运动控制体重。另外，前一胎哺乳期刚结束，加之高龄肌肉总量减少等因素叠加，所以孕 30 周发生了贫血。

超重、肥胖、妊娠期糖尿病的孕妈妈们需要控制每餐热卡摄入，介绍 2 大法宝：一是改变食物构成和吃饭的顺序，二是吃动平衡。比如热卡相同的 2 类食物，一类主要以碳水为主，如一碗粥或一个面包，此类食物使胃排空快，胃的饱腹感差，容易感觉饥饿；一类是富含膳食纤维（比如一天绿色蔬菜400～500 g）、优质蛋白质（每天50～75 g）再搭配200～250 g（4～5两）主食（碳水适量）；后者食物中的蛋白质和膳食纤维胃排空慢，饱腹感强，孕妈妈更乐于接受。吃饭的顺序按素-荤-主食顺序吃；每餐先吃素菜，让胃被大量膳食纤维占据增加饱腹感；接着吃蛋白质类如豆类、鱼、虾、禽、奶、蛋、肉，高蛋白质类食物不会立即升高血糖，且胃排空的时间比碳水长；最后剩下的一点点胃留给主食。这样饱腹感强，血糖上升慢，主食不容易过量。肥胖孕妇还可以以豆类蛋白替换部分动物蛋白。

吃动平衡，动的最佳时机是餐后运动。餐后运动可以减少胰岛素抵抗，降低降糖药的用量。包括妊娠期糖尿病在内所有的孕妈妈可在餐后消化半小时后，户外运动20 min，每天3次，总计60 min。户外散步一举两得，晒太阳使得裸露的皮肤能接收紫外线照射，利于钙的吸收（隔着树荫或玻璃纱窗效果差），运动消耗了热卡可降低餐后血糖。

每个孕妈妈结合自身条件来决定户外散步的强度，慢走或快走。妊娠期糖尿病孕妈妈可以监测餐后2 h血糖，若血糖超标，可以再吃少一点或者运动量加大点；若血糖正常或太低，吃几粒坚果或者水果100～200 g（水果每天200～400 g）作为两餐之间的加餐。

每个超重、肥胖、妊娠期糖尿病的孕妈妈通过调整吃和动，都能吃得饱和吃得好。

小 贴 士

孕期血容量增加导致血液稀释、孕期营养需求增加、摄入不足等多种因素常导致孕中晚期发生贫血。早孕期均衡的膳食摄入很重要，有利于营养储备；孕中晚期偏重富含铁蛋白的食物摄入，满足血液稀释、胎儿快速生长所需。超重、肥胖、妊娠期糖尿病的孕妈妈们需要控制每餐热卡摄入，两大法宝请记牢：改变食物构成和吃饭顺序，吃动平衡。

（周　琼）

不是被家暴——令人担忧的血小板减少

病　例

雯雯3年前体检发现血小板减少，当时医生说是轻度的，不需要吃药。她自己也觉得没什么不舒服，就没当回事。这次怀孕了，随着孕周的上升，血小板越来越低，身上也出现了青青紫紫，老公开玩笑说不知道的人还以为她被家暴了呢。最近一次产检，医生告诉她血小板太低了，可能要剖宫产。小王一下子就慌了，孩子会受影响吗？

▶ 孕期血小板减少要紧吗？

很多孕妇在体检的时候都会发现血小板减少，事实上血小板减少是怀孕期间比较常见的现象，发病率为7%～12%。在非妊娠期，血小板计数的正常范围是$165～415×10^9$/L。通常情况下，在妊娠期，血小板减少被定义为血小板计数小于$150×10^9$/L。最常见的临床表现为：皮肤瘀点瘀斑、鼻衄以及牙龈出血；威胁生命的大出血比较少见，但若发生通常与血尿、消化道出血以及罕见的颅内出血有关。

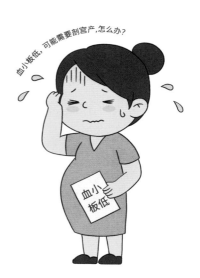

血小板低，可能需要剖宫产，怎么办？

血小板低

▶ 哪些因素导致血小板减少？

临床上妊娠期血小板减少的病因主要以妊娠相关性血小板减少和免疫相关性血小

板减少（ITP）为主。妊娠期相关性血小板减少是一种正常的妊娠现象，血小板减少较轻，通常在 $70 \times 10^9/L$ 以上，可能是由于妊娠期血容量增加，血液稀释，造成的生理性血小板减少。这个水平的血小板数量，一般不会有出血表现，大多能顺利妊娠和分娩，产后可恢复正常。如果血小板低于 $50 \times 10^9/L$ 甚至 $20 \times 10^9/L$，则很可能是免疫性血小板减少症。机体由于免疫功能紊乱，产生了抗自身血小板抗体，导致血小板破坏过多，寿命明显缩短，从而数量显著下降。生理病理机制部分与妊娠相关，部分是严重疾病的表现，并对母胎造成潜在危害。如果出现无缘无故的血小板减少，需及时就医，寻找血小板减少的原因，对症治疗。

▶ 孕期血小板减少需要注意什么？

怀孕期间发现身上有出血点或检查发现血小板数值减少，除了到医院就诊，还要注意以下几点。

1. 血小板减少的孕妇应该限制活动、避免外伤和感染，这两者均会增加血小板的消耗。

2. 向医生陈述病史，遵医嘱用药，以提高血小板数量，阻断胎儿体内出血倾向，减少分娩时的出血量。

3. 提早入院待产，做好输血、补充血小板的准备。与产科医生沟通病情，预防产后出血和产后感染。

4. 分娩后建议在医院住一段时间，并应密切监测母婴双方的血小板水平和出血症状，方便及时采取措施。

5. 严禁给予孕期女性使用损害血小板的药物和检查，如不要服用磺胺类药物、阿司匹林等。

专家提醒：至于血小板减少的孕妇患者是否可以继续妊娠，则需要视病情而定，最好与医生好好沟通后再决定。

▶ 宝宝会受到影响吗？

只有少数免疫因素引起的血小板减少的孕产妇体内含有抗血小板抗体，这些抗体很有可能通过胎盘进入胎儿体内，破坏胎儿的血小板，导致胎儿颅内出血的严重后果。新生儿出生后应予以严密监护，观察有无出血倾向。新生儿血小板减少，多为暂时性的，随着体内抗体水平下降，血小板计数一般在出生后 2 ～ 3 个月恢复正常，如有持续严重血小板减少的患儿，应转儿科诊治。

▶ 妊娠期血小板减少要治疗吗？

对血小板减少孕妇要加强产前监护，积极防治合并症和并发症，预防重度血小板减少所致的出血倾向，至少每 2 周检查 1 次血常规，动态观察血小板变化。根据孕龄及血小板计数，血小板计数 $\geq 50 \times 10^9$/L，或妊娠早期血小板计数（30 ～ 50）$\times 10^9$/L，无出血倾向者，常不需特殊治疗，可给予维生素 B、维生素 C、叶酸、铁剂辅助治疗，同时注意预防感染，防止病情恶化。妊娠早期血小板减少伴有出血，尤其是血小板计数 $< 30 \times 10^9$/L，应使用糖皮质激素或免疫球蛋白。在妊娠中、晚期血小板计数 $< 50 \times 10^9$/L 时，尤其分娩前或预期有出血危险（如手术、麻醉等）时应积极治疗。

▶ 血小板减少一定要剖宫产吗？

1. 足月妊娠，血小板计数 $> 50 \times 10^9$/L，特别是已有产兆时，如无产科情况，可考虑经阴道试产。但要严密观察产程进展，尽量避免急产和滞产。分娩时常规行会阴侧切术，尽量不用胎头吸引术和产钳助产术，侧切口严密止血，仔细缝合，防止会阴血肿形成。

2. 存活可能性较大的早产儿，血小板计数 $< 50 \times 10^9$/L，并有出血倾向时，可考虑剖宫产，术前 1 h 输注血小板尽可能使血小板计数达 50×10^9/L 以上，必要时术中、术后再次输注，以保持短期血小板升高，防止术时或术后发生腹部切口渗血、子宫出血、颅内出血及脏器出血。无论是阴道分娩还是剖宫产，均应在胎儿娩出后立即给予缩宫素，确保子宫收缩良好，减少产后出血的发生。

▶ 妊娠期血小板减少患者分娩后血小板会恢复正常吗？

对于妊娠相关性血小板减少的孕妈妈，在分娩后血小板会逐渐恢复到正常。对于妊娠期ITP患者，由于妊娠本身是引起ITP血小板减少加重的重要免疫诱因，因此部分患者分娩后血小板可能会逐渐上升，但也有部分患者血小板减少持续存在，此时治疗需按照ITP的治疗原则进行。而对于其他病因导致的血小板减少，后续血小板恢复与否则需要根据对应致病因素的去除情况来决定。

小 贴 士

妊娠发生血小板减少的病因是多样的，大多数孕妈妈都能安全度过。找出血小板减少的原因，根据不同病因的发病特点采取不同的个体化治疗方案是改善母婴结局的关键。

（汪　川）

怀孕感冒发热了，只能狂喝水吗？

> ·········　病　　例　·········
>
> 　　小丽怀孕5个月了，最近天气转凉，她不小心感冒了。一开始鼻塞、流涕，2天后出现发热，体温到达39℃。这下全家都不淡定了，婆婆说，不要乱吃药，会影响宝宝的。老公说，多喝水吧。小丽怕影响宝宝发育，决定咬咬牙扛过去，疯狂喝热水。喝的都想吐了，还是在发热，她实在忍不住了，只能来看病，还怕医师乱开药，不敢吃。这样做，真的对吗？

▶ 孕期感冒发热对胎儿有影响吗？

　　宝妈在怀孕期间，身体的免疫力比较低下，因此容易感冒。感冒只是一种俗称，主要表现为头痛、发烧、流鼻涕，甚至伴有咳嗽。通常是由病毒感染上呼吸道所引起的。感冒分为普通感冒和流行性感冒（简称流感）。不过，感冒会对胎儿产生何种影响，到目前为止尚不十分清楚。但怀孕头3个月，也是胎儿器官形成的重要时刻，流感病毒或感冒药物可能造成胎儿先天性心脏病、兔唇、脑积水以及小头畸形等疾病，应特别注意。一旦度过怀孕初期，感冒对胎儿的影响就很小，因为这个时期胎儿的各个器官已经基本形成。但若是严重的感冒，即使在怀孕中期以后，长时间的发热及缺乏食欲，仍会妨碍宫内胎儿的发育。到了怀孕晚期，咳嗽极端厉害的情况下，可引起破水，甚至早产。

▶ 孕期感冒如何处理？

　　首先要注意休息，避免劳累和压力；不到人口密集场所，以免被同化传染，沾上别的病菌，加重病情。居室要时刻通风换气，保持良好心态。

轻度感冒，仅有喷嚏、流涕及轻度咳嗽，不需要用药，可以选择多喝水，注意休息，饮食清淡，一般7天左右可以自愈。孕妈妈感冒较重甚至于发烧时，尽可能采用物理的方法退热，鼓励多喝水，多吃水果，如果还是不行的话，应及时到医院就诊，千万不要硬扛着。在医院就诊一定要首先告诉医生你怀孕了，这样医生在用药方面就会注意。

▶ 不要小看发热

研究显示，母体的体温可以影响胎儿的细胞分裂，发热可导致神经管畸形、胎儿发育异常和先天性心脏病等。无论是直接使用退热药，还是通过抗病毒药物治疗间接减少流感患者症状的持续时间和严重程度，都可能降低这种风险。

如果患者不超过38℃，一般不需使用退热药。可通过温水擦浴、冷毛巾湿敷、使用冰枕、在腋窝、额部和腹股沟部放置冰袋等物理方法降温。如果患者体温超过38.5℃且物理降温效果不明显，或发热导致患者有明显不适，应选用适合的退热药物进行治疗。对于确诊或疑似流感的孕妇，应尽早开始抗病素治疗。对于病情较重的患者，应及时住院治疗。

▶ 孕期感冒该如何选用退热药和抗病毒药？

目前认为：妊娠期患者退热时，对乙酰氨基酚的不良反应最小，可用于妊娠各期，宜作为首选。而对于该药之外的其他药物（如阿司匹林，双氯芬酸钠等），则缺乏令人信服的指南共识。值得注意的是，目前市场上的常用退热药都是复方制剂，且以非处方药（OTC）药物为主，如感冒清热片和酚麻美敏片，可能含有其他退热药成分，需谨慎使用。相关指南一致推荐将奥司他韦作为妊娠期流感患者的首选抗病毒药物，推荐的剂量与其他成人剂量相同。

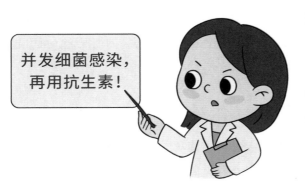

并发细菌感染，再用抗生素！

▶ 感冒了要用抗生素吗?

普通感冒是由病毒引起的,而抗生素对病毒是无效的,因此不建议使用抗生素。而如果是并发细菌感染,可以使用抗生素,如细菌性肺炎、中耳炎或鼻窦炎等。青霉素类药物(常说的阿莫西林)和头孢菌素类是首选。

▶ 孕期感冒能不能吃中药?

在2 000多年前就有古人用中药治疗妊娠疾病的方药。中药大部分来源于自然界的植物,通过晾晒、烘干、炮制,在《神农本草经》中均有记载。根据临床研究表明,中药治疗妊娠期疾病的安全性较高,不良事件发生率极低。孕妈妈们感冒后可以咨询有资质的中医师,接受中药治疗。如果孕妇体温≤38.5℃,属于风寒感冒,可以尝试几个方法。姜汤:取生姜切片,放入适量水煮5 min,加入一大勺红糖搅匀即可,趁热喝,然后加衣捂被微微出汗,看症状有无减轻;煮生姜和花椒水泡脚;葱白煮水喝。如果有咳痰,每次用白萝卜60 g、梨60 g,一起切碎,加一碗水放入适量冰糖煮熟,每日2次,连用3天。

▶ 如何预防感冒?

治不如防,尤其对于孕妈妈来说,不生病当然是最好的!孕妈妈们可以从以下几点做起。

1. 勤洗手。引起感冒的致病菌可以在桌子、门把手和其他表面上存活2 h。所以要经常用肥皂水或含酒精的洗手液洗手。

2. 远离患者群。尽量不去人群密集处,减少"飞沫感染"。

3. 建议接种流感疫苗。2018年中国疾病控制中心建议在妊娠任何时期均可以接种流感灭活疫苗。

4. 摄取营养均衡的饮食,多食富含维生素的蔬菜和水果。规律生活,保证充足睡眠,不能过度劳累。温差较大时,注意及时增减衣物。

5. 情绪对感冒有一定的影响,急躁或抑郁时,抵抗力下降,稍稍外感风寒,就容易感冒。所以要保持心情愉悦,避免孕期焦虑。

小 贴 士

感冒并不可怕，一般不会对宝宝造成大的损伤和影响。但千万不要忌讳用药和就医。预防大于治疗，只有妈妈健康，胎儿才能健康。

（汪 川）

"我的宝宝要变笨了" ——妊娠期亚甲减妈妈的恐慌

······· 病　例 ·······

　　小张怀孕8周建卡时，医师诊断她患有妊娠期亚临床甲减。一开始她没觉得有什么特别，但是回去跟家里人一说，家里人都大惊失色。小姨在网上查了，跟小张说孕妇甲减的话，生下来的小孩会变笨。这下小张紧张极了，现在社会竞争这么激烈，可不能让孩子输在起跑线上，好几个晚上睡不好后，小张决定还是要来请教下医师。

▶ 什么是亚临床甲状腺功能减退？

　　妊娠期亚临床甲状腺功能减退（SCH）是指妊娠期妇女血清促甲状腺激素（TSH）水平高于妊娠期特异的参考范围上限，而游离甲状腺素（FT4）水平在妊娠期特异的参考值范围内。妊娠特异的血清甲状腺指标是通过当地符合要求人群采样后计算得出的，操作比较复杂，不是所有地区都能做到。如果没有得到特异的妊娠期参考范围，妊娠早期TSH上限的切点值可以采用非妊娠人群TSH参考范围上限下降22%得到的数值，或者以4.0 mU/L为上限标准。一般亚临床

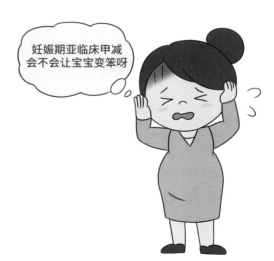

妊娠期亚临床甲减
会不会让宝宝变笨呀

甲状腺功能减退并没有临床症状，大多是产检抽血检查发现的。

▶ 得了亚临床甲状腺功能减退对怀孕有什么影响啊？

虽然没有症状，但是确实会对妊娠有一定的影响。现在的研究证明，未经治疗的亚甲减发生不良妊娠结局的风险比正常孕妇要升高2～3倍，包括流产、胎盘早剥、子痫前期、胎膜早破，甚至新生儿死亡等。此外，还要进一步检查另一个特殊的指标——甲状腺过氧化物酶抗体（TPOAb），如果这个指标也是阳性，会进一步增加流产的风险。

▶ 网上说亚临床甲减会造成宝宝变笨是不是真的呀？

其实，亚临床甲减对胎儿神经智力发育是否真的有影响并没有完全明确。但目前已有研究表明，亚临床甲减的女性，其后代在出生后25～30个月的智力发育指数（MDI）和精神运动发育指数（PDI）较正常对照组分别减低了8.77和9.98分，而且这个差异是有统计学意义的。研究者通过进一步的分析证明，促甲状腺激素（TSH）的升高程度与其子代智力发育损伤相关，TSH ≥ 3.93 mU/L的妇女子代的MDI和PDI显著降低，而2.5 mU/L ≤ TSH ＜ 3.93 mU/L妇女子代的上述评分与正常对照组无显著差异。因此，TSH超过妊娠期特异性参考范围上限可能会对后代的神经智力发育产生影响。

▶ 所以要尽量降低我的促甲状腺激素水平才行，那治疗了会有用吗？

治疗非常有必要。对不良妊娠结局来说，研究表明妊娠早期给予左甲状腺素（LT4）治疗能减少约50%流产的发生风险，特别是合并有甲状腺过氧化物酶抗体阳性的患者。

但是，可惜的是，对于左甲状腺素治疗是否能改善宝宝的神经认知能力，研究结果还有争议。有国内小规模的临床试验提示，左甲状腺素治疗改善后代神经认知能力的关键可能是要在孕早期使用，如果使用时间晚了，改善神经认知能力的效果就不显著了。所以一旦明确诊断后需要用药，还是要尽早用药才行。

但是甲状腺素也不是用得越多越好，还有研究提示，如果左甲状腺素治疗过度，反而会影响后代的智商和脑灰质及皮层的体积。所以左甲状腺治疗也要有所考量。

▶ 那到底需不需要药物治疗呢？如果需要，要用什么药物？

妊娠期亚临床甲减是否需要用药物治疗，要根据血清促甲状腺激素水平和甲状腺过氧化物酶抗体是否阳性来选择。如果确定需要药物治疗，妊娠期间首选是左甲状腺素片（LT4）。一般可以分为以下4种情况。

A：TSH＞妊娠特异性参考范围上限（或4.0 mU/L），无论TPOAb是否阳性均推荐左甲状腺素治疗。

B：TSH＞2.5 mU/L且低于妊娠期特异性参考范围上限（或4.0 mU/L）、伴TPOAb阳性，考虑左甲状腺素治疗。

C：TSH＞2.5 mU/L且低于妊娠期特异性参考范围上限（或4.0 mU/L）、TPOAb阴性，不考虑左甲状腺素治疗。

D：TSH＜2.5 mU/L且高于妊娠期特异性参考范围下限（或0.1 mU/L），不推荐左甲状腺素治疗。TPOAb阳性，需监测TSH。TPOAb阴性无须监测。

▶ 我最近一次TSH检查结果是3.1 mU/L，但是TPOAb结果是阳性的。现在要怎么治疗呢？

对照如上分型治疗原则，需要药物治疗。左甲状腺素片的起始剂量也根据血清促甲状腺素水平各有不同：TSH为2.5 ～ 5.0 mU/L的话，每天需要50 μg；TSH在5.0 ～ 8.0 mU/L，起始剂量为每天75 μg；TSH＞8.0 mU/L，起始剂量需要加到每天100 μg。每2 ～ 4周复查1次TSH指标。最终的治疗目标是将TSH控制在妊娠期特异性参考范围的下1/2，或TSH在2.5 mU/L以下。

▶ 那我马上开始吃药，但是是不是生完孩子也要一直吃下去了？

NO！目前《妊娠和产后甲状腺疾病诊治指南》建议只要是在妊娠期诊断的亚临床甲减，无论是否伴有甲状腺过氧化物酶抗体（TPOAb）阳性，均可以在产后停用左甲状腺素片，同时在产后6周再次评估TSH水平。大部分妊娠期诊断的亚临床甲减在产后甲状腺功能可以恢复正常。不过若TPOAb为阳性，还是要及时监测，因为TPOAb阳性的亚临床甲减在产后需要继续药物治疗的可能性比较大。

小 贴 士

妊娠期亚临床甲减在孕期比较常见。亚甲减若不治疗，可能增加不良孕产事件，甚至对宝宝的神经智力发育会有影响。一旦诊断亚甲减，需要采用个体化的治疗方案，药物一般选用左甲状腺素片，并且定期监测指标。产后亚甲减患者可以停药，在产后6周复查促甲状腺激素水平。大部分亚临床甲减的患者，产后甲状腺功能可以恢复正常。

（张 琰）

妊娠期发现肝炎怎么办？

········ 病 例 ········

　　小李已经怀孕24周了，第一次来产检，医生告诉她她有乙型肝炎，同时也已经发生了肝功能损害。小李一听，陷入了焦虑中，已经怀孕这么久了，突然肝功能异常会不会对宝宝造成影响？乙肝是个传染病，会不会传染给宝宝？该怎么避免传染？各种问题萦绕在小李的心中。

► 孕期出现肝功能损害有哪些异常？

　　肝脏是人体内具有合成、代谢、解毒、分泌、排泄等多种功能的重要脏器，大约3%～5%的孕妇会在怀孕期间出现肝功能指标异常，主要表现为肝酶（包括谷丙转氨酶、谷草转氨酶）的升高。其中轻者无明显临床症状，仅有肝酶等指标略微升高，是一种生理现象，可能与胎儿增加了孕妇肝脏负担有关，一般不会对母体和胎儿造成不良影响；而严重的肝功能异常多有肝酶及胆红素等指标明显升高，甚至凝血功能异常，严重者可危及母体和胎儿的生命，需要紧急医疗干预。

► 妊娠合并肝功能异常一般有哪些原因，需要怎么预防呢？

　　妊娠时女性体内各主要脏器尤其肝脏会因为怀孕过程，导致负担加重，而在怀孕后孕妇体内酶系统发生了一定的改变，使某些药物在体内的代谢受到影响，导致药物在孕妇体内不易被清除或解毒，药物作用的时间延长、毒性增加，存在药物性肝损伤的风险。妊娠期间的肝脏损伤主要有以下几种情况。

　　1. 合并病毒性肝炎：包括甲肝、乙肝、丙肝、丁肝、戊肝等。多见于本身就有慢性肝炎病毒感染者或孕期的急性感染。针对这一病因，孕前即已罹患肝炎的女性，在备孕前需由消化科及产科医生共同评估，是否适宜妊娠并调整用药；所有的孕妇在妊娠后，均应注意饮食清洁、避免在不正规医疗机构就诊等，防止新发感染。

2. 妊娠剧吐引起的肝损害：由于反复呕吐和长期饥饿，引起内环境的紊乱，严重者会出现肝、肾功能的异常。在孕早期，应鼓励孕妇少食多餐，饮食结构以高碳水化合物、低脂为主，注意补充维生素及矿物质，必要时可接受静脉输液、止吐、营养支持治疗等。

3. 药物性肝损伤：很多种药物都可以引起药物性肝损伤，包括但不限于低分子肝素、免疫抑制剂、中药等。孕妇在备孕及孕期，应避免不必要的药物应用，尤其是对于成分不明的药物，在使用前要征求专科医生意见，充分评估必要性与风险后遵医嘱使用。

4. 原有基础疾病：如系统性红斑狼疮、脂肪肝等；这类患者应该在孕前同时征求专科医生及产科医生意见，在积极治疗原发病的同时，调整备孕期用药，保证孕期安全。

5. 妊娠期特有疾病：包括妊娠期肝内胆汁淤积症、妊娠期急性脂肪肝、重度妊娠期高血压疾病引起的肝功能损害，如妊娠高血压综合征（HELLP综合征）等。规范建卡、定期规律产检对于防治此类肝功能损害非常重要，根据产检结果，产科医生才能及时发现并采取干预措施。

针对不同的病因，妊娠期肝功能损害的防治措施各有不同，但可以明确的是，孕前及孕期的规范诊疗，避免不必要的药物应用，对于保护肝功能非常重要。

▶ 妊娠期肝炎对母儿有什么样的影响呢？

病毒性肝炎是孕妇肝功能异常的最主要原因。那么，妊娠期肝炎会对孕妇和胎儿造成什么样的影响呢？

对孕妇来说，妊娠合并肝炎的孕妇在孕早期，可能会出现较严重的妊娠剧吐反应，而妊娠期高血压的发生率也比较高，另外，当出现明显的肝功能异常时，可能会导致凝血功能异常、发生产后出血。疾病进展至重症肝炎时，会极大地威胁母胎生命。

而对于胎儿来说，会增加流产、早产、死胎和新生儿死亡的发生率。部分病毒能够通过胎盘屏障传染给胎儿。在围产期发生肝炎病毒感染的胎儿，由于其免疫功能尚未完全发育，常迁延为慢性病毒携带状态，易发展成肝硬化或原发性肝癌。

▶ **肝炎病毒是怎么传染给胎儿的呢？**

肝炎病毒的传播途径主要包括宫内传播、产时传播及产后传播。

甲型肝炎病毒不能通过胎盘传染给胎儿，仍以产时、产后的接触传播为主。

乙型、丙型、丁型肝炎病毒则以母婴传播为主要途径。病毒可以通过孕期胎盘屏障、产时羊水吸入、经过裂伤的软产道等过程，传染给胎儿或新生儿。

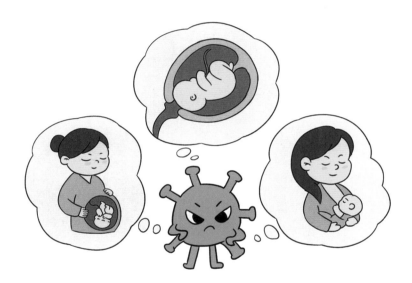

▶ **怎么阻断肝炎的母婴传播呢？**

婴幼儿期HBV感染常迁延为慢性，因此采取适当措施预防母婴传播至关重要。

接触甲型肝炎病毒后，可给予孕妇或新生儿丙种球蛋白注射，在甲肝的急性期，应禁止哺乳。

对于乙肝，孕前夫妻双方均应就接受乙肝筛查，一般将HBV-DNA $\geq 2 \times 10^6$ IU/mL作为免疫预防母婴传播风险的阈值。HBsAg阳性母亲的新生儿出生后12 h内接种第1针高效价乙肝免疫球蛋白；所有新生儿都应在出生后尽快（最好在24 h内）接受第1次乙型肝炎疫苗接种，并在之后按时完成全程免疫接种。及时给予新生儿免疫预防是预防HBV母婴传播的关键。

针对丙型肝炎，目前仍无特殊的阻断方法，但免疫球蛋白注射可能会对新生儿起到保护作用。

小 贴 士

为避免妊娠期肝功能损害可能带来的严重后果，有HBV感染者，妊娠前应至消化科就诊，经医生评估，选择合适的时机怀孕，减少妊娠期肝损发生率并阻断母胎传播。妊娠期间，避免外出就餐等，减少感染急性病毒性肝炎如甲肝、乙肝、戊型肝炎等概率。积极治疗原发疾病的同时，避免服用不必要的药品，规律产检，才能够做到妊娠期肝功能异常的及时发现与治疗。

（王欣然）

"保大还是保小"
——妊娠遇上宫颈癌

· · · · · · · · · · · · 病　例· · · · · · · · · · · · ·

　　孕妇小丁最近很苦恼，她产检宫颈防癌涂片的结果显示为"不能明确意义的不典型鳞状细胞（ASC-US）"，且人乳头瘤病毒（HPV）检查也查出HPV 18阳性。产科医师给她预约了阴道镜，并且告诉她不能排除宫颈癌的可能性。小丁非常害怕，万一真的是宫颈癌，那是不是宝宝也不能要了。她想再找医师问问清楚。

▶ 什么是妊娠合并子宫颈癌？

　　妊娠合并子宫颈癌是指妊娠期和产后6个月内诊断的子宫颈癌。文献报道，子宫颈癌合并妊娠发生率为1/10 000～1/1200。传统观念认为，一旦确诊了子宫颈癌应尽快终止妊娠并行子宫颈癌治疗。但是近期研究发现，妊娠并未加快子宫颈癌前病变和子宫颈癌的进展。对于子宫颈癌的处理也并非一刀切均需立即终止妊娠。近年来也有一些妊娠合并子宫颈癌保留胎儿治疗成功的案例。

▶ 那怎么能明确我有没有得子宫颈癌呢？

　　首先，孕妈妈做的防癌涂片就是宫颈癌的筛查手段，一旦发现有不能明确意义的不典型鳞状细胞（ASC-US）、低度鳞状上皮内病变（LSIL）、非典型鳞状上皮细胞不除外高度鳞状上皮内病变（ASC-H）、高度鳞状上皮内病变（HSIL）、非典型腺细胞（AGC）需行进一步检查。临床没有病史及体征的ASC-US和LSIL可以产后6周复查。具体情况需要行阴道镜检查。

▶ 那如果得了宫颈癌，会不会已经是晚期了呀?

虽然是有这种可能性，但是不用太担心，现在研究表明，大多数妊娠期发现的宫颈癌期别都还是比较早期的。而且一旦确诊了宫颈癌，医师会做综合评估，包括：组织学类型，根据妇科检查临床妇科肿瘤分期标准（FIGO）分期，影像学检查采用核磁共振（MRI）可以评估肿瘤大小、浸润程度、淋巴结转移等。还可以抽血监测特殊的肿瘤标志物，如鳞状细胞抗体（SCC）。此外，还要评估妊娠的情况，再一次明确妊娠周数，同时评估胎儿生长发育的情况。

▶ 一旦确诊了是不是就要马上终止妊娠了?

现在对妊娠合并子宫颈癌的治疗并没有完全成熟的方案，但是有一些可以遵循的原则。

首先，根据本人和家属的意见，看看是否要继续妊娠。在妊娠的任何阶段，只要患者和家属不考虑继续妊娠，都可以终止妊娠并且开始正规的宫颈癌治疗。此外，如果是妊娠20周以前发现的IA2期（根据镜下浸润或肉眼可见，可分为IA和IB期）及以上的子宫颈癌，原则上建议终止妊娠并行宫颈癌常规手术，因为孕周太小，整个孕期发生肿瘤进展的可能性比较大。目前来说，对于需要保留生育功能的早期患者，可以终止妊娠后行保留生育功能的宫颈癌手术治疗。

▶ 如何保住宝宝?

医生，我年龄也不小了，这个小孩怀上也很不容易的，就算有宫颈癌，我也一定要"保小孩"，有没有保住宝宝的办法?

非常理解你的心情，如果坚决想要继续妊娠，保住孩子也不是一定不行，首先要和家属好好沟通，理解后续肿瘤进展的风险。

如果决定要继续妊娠，那么具体的病例需要个性化的治疗方案。比方说，IA1期，可以采用期待治疗，定期重复细胞学及阴道镜检查。如未发现肿瘤进展可以推迟到产后治疗；IA2-IB1期，肿瘤直径大小＜2 cm，影像学评估淋巴结阴性的患者，可以行单纯子宫颈切除术或者大的锥切；对于20～30周IB期以上，则可以采用新辅助化疗（NACT），NACT是唯一可以保留胎儿到成熟的方案。

▶ 怀孕期间还可以做化疗？对胎儿没有影响吗？

不同孕周可以采用1～3个疗程。妊娠期的新辅助化疗推荐以铂类为基础的化疗方案，报道较多的是顺铂加紫杉醇的方案。每3周1次，目前研究显示铂类为主的化疗方案基本没有对新生儿造成损伤的。同时也要注意，在化疗最后1个疗程到预计分娩时间应有3周间隔，避免化疗对母儿产生骨髓抑制，造成产时出血、感染及贫血风险。此外，34周后自发早产可能性大，一般不在孕33周以后做化疗了。

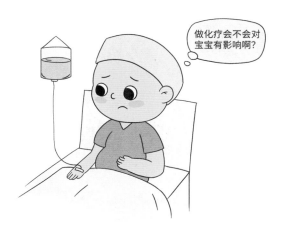

▶ 什么时候分娩呢？是不是不能顺产了？

目前推荐分娩可延迟至足月妊娠（≥37周），若孕妇状况恶化或者需放射治疗可尽早终止妊娠。一旦明确宫颈癌诊断，建议剖宫产终止妊娠，术中要仔细检查胎盘是否存在转移，妊娠合并宫颈癌患者终止妊娠并治疗宫颈癌后，应按常规进行随访。

小 贴 士

妊娠期间建议进行宫颈癌的细胞学筛查，一旦发现异常，则按不同情况进行进一步检查，明确是否有宫颈癌。如果孕妇和家属考虑不继续妊娠，在妊娠的任何阶段都可以终止妊娠并立刻开始正规宫颈癌治疗。如果孕妇和家属坚决要求继续妊娠，需明确告知肿瘤进展恶化风险。并按个体情况制定治疗方案，随访，手术，或新辅助化疗。

（张 琰）

妊娠期卵巢囊肿长大了，需要手术吗？

病　例

小钟怀孕之前就知道卵巢上有个5 cm大小的"囊肿"，可没来得及处理就发现已经怀孕。而现在已经怀孕20周的她如期来医院产检，经过B超的检查发现囊肿又长大了，惴惴不安的她拿着B超报告单走进了医生的诊室。

▶ 什么是卵巢囊肿？卵巢囊肿有哪些类型？

卵巢囊肿按照来源大致可以分成4种：第一种是非赘生性囊肿，或者叫功能性的卵巢囊肿，比如早孕时B超检查经常能发现的妊娠黄体囊肿，还有卵巢间质增生、卵泡膜细胞增生、滤泡囊肿、黄体囊肿、黄素化滤泡囊肿等；第二种是赘生性囊肿，其中包括人们口中所谓的"卵巢癌"，按组织学类型可分上皮性卵巢肿瘤、卵巢生殖细胞肿瘤、卵巢性索间质细胞肿瘤及转移性卵巢肿瘤；第三种是所谓的"巧克力囊肿"，即卵巢子宫内膜异位囊肿，或卵巢型内异症；第四种则是长在输卵管系膜上的囊肿。

▶ 有多少孕妇在妊娠时会合并卵巢肿瘤？

随着产检技术的进步，妊娠合并卵巢肿瘤检出率越来越高，约为0.08% ～ 0.9%。而其中良性肿瘤占了绝大多数（95% ～ 98%），恶性肿瘤仅占2% ～ 5%。绝大多数妊娠期合并的卵巢囊肿都是功能性的生理性囊肿，一般至中孕早期就会自然消退。14 ～ 16周以后仍然存在的囊肿就考虑为病理性囊肿，良性囊肿有50%为成熟性畸胎瘤，其余为浆液性囊腺瘤、黏液性囊腺瘤等。妊娠合并卵巢肿瘤的孕妇随着胎儿的长大，子宫的挤压更容易发生扭转、破裂，可引发流产、早产，分娩时囊肿挤压产道会造成难产、产程停滞等。

▶ 怎么能够发现妊娠合并卵巢囊肿？

随着个人健康意识的加强，越来越多的女性都会进行规律的健康检查。非孕期女性卵巢囊肿检出率越来越高。对于既往未发现卵巢囊肿的妇女，受孕前或受孕后最初3个月内，妇科检查是发现卵巢囊肿的可靠方法，而B超检查仍是孕期卵巢囊肿首选的辅助检查，同时B超对判断肿物的性质也有很高意义。MRI可以为孕期B超发现的卵巢肿物提供进一步的影像学特征，从而对卵巢肿物性质作出更准确的诊断。CT检查由于大量X线辐射，孕期需谨慎使用；正电子发射计算机断层显像（PET-CT）的检查虽然对恶性肿瘤的诊断有重要作用，但妊娠期的使用安全性尚不明确。血清中卵巢肿瘤相关标志物在正常妊娠期也可升高，但妊娠合并肿瘤时肿瘤标志物升高常超出正常范围数倍或数十倍，因此癌胚抗原（CEA）、乳腺癌相关抗原（CA153）及胰腺、肠癌相关抗原（CA199）的检测结合影像学判断在妊娠期仍有较高的价值。

▶ 卵巢囊肿应该怎么处理？什么样的卵巢囊肿需要手术？

无症状卵巢囊肿多为功能性、生理性的囊肿，无须治疗可自行消退。因此，直径<10 cm的囊肿可以先观察一段时间，假如没有消失或者有增大趋势，就可以考虑手术，而>10 cm的囊肿就应该手术治疗。假如发生卵巢囊肿蒂扭转应该尽快手术；卵巢囊肿如果是滤泡或黄体囊肿破裂发生囊内出血而囊肿没有破裂，可以先行观察并止血治疗，但假如大量出血、失血性休克或者囊肿破裂时，应及时手术治疗。

▶ 什么样的卵巢良性的囊肿需要在妊娠期间做手术呢？应该在什么时候处理？

妊娠期的卵巢肿瘤的处理缺乏明确规范的指南指导，但处理原则应为：维护母体健康，保护胎儿不受影响。

妊娠期的卵巢肿瘤以良性为主，孕16周前的大多数囊肿都是生理性囊肿，随孕

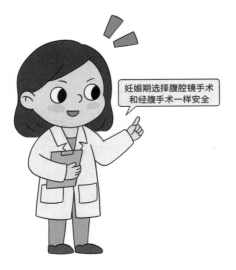

妊娠期选择腹腔镜手术和经腹手术一样安全

周增长会自然消退。而既往明确诊断的卵巢囊肿可以在早孕期选择动态观察。因此，建议早孕期直径＜10 cm的良性卵巢囊肿，结合B超和肿瘤标志物等检查结果，可选择继续观察至中孕期。妊娠16～22周是处理卵巢囊肿的最佳时机，此时胎盘分泌的孕激素足以支持正常妊娠，降低流产率；同时子宫在此时的大小也提供了足够的手术空间。16周之后未消退的卵巢囊肿，假如直径＜5 cm且没有增大，B超也没有提示乳头的单纯囊性肿物，可以待分娩时或分娩后处理；而囊肿＞5 cm或持续增大囊肿，且为B超没有提示乳头的单纯囊性肿物，则应在中孕期手术探查。22周以后手术会对妊娠不利，尽量等待胎儿成熟后剖宫产时处理卵巢囊肿。对于蒂扭转、破裂、感染的囊肿，应该立即手术而不考虑孕周，若在孕28～34周手术有早产可能，术前注意使用地塞米松促胎肺成熟。

对于妊娠合并良性卵巢囊肿，卵巢囊肿剥除术是最适合的手术方式。而开放性手术与腹腔镜手术对于妊娠结局的影响是相似的，妊娠期选择腹腔镜手术和经腹手术一样安全。

此外，若孕期评估怀疑恶性肿瘤，则应及时考虑剖腹探查而不考虑妊娠月份。

小贴士

孕期增大的卵巢囊肿，需要严格评估囊肿的良恶性质，并结合孕周和产妇及胎儿的实际情况，选择合适的治疗方案。避免出现妊娠后才发现卵巢囊肿的尴尬境况，鼓励所有育龄女性定期规律进行妇科体检，并及时处理发现的问题。

（刘　畅）

大胆！是谁敢让孕妈妈痛成这样？

· · · · · · · · · · · · · · 病　例 · · · · · · · · · · · · · ·

　　小张是位准妈妈，最近她终于熬过令人难受的早孕反应，家里为她精心准备了一顿顿营养餐，又香又丰盛，小张每天都吃得饱饱的。然而，有一天晚上，小张突然感到肚子一阵疼痛，开始她并未在意，可肚子痛得越来越严重，又恶心呕吐，发起烧来。小张发现自己皮肤黄黄的，变成了"小黄人"，又感到下腹一阵阵宫缩，连忙来到急诊。医生告诉小张她得了"妊娠合并急性胆囊炎"。

▶ 什么是妊娠合并急性胆囊炎？

　　任何原因导致妊娠期胆囊急性感染习性病变，都可以称之为妊娠合并急性胆囊炎，是妊娠期第二大急腹症，发病率仅次于妊娠期合并阑尾炎。妊娠合并急性胆囊炎的病因和非孕期是比较类似的，主要是由胆结石导致胆汁淤积，同时并发细菌感染引起的。部分患者的病因并不明确，可能是由于全身感染导致胆囊出现急性反应，也可能是由于蛔虫堵塞胆管，导致胆汁淤积而引发的急性炎症。相比非孕期急性胆囊炎来说，妊娠合并急性胆囊炎的症状一般不典型，主要表现为发热、上腹部疼痛，伴有恶心、呕吐，少数患者可能会出现皮肤黄染。

▶ 孕妇为什么会得急性胆囊炎？

　　90%～95%的急性胆囊炎是由胆囊结石引起的，因此原本有胆囊结石的孕妇应警惕它的发生。同时怀孕期间受体内大量雌孕激素的影响，胆汁更黏稠，胆囊排空更慢，更容易形成结石。结石可能会阻塞胆囊出口，致胆汁淤积，让胆囊压力增高，血运不良，甚至缺血坏死。胆汁淤积又会刺激胆囊壁，引起胰液反流，引起急性胆囊炎。另外细菌感染、代谢紊乱、自主神经失调等都可以引起急性胆囊炎。多次妊娠、肥胖、糖尿病、年龄等也都是急性胆囊炎的高危因素。

▶ 妊娠合并急性胆囊炎有什么表现？

妊娠合并急性胆囊炎和非孕期症状基本相同。多在夜间发生，一般为饱餐或疲劳后突发右上腹疼痛，逐渐加重，疼痛也可见于中上腹并放射至右肩、右腰部位。大部分孕妇会出现恶心呕吐，也会有寒颤、发热，一小部分人有合并黄疸表现。急性胆囊炎可以并发腹膜炎，表现为全腹部疼痛、紧张、拒绝触按。严重时，孕妇可能出现休克甚至有生命危险，同时危及胎儿。

孕晚期时，由于子宫体积增大，掩盖症状，急性胆囊炎不容易识别，可能发生坏死、穿孔，引起腹腔感染。发热和疼痛可能诱发宫缩引起流产、早产，也可能引起胎儿窘迫，甚至胎死宫内。

▶ 诊断妊娠合并急性胆囊炎需要做哪些检查？

妊娠合并急性胆囊炎首先需要考虑鉴别如HELLP综合征、妊娠急性脂肪肝、心肌梗死等危及生命的疾病，同时也要排除急性阑尾炎、急性肾盂肾炎、肾绞痛、急性胰腺炎等。通常孕妇需要完善血常规、C反应蛋白（CRP）等炎症指标，肝肾功能、淀粉酶、心肌酶谱等生化指标，评估内环境情况。由于可能对胎儿有影响，应充分应用B超这一孕妇最快捷有效的检查手段，完善各脏器及胎儿宫内情况的检查，孕晚期孕妇还要行胎心监护，评估当前胎儿情况。虽然考虑射线原因，孕期通常不行CT，但是CT对于评估重症急性胆囊炎有至关重要的作用，必要时建议完善CT。

▶ 急性胆囊炎一定要手术吗？

对于孕妇而言，急性胆囊炎与考虑积极手术的急性阑尾炎不同，医生往往优先考虑保守药物治疗。对于轻症的孕妇，在发作期应禁高脂油腻饮食，在缓解期可以进食低脂肪、低胆固醇、高蛋白质食物，并予以充分补液，纠正水电解质平衡。可以使用对孕妇安全有效的解痉止痛剂如哌替啶等，并辅以利胆药。抗感染是急性胆囊炎的治疗重点，广谱头孢类药物对胎儿无不良影响，是优先选择。

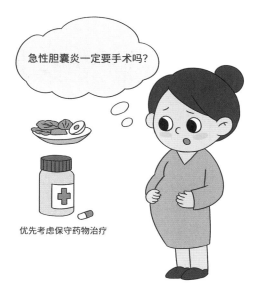

急性胆囊炎一定要手术吗？

优先考虑保守药物治疗

若手术治疗，往往选取孕中期手术，力求将手术和麻醉对胎儿的影响降至最低。若临近预产期，最好在产后行手术治疗。但如保守治疗失败，症状加重，出现如梗阻性黄疸、胆囊炎穿孔、胆囊周围脓肿等危急病情，应立即考虑手术。对于轻中症孕妇腹腔镜下胆囊切除术对胎儿影响小，但局部反应严重的孕妇可以先行经皮经肝胆囊穿刺置管术或胆囊造瘘术，待好转后行二期手术切除胆囊。对于重度急性胆囊炎患者应首先纠正多器官功能障碍，通过穿刺置管减轻局部炎症，延期手术切除胆囊。

▶ 急性胆囊炎的治疗对胎儿有什么影响？

补液、解痉等对症支持治疗，可以改善母体内环境，利于母体和胎儿的存活。孕期使用抗生素等对胎儿的影响也会被医生慎重考虑。但不能排除手术可能引发流产、早产的风险，也不能排除在治疗过程中胎死宫内的可能。因此妊娠合并急性胆囊炎的治疗需要产科、胆胰外科、重症医学科，甚至新生儿科等多学科共同合作。

小 贴 士

妊娠期急腹症是种类繁多，病因复杂，症状不典型的一组疾病的统称，急性胆囊炎只是其中一种。如在妊娠期出现腹痛症状，孕妇应当及时就诊，让医生的专业判断来帮助鉴别诊断病因。孕期适当控制体重、血糖，不要暴饮暴食、不要过度劳累有助于预防急性胆囊炎的发生。

（王青竹）

妊娠期突发的下肢疼痛
——妊娠期静脉血栓

········· 病 例 ·········

　　小芸平日里不爱动，能坐着绝不站着，能躺着绝不坐着，现在怀孕了，更是变成了家里的"大熊猫"，早孕反应重了就躺着休息，想着要保胎就尽量不下床，到了孕晚期肚子大了行动不方便了，就更是不想动了。突然有一天，小芸觉得左腿酸胀，走路很疼，到医院一检查，原来是得了深静脉血栓。这下小芸有点急了，这血栓到底要紧吗？听说这血栓还会跑，那跑出去了是不是更危险了，会影响我和宝宝吗？

▶ **什么是静脉血栓？**

　　血栓，是指活体的心脏和血管内血液成分凝集形成的固体质块，形成的血栓可以堵塞血管。血栓可以位于整个循环系统的任何部位，一旦脱落可随循环系统运行到远处器官，从而危及生命安全。血栓是一个隐蔽杀手，可发生在任何年龄、任何时间，严重威胁生命。静脉血栓栓塞症（VTE）包括下肢静脉血栓（DVT）和肺栓塞（PE），因其发病率高，隐匿性强，可称之为"沉默的杀手"。

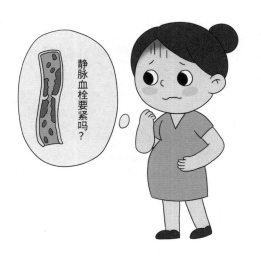

静脉血栓要紧吗？

► 孕妇容易发生静脉血栓吗?

是的,据报道,妊娠妇女的静脉血栓栓塞发生率约为非妊娠妇女的5倍。妊娠期高凝状态,静脉血流处于相对缓滞状态,增大的子宫对下腔静脉和盆腔静脉有压迫,以及孕期活动量减少等生理和解剖结构的变化,使孕妇血栓形成的风险增加。结合中国的国情,自2015年二胎政策、2021年三胎政策全面放开以来,高龄孕产妇生育意愿不断提升,且高龄与高血压、糖尿病、肥胖等危险因素密切相关。另外,孕期因吃得多,动得少导致孕产妇营养过剩,肥胖比例显著增高。产后,坐月子的风俗限制了产后活动。辅助生殖技术的广泛应用,保胎药物的应用都可能增加了血栓的风险。

► 什么叫易栓症?

易栓症,顾名思义,就是容易发生血栓的状态,是一种止血、凝血或抗凝系统失调的病理过程。有些人是患上了先天遗传性的疾病,如抗凝蛋白、凝血因子、纤溶蛋白等的遗传性缺陷,包括:先天性 V 因子突变,凝血酶原基因突变,蛋白 C、蛋白 S 缺陷等,最终造成容易发生血栓的状态。有些人则是出生后患上了一些疾病,如:抗磷脂综合征、恶性肿瘤、骨髓增生性疾病等,这些疾病导致容易发生血栓栓塞的状态。

► 为什么说妊娠期静脉血栓栓塞症是 “沉默的杀手”?

严重的妊娠期静脉血栓栓塞症可能是导致孕产妇死亡的原因之一。早预防、早诊断、早治疗是降低血栓相关孕妇病死率的主要措施。妊娠期静脉血栓栓塞症缺乏特征性的临床表现,从无症状到突然晕倒或猝死都有可能。D-二聚体是重要的鉴别诊断指标,但在孕产妇中几乎都高于正常范围,所以导致医生有时候很难判断。肺动脉造影是诊断肺栓塞最重要的检查手段,但由于 X 射线和造影剂对胎儿可能产生潜在的影响,孕妇有时不愿意选择这项检查,易导致病情的延误。所以,及时地识别妊娠期静脉血栓栓塞症有时候变得很困难。

▶ 什么因素容易导致妊娠期的静脉血栓？

既往有静脉血栓史、易栓症、存在内科合并症（如系统性红斑狼疮、肾病综合征、恶性肿瘤、糖尿病肾病等）、高龄孕妇、肥胖、吸烟、静脉曲张、妊娠剧吐、绝对卧床或制动、多胎妊娠、辅助生殖受孕、剖宫产、产后出血、产程延长、子痫前期、肺动脉高压、妊娠合并心脏病等原因，都是发生妊娠期静脉血栓的高危因素。

▶ 妊娠期发生了静脉血栓有什么临床表现？

孕产妇深静脉血栓最常见的症状是左腿出现肿胀和疼痛，有时也会出现皮肤温度升高。孕产妇肺栓塞最常见的症状是出现呼吸困难，当然肺栓塞的起病特征多种多样，可以从没有症状到直接休克或猝死，妊娠期出现不明原因的呼吸困难、胸痛、胸闷、晕厥或咯血时，都应该警惕是否出现了肺栓塞。

▶ 如何预防孕期得静脉血栓？

首先孕妈妈们要充分了解并认识到血栓问题的危害性和严重性，医生也要做好相应的宣传和宣教，孕期一旦出现相应的症状，要尽早到专业医疗机构就诊，完善相关检查。整个孕期要适当的做运动，吃健康的食物，戒烟戒酒，听从产检医生的建议，合理增重。如果产检发现这个孕妈妈的高危因素比较多，可以使用物理预防，如弹力袜、间歇压力充气泵等帮助改善血液流动；也可以使用药物预防，如低分子肝素等。

▶ 妊娠期抗凝药物有哪些选择？对胎儿有影响吗？

如果孕期真的患上静脉血栓栓塞症，也不用太担心，到专业的医疗机构寻求帮助，医生会根据情况使用相应的药物，常用的抗凝药物包括低分子肝素、普通肝素和华法林等。总体上，孕期用药首选低分子肝素，它不经过胎盘，在孕期使用比较安全。低分子肝素的半衰期比较短，分娩时提前停用也不容易造成产后出血。

小　贴　士

妊娠期的血栓，是个"沉默的杀手"，一定要引起各位孕妈妈的重视，尽量避免孕期久坐、久躺，要适量运动，合理安排健康饮食，戒烟戒酒，对于高危因素多的孕妇可以使用弹力袜等预防血栓形成。一旦孕妈妈有症状要及时就医，必要时可以选择低分子肝素进行药物治疗。

（刘维纯）

孕期免疫系统出了问题怎么办?

> ⋯⋯⋯⋯⋯⋯ 病 例 ⋯⋯⋯⋯⋯⋯
>
> 小王今年30岁,因为"发热伴随关节痛"刚刚被诊断为系统性红斑狼疮
> (SLE),同时需要服用激素类药物,一听说这是一种免疫系统疾病,将来可能
> 会影响怀孕,这可急坏了小王和老公。俩人特别担心,万一后面不能怀孕可怎
> 么办呢。于是开始查阅各种免疫相关的资料,并向全国有名的妇产科医生和风
> 湿科医生咨询,希望能得到满意的答复。SLE有什么特别呢?其实主要是因为
> 其属于自身免疫病的一种。

▶ 什么是自身免疫病呢?

自身免疫病(AID)是指机体产生高滴度自身抗体和(或)自身反应性淋巴细胞攻击相应的自身正常细胞和组织,导致组织器官损伤和功能障碍的一组疾病,疾病可累及皮肤、黏膜、关节、血管、肺、肾及消化道等多个器官和系统,临床表现多样。自身免疫就是免疫系统将自身组织和(或)自身抗原识别为"非我",从而产生免疫应答,生理性的自身免疫对内环境的平衡、清除衰老退行的细胞和创伤的修复具有积极的生理意义,而病理性的自身免疫反应可损伤、破坏正常的自身组织和细胞,导致自身免疫病。

▶ 有哪些常见的自身免疫病呢?

比较典型的有系统性红斑狼疮(SLE)、类风湿关节炎(RA)、干燥综合征(SS)、自身免疫性过敏性紫癜(ITP)、重症肌无力(MG)、抗磷脂抗体综合征(APS)等。此外,妊娠合并自身免疫病,还包括相对少见的系统性硬皮病(SSc)和自身免疫性

水疱病。

自身免疫病的发病原因有以感染为主的外因和遗传、内分泌（性激素）为主的内因。许多自身免疫患者群中女性发病率明显高于男性，如SLE男女发病比例为1：7～1：9，SSc为1：9，RA为1：3，重症肌无力为2：3。

过去，有这些免疫疾病的女性是不能怀孕的，但随着现代医学的不断发展及进步，合并自身免疫病已经不再是绝对的妊娠禁忌，但孕期是否有很大风险，孕期疾病是否会加重，孕期用药对孩子是否有影响，用药后能否母乳喂养等问题，仍是合并自身免疫病的孕妈妈及产妇所关心的问题。

► 合并自身免疫病的孕妈妈们如何做好围产期的管理？

首先，患有自身免疫病女性的孕期应由产科、风湿科及儿科等多学科协作管理，理想状态应该是产科及风湿科进行充分的病情评估后，在安全状态下妊娠。一旦妊娠，医生应与患者及家属进行充分的沟通，共同制定最佳的孕期管理方案。准妈妈们应避免劳累，避免高盐、高脂及高糖饮食摄入，注意营养及优质蛋白质补充，学会自我平衡饮食和环境调节，学会胎动监测，强化依从性以及围产期和孕期的多学科管理。

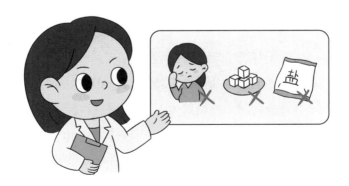

► 合并自身免疫病的女性怀孕有什么风险？

自身免疫病患者如合并SLE、干燥综合征等，发生产科并发症及不良妊娠结局的风险较高，包括流产、早产、胎儿生长受限和子痫前期等。而且患者孕期原有自身免疫病存在加重的风险，严重危及母胎安全。

▶ 合并自身免疫病的女性何时可以怀孕呢？

　　AID患者实行计划性妊娠，应在病情稳定至少半年以上再妊娠。孕前即改用对胚胎和胎儿影响小的药物维持治疗。对于SLE患者，在无重要器官损害、病情稳定1年或以上，细胞毒免疫抑制剂如环磷酰胺（CTX）、甲氨蝶呤（MTX）等停药半年，激素仅用小剂量（≤10 mg/d）维持时方可妊娠。意外暴露于致畸药物，应对胎儿状况进行详细评估，依据孕妇本人及家属意愿，最终决定是否终止妊娠。孕期女性体内性激素的波动易导致此类患者孕期疾病复发或加重，免疫系统疾病的严重程度亦直接影响妊娠结局及母胎预后。该类疾病孕期管理的最终目标是最大程度提高妊娠成功率、减少母胎并发症、提高母胎近远期预后，相应孕期管理应由产科、风湿科、儿科等多学科团队协作，并与患者及家属充分沟通，共同制定最佳的孕期健康管理方案。

▶ 我该剖宫产还是顺产呢？

　　若孕妈妈在孕前3个月即表现明显的病情活动，建议不宜继续妊娠，应当尽快终止妊娠并积极治疗原发病。而对于孕晚期的孕妈妈来说，自身免疫病不是剖宫产的绝对指征。整个孕期病情稳定的孕妈妈且在产科条件允许的情况下，可以采取自然分娩的方式。而孕期疾病不稳定或者产生产科并发症的孕妈妈，则需要采取剖宫产。

▶ 哪些药物是孕期和哺乳期可以使用的呢？

　　妊娠期：孕妈妈要选用食品药品监督管理局（FDA）推荐的A或B类药物（A级药物如适量维生素，B级药物如头孢类抗生素），在特殊情况下需要使用C类（如泼尼松、他克莫司、羟氯喹、环孢素、甲泼尼龙等）或D类药物（如环磷酰胺）时，应当在医生指导并且充分了解用药风险后使用；X级药物（如甲氨蝶呤）绝对不可以使用。

　　哺乳期：口服泼尼松或甲泼尼龙、羟氯喹与非甾体抗炎药（NSAIDs）、阿司匹林以及肝素治疗的患者可进行母乳喂养。服用环磷酰胺、吗替麦考酚酯、甲氨蝶呤、来氟米特、硫唑嘌呤、环孢素、他克莫司的患者不宜母乳。但每天服用泼尼松剂量超过20 mg或相当剂量者，应弃去服药后4 h内的乳汁，并在服药4 h后再进行母乳。

小 贴 士

得了自身免疫病也可以怀孕，前提是做好充分的孕前评估。怀孕后，需要做好自我防护，保持乐观的心情，不仅要定期做产前产科检查，还要定期到风湿免疫科检查，以便控制自身免疫病的加重，防止母婴不良结局的发生。

（陈立兰）

怀孕后突然就血栓了，怎么办？

病　例

　　冯女士已怀孕26周，最近发现左侧小腿出现胀痛不适和水肿，一开始并没有在意，后来觉得不对劲，小腿越肿越厉害了，逐渐连动一动都觉得疼痛，就到附近医院做了检查，结果彩超提示下肢深静脉血栓。冯女士顿时觉得五雷轰顶，我这么年轻还怀着孕怎么就血栓了呢？还能继续怀孕吗？

▶ 什么是静脉血栓性疾病呢？

　　可能很多孕妈听说过周围老年人有过脑血栓，感觉这个危险的毛病离自己还十万八千里呢，怎么一下子就扯到自己身上了？那血栓到底是何方"神圣"，孕期又怎么会有血栓的呢？

　　血液由流动的液状变为无法流动的凝胶状，这就是形成了血栓，由于静脉血流缓慢，故血栓多发生在静脉系统。静脉血栓栓塞症（venous thromboembolism, VTE）包括深静脉血栓形成和肺动脉栓塞。深静脉血栓形成是指血液不正常的在静脉内凝结，多发生于下肢。当深静脉血栓形成后，脱落的栓子随着静脉血回流经过右心室到肺动脉，就可能引起肺动脉栓塞，两者是同一种疾病在不同阶段的表现。肺动脉栓塞可导致死亡，是孕产妇死亡的主要原因之一。

▶ 产妇为什么容易患血栓？

　　女性在妊娠期内子宫逐渐增大，会压迫腔静脉与髂静脉，造成下肢静脉血回流不畅，静脉压持续增高，促使血栓形成；雌激素和孕激素作用使血管张力下降，静脉血流速度减慢，引发血栓形成；长期卧床、下肢缺乏运动，静脉回流受到影响。连续

4 h不运动就会增加患静脉血栓风险；妊娠期血液呈高凝状态；分娩时静脉壁受到损伤、产妇为了适应产后出血，血液处于高凝状态，容易形成下肢深静脉血栓；年龄＞35岁、肥胖、吸烟、曾服用避孕药、多产、妊娠高血压性疾病等因素也会增加孕期血栓发生风险。

▶ 孕产妇该如何预防血栓呢？

1. 孕前全面体检，孕期定期做产前检查。对有遗传性高凝状态的孕妇，推荐妊娠及产褥期全程预防性抗治疗。至于治疗方面，孕妈妈们就不用操心了，交给医生即可；

2. 有高危因素的孕产妇，要注意去除病因。孕前及孕期纠正不良习惯，戒烟、戒酒，增加运动、多饮水、多吃蔬果；避免久坐和长期卧床；避免体重过快增长。

比如说，长时间坐时应每隔1 h起身，在座位周围来回走动2 min，如果没有条件离开位子，可以做"踩刹车"动作。一般建议每隔30 min，做20～30次踩刹车动作。

3. 饮食：清淡、高膳食纤维、高热量、低盐低脂，多喝水，保持大便通畅。

4. 穿弹力袜。孕期腹压增高时，可穿着孕妇专用的弹力袜，促进血液回流。

5. 对妊娠呕吐或其他疾病造成失水，要及时补液，避免血液浓缩。

6. 出现疑似妊娠期血栓症状时，及时检查，早发现早治疗。

在进行自我监测时，孕妈妈们应注意以下几点。

一看：下肢有无皮肤色泽改变、水肿、浅静脉怒张、肌肉深压痛；

二量：两侧同平面的腿围是否相差≥2 cm；

三观察：是否具有肺栓塞的三联征表现，即胸痛、呼吸困难、咯血。

一旦出现以上症状，应迅速就医。

7. 药物预防：有的医生还会根据孕妈妈身体情况，选择低分子肝素定期注射，预防静脉血栓的形成。但是请一定记得遵医嘱用药，不可自己用药或者随意停药。

8. 对于必须卧床保胎或者不方便活动的孕妇，推荐一套踝泵运动，能很简单且有效地预防下肢深静脉血栓。

踝泵运动分为屈伸和绕环2组动作。

踝关节屈伸运动：孕妇平躺或坐在床上，下肢伸直，大腿放松，将脚尖缓缓内勾，尽力使脚尖朝向自己，至最大限度时保持5～10 s，然后脚尖绷直下压，至最大限度时保持5～10 s，然后放松。持续3～5 min算1组，每天练习2～3组。

踝关节环转运动：孕妇平躺或坐在床上，下肢伸直，大腿放松，以踝关节为中心，脚趾作360°环绕，尽力保持动作幅度最大。每分钟15～20次，持续3～5 min，每天练习2～3组。

▶ 产后又该如何预防下肢深静脉血栓呢？

无特殊情况的孕妇尽量尝试自然分娩，产后母乳喂养、尽早下地活动，避免长期卧床。

总之，对于一般孕妇，目前并不推荐常规进行易栓症的筛查，但是如果既往有血栓性疾病史、反复自然流产史、胎死宫内史、子痫前期史或胎儿宫内生长受限史的患者，可在孕前进行相关检查，及时发现易栓体质，可通过规范的抗凝治疗降低血栓及不良妊娠结局的风险。若为抗磷脂综合征患者，建议孕前、孕期及产后持续抗凝治疗；普通非易栓症的孕妇也需注意预防血栓形成。

要摒弃"保胎就必须卧床"的错误观念，卧床休息并不能增加保胎成功率。孕期适当的运动，有助于血液的流动和预防血栓，可以根据个人情况选择散步、快走、瑜伽、体操、游泳等；多饮水，多吃新鲜水果和蔬菜；倡导自然分娩，避免不必要的剖宫产手术。

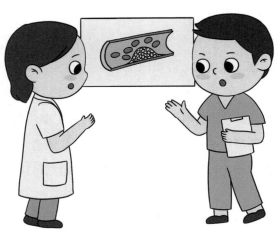

产褥早期血液仍处于高凝状态，是栓塞发生的高峰时期，故建议产后尽早下地活动。阴道分娩的产妇产后6～12 h就可下地轻微活动，产后第2天可在室内随意走动；剖宫产的产妇术后6 h就可床上翻身活动，第2天即可下地在室内适当行走活动。

　　血栓性疾病的治疗方案因人而异，不能一概而论，需要产科医生和血管外科医生共同讨论决定。

小 贴 士

　　加强孕前体检。怀孕期间不要乱吃东西，应适当运动，忌长时间卧床、久坐。有家族血栓病史的孕妇应事先通知其医生，并请医生评估预防性治疗的必要性。

（宋柯琦）

千万不要小瞧孕吐！

怀孕期间最要不得的情绪——谈谈孕期焦虑

孕妈妈们要如何运动呢？

孕期可以做 CT？射线不是会致畸吗？

怀孕吃叶酸，为何会"翻车"？

……

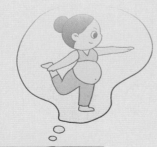
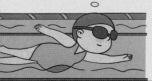

好"孕"连连，应"孕"而生
——谈谈早孕那些事儿

· · · · · · · · · · · · · 病 例 · · · · · · · · · · · · ·

　　小夏因例假延迟一测试纸才发现怀孕了，突然的"娃从天降"让小夏惊喜之外，更是产生了深深的忧虑，第一次做妈妈，该做什么不该做什么，可能有什么症状呢？新生命的诞生是一个神奇的过程，对于怀孕，有经验老道的"老司机"，也有资历尚浅的"新手"，早孕期间的小"意外"，很有可能会把新手同志们吓得不轻。我们一起来看看早孕都会发生哪些事儿吧！

▶ 怀孕早期有什么症状？

1. 停经

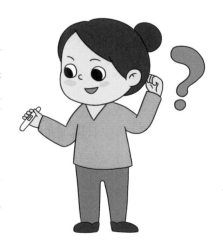

　　处于生育年龄有性生活史的女性，如果平时月经周期规则，一旦月经延期10天以上，应该警惕有没有怀孕。如果停经达8周，怀孕可能性更大。除此之外，也要与内分泌紊乱、哺乳期、口服避孕药引起的闭经相鉴别。

　　停经时间的计算：从末次月经的第1天开始算，如末次月经第1天为2019年1月1日，则2019年2月12日为停经6周。

　　预产期计算方法：末次月经时间的月经月数上加9或减3，日子加7，上述末次月经时间为2019年1月1日，则预产期（EDC）为2019年10月8日。

月经不准或者试管婴儿的宝宝预产期怎么计算：具体请咨询医生，可以通过早孕B超大小或者移植胚胎的时间来计算。

2. 早孕反应

有的早孕女性会出现早孕反应。约有半数以上妇女在停经6周前后开始出现头晕、疲乏、嗜睡、食欲缺乏、偏食、厌油腻、恶心、晨起呕吐等症状，此为早孕反应。症状的严重程度因人而异，多数在孕12周左右自行消失。

如果呕吐剧烈，已经影响到正常生活了，甚至出现了呕吐物带血或者食道烧灼等症状，请尽早就医。

3. 尿频

早孕女性容易出现尿频，有的人甚至一天小便十几次，每次小便量却很少。这是由于怀孕后前倾增大的子宫在盆腔内压迫膀胱所致，一般孕12周后子宫上升进入腹腔，尿频症状消失。如果没有伴随尿痛、排尿困难、发热等尿路感染症状或其他不适，不需特殊处理。

4. 乳房变化

早孕女性的乳房也会发生变化，在雌激素的作用下乳腺腺管发育及脂肪沉积，孕激素促进乳腺腺泡发育，早孕女性会自觉乳房增大，肿胀疼痛，乳头乳晕着色加深，乳晕周围皮脂腺增生出现深褐色结节，称为蒙氏结节。

▶ 如何确定怀孕？

1. 妊娠试验

一般受精后7日即可在血中检测到HCG，也可用早孕试纸检测尿中HCG，简便快速，但不能单凭妊娠试验阳性诊断妊娠。

2. B超

怀孕早期超声检查的主要目的是确定宫内妊娠，排除异位妊娠和滋养细胞疾病，估计怀孕天数；若为多胎，可判断绒毛膜性。超声检查是确定早孕和胎龄最快速、准确的方法。停经5周，宫腔内见到圆形或椭圆形妊娠囊；妊娠6周时，可见到胚芽和原始心管搏动；妊娠14周，测量胎儿头臀长度（CRL）能准确的估计孕周，矫正预产期。

3. 其他

除上述外，宫颈黏液检查、基础体温测定、孕激素试验等也可协助诊断早孕。

▶ 怎么排除宫外孕?

受精卵在子宫腔外着床发育的异常妊娠过程，也称"宫外孕"，以输卵管妊娠最常见。宫外孕胚胎在流产或破裂前往往无明显症状，也可有停经、腹痛、少量阴道出血。破裂后表现为急性剧烈腹痛，反复发作，阴道出血，以至休克。

常见的宫外孕检查方法：B超检查对异位妊娠的诊断必不可少，阴道B超检查较腹部B超检查准确性更高，而且可明确异位妊娠的部位和大小。异位妊娠血HCG水平和孕酮P较宫内妊娠低，B超和血清学检测结合对异位妊娠诊断帮助很大。

▶ 早孕阴道流血怎么办?

孕妈妈们怀孕早期最怕看到的就是内裤上有血了，其实怀孕期间出血在临床上也是比较多见的一种情况，可以有很多种原因。早孕期，受精卵着床时，因对子宫内膜产生一定的刺激，可引起点状轻微出血，大多可自行停止，预后良好。发生阴道出血伴或不伴有下腹痛等，都应首先去医院检查。早孕B超可排除宫外孕、葡萄胎等非正常妊娠情况引起的出血。如B超确定为宫内妊娠，当阴道出血伴下腹痛的时候可考虑有先兆流产的情况。除上述外，宫颈息肉、尿道感染、痔疮等均可导致下面出血。当孕妈妈发现偶尔有少量的点滴状出血时可休息观察，如阴道出血量多或持续时间长，需及时就诊。

▶ 孕早期先兆流产需要保胎吗?

大部分情况下是不需要的，因为研究表明早期先兆流产使用孕酮保胎并不能改善妊娠结局。流产的原因众多，其中胚胎异常尤其染色体异常占了一大半的可能性，"优胜劣汰，适者生存"这句话不是白叫的，这个胚胎很可能是问题胚胎，盲目保胎起不了任何作用。况且，体内的孕酮并不是在以恒定的速度释放，有峰值和波谷区别。因此，早孕期间不建议测孕酮。实际上，真正因为孕酮缺乏而导致早期流产的比例非常低。

小 贴 士

孕期最重要的是生活规律，每日保证8 h睡眠，避免过大工作压力，保持心情舒畅，均衡饮食。怀孕后应定期检查，这样可第一时间知道身体状况，妊娠的风险性也会降低很多。最后，祝各位备孕的女生都能好"孕"连连，已怀孕的孕妈妈们都顺顺利利应"孕"而生。

（胡　媛）

"孕吐"很正常? 切莫掉以轻心!

. . . . 病　例 . . . .

　　小玉怀孕一个多月,每天孕吐特别强烈,呕吐、头晕、吃什么吐什么。公司里女同事安慰她,说当初自己怀孕也吐得厉害,过阵子就好了;家里老妈和婆婆也说这是怀孕的正常反应,让小玉继续熬着。可过了几天,小玉的孕吐完全不见好转,还越发厉害,不仅什么东西都吃不下,而且每天呕吐十几次,甚至还吐出了红血丝,半个月不到时间瘦了十几斤。这下家里人也都着急了,赶紧把小玉送去了医院,医生诊断小玉是妊娠剧吐,需要住院治疗。

▶ 什么是妊娠剧吐?

　　妊娠剧吐发生在孕早期,以严重的恶心、呕吐为主要症状,伴有孕妇脱水、电解质紊乱和酸中毒,诊治不当患者可导致营养失调、代谢性酸中毒、电解质紊乱、肝肾功能衰竭,甚至危及生命,发病率为0.5% ～ 2%。

▶ 为什么一怀孕会发生孕吐呢?

　　孕吐一般发生在孕早期,孕期十分常见,约有50%的孕妈妈会出现恶心和呕吐、25%有恶心但无呕吐,仅25%无恶心呕吐的症状。

　　孕吐与孕妈妈们血液中绒毛膜促性腺激素(HCG)水平升高有关,尤其对于怀双胞胎的孕妈妈来说,血液中HCG水平升高更为明显,剧烈呕吐的发生概率也更高。

　　除此之外,怀孕会让各位孕妈妈精神过度紧张、焦虑,这些精神心理因素也和孕吐的严重程度有一定的关系;有些不良的生活环境、经济状况等,也可能令孕妈妈更容易发生剧烈的孕吐。

▶ 孕妈妈们应该如何缓解孕吐呢？

首先，孕妈妈们一定要放松心态，心理压力过大，孕妈妈们的孕吐反应往往会加重。各位孕妈妈要知道，孕吐是孕期正常的现象，大多数孕妈妈在孕早期都会经历不同程度的孕吐，一般不会对宝宝造成不好的影响。孕妈妈们可以多和周围的孕妈或者宝妈交流，也可以多了解一切孕期的知识；家人们，尤其是家里的老人们也不要过多的苛责，以免给孕妈妈们造成过大的心理负担。

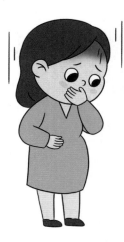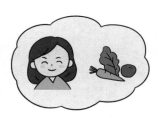

其次，这段时间，孕妈妈们不必强迫自己补充额外的营养，可以尽量选择一些自己喜欢吃的食物，清淡饮食、少食多餐、忌辛辣油腻，同时可以准备一些水果点心等小零食，也可以适当服用多种维生素，给自己一个轻松进食的环境和心态。

同时，鼓励孕妈妈们进行适当的运动，比如室外散步等，适当的活动，可以促进胃肠道蠕动、增进食欲；到室外呼吸新鲜的空气，也可以改善孕妈妈们的心情，对减轻孕吐也有一定作用。

▶ 孕吐真的会这么严重吗？

孕吐最早在怀孕6周左右出现，孕妈妈们一般是以晨起、餐后的恶心呕吐为主。大多数孕妈妈在怀孕12周左右，恶心呕吐的情况会渐渐减轻并好转，一般不需要特殊处理。

但是部分孕妈妈孕吐表现更为严重，完全无法进食，可发展为更为频繁的呕吐，呕吐次数可能高达每天十余次，严重的时候除了吐食物和胆汁外，还可能吐出红血丝和小血块；无法进食和频繁呕吐，可能导致孕妈妈出现严重的虚脱、电解质紊乱，这时候就要怀疑是不是有妊娠剧吐的状况发生了。

▶ 如何区分正常孕吐和妊娠剧吐呢？

当孕妈妈们出现十分频繁并且剧烈的呕吐，同时出现体重下降超过原有孕前体重的5%，出现严重虚脱、电解质紊乱，严重时甚至精神迟钝、嗜睡、生命体征不稳定等情况，那就需要警惕是否出现了妊娠剧吐，一旦这种情况发生，千万不能掉以轻心，出现这些情况的孕妈妈们就必须去医院进行治疗了。

▶ 如果妊娠剧吐不及时治疗，会有很严重的后果吗？

严重的妊娠剧吐可引起维生素 B_1 缺乏，导致韦尼克脑病（Wernicke脑病），这是妊娠剧吐的一种严重并发症，孕妈妈们脑部会出现异常表现，导致视力障碍、言语增多，逐渐出现精神迟钝、嗜睡，个别甚至可能出现昏迷；反复呕吐可以导致食管与胃黏膜损伤出血，出现呕吐咖啡色样胃内容物或者排黑便；还可能引起宝宝的生长发育异常，严重时甚至发生胎死宫内。

▶ 一旦发生妊娠剧吐，孕妈妈们该怎么办？

当孕妈妈们出现十分频繁并且剧烈的呕吐，同时出现体重明显下降，甚至虚脱等情况，就需要及时去医院寻求医生的帮助，医生会根据孕妈妈的具体情况，进行个体化的诊治，给予静脉补液、止吐等治疗。

孕妈妈们需要适当卧床休息，保证充足睡眠，呕吐剧烈时可以暂时禁食，通过静脉补液进行补充。待补液2～3天，呕吐情况好转后，循序渐进地开放饮食，少食多餐，尽量选择富有营养、容易消化的食物。同时要放松心情，听从医生的建议，积极配合治疗。

此时孕爸们需要给予妈妈精神安慰和心理支持，做好孕妈妈们坚强的后盾，解除妈妈们思想上的顾虑。

小 贴 士

大多数孕妈妈在孕早期都会经历孕吐，轻度的孕吐一般无须特殊处理。但当症状进一步加重，发展到妊娠剧吐，出现频繁呕吐、体重减轻，甚至虚脱等情况，就需要就医治疗了，大多数孕妈妈们通过积极的治疗，症状都会慢慢缓解，希望每个孕妈妈都能保持平和的心态，度过一个舒适的孕期。

（乐怡平）

拿什么拯救你
——我的孕期睡眠

> ·········· **病　例** ··········
>
> 　　小李26岁，孕29周，第一次怀孕。小李大大咧咧，做事情都是由着自己性子，特别是未曾谋面的小公主（小李对宝宝的称呼）很贴心，没有给她制造过诸如痛不欲生的妊娠剧吐等麻烦，所以进入看似风平浪静的孕晚期后，小李更是随心所欲。这不，10:45进入诊室，结果尿酮体3+让医生心惊胆战。一问，才知道小李延续孕前夜猫子习惯，凌晨1点入睡，早上10点才起床，担心错过门诊，没吃没喝就赶过来了。唉，医生只能默默叹口气，这睡眠，简直了。

▶ 孕期睡眠问题包括哪些？

　　孕妈妈们在睡眠持续时间、失眠、睡眠质量和睡姿上大多会碰到这样或那样的问题，而睡眠相关呼吸障碍多数是超重孕妈妈的"专利"，包括打鼾、呼吸暂停等。

▶ 孕期睡眠问题危害大吗？

　　孕妈妈们千万不要小瞧睡眠问题，跟理财的口头禅"你不理财财不理你"不同，睡眠问题则是你不理它，它会理你，严重的睡眠问题不仅会对孕妈妈产生危害，而且对宝宝也有一定影响，所以孕妈妈一定要重视睡眠！

▶ 可以做夜猫子孕妈妈吗？

　　斩钉截铁回答：不可以。

孕妈妈夜间尤其是孕晚期夜间睡眠持续时间以8 h左右为宜，过短（＜6 h）或过长（＞9 h）可能都与早产或胎儿丢失有关，而夜间睡眠时间短的孕妈妈患妊娠期糖尿病的风险增高。有的孕妈妈可能不以为然，认为晚上睡不着睡得少也没关系，反正不上班，白天补觉就可以了，就像案例中的小李一样。其实不然，大家都知道中国有句老话：一夜不

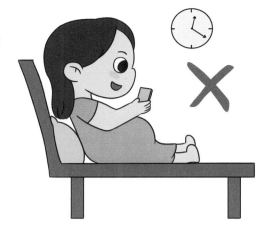

睡十夜不醒，从中可以看出夜间睡眠的重要性，这也是日出而作日落而息的古人智慧的体现，因此，孕妈妈应尽量少"白日做梦"，但提倡有条件的孕妈妈每天中午可以小睡一会，不要超过1 h，最佳小憩时间为中午12时至午后1时，睡得太多会影响夜间睡眠。

▶ 失眠、睡眠质量差怎么办？

孕妈妈夜间睡眠质量差是普遍现象，孕晚期则更常见，睡不着、夜间总是醒、醒了往往就很难入睡，这都是准妈妈常常会遇到的问题，这与体内荷尔蒙大量增加密切相关。此外，高达75%的孕妇会出现胃食管反流，各种原因导致的孕妇夜尿增多，恶心呕吐等妊娠反应、肌肉骨骼疼痛和无法采取习惯性睡姿等，均会影响孕妈妈的睡眠质量。

睡眠质量差可能跟早产有关，也会导致孕妈妈精神不佳、食欲减退、情绪失控等情况，孕妈妈们可以见招拆招。首先，要养成规律作息习惯，争取在睡眠最佳时间晚上10时至早上6时内睡觉。其次，建议睡前1 h吃少量食物，如苏打饼干或麦片加少量热牛奶，这样既可以中和胃酸减轻烧心感，又可以缓解晚餐至次日早餐之间空腹时间太长引发的胃部不适感，并减少低血糖发生。再者，晚上洗澡不宜太迟、时间不宜过长，建议15 min内，否则容易因兴奋影响入睡。另外，睡前可以尝试泡脚，但要注意几个细节，水温40℃左右为宜，泡脚时间15 min左右。还有，如果夜间时常醒

是夜尿多引起的，那么建议孕妈妈晚餐后少喝汤水。最后，孕妈妈不要忘记每天适量运动有助于睡眠。

▶ 什么睡姿最好？

早孕期子宫虽增大，但基本位于盆腔内，所以这个阶段孕妈妈可以选择自己舒适习惯的体位，如仰卧位、侧卧位等。中孕期由于子宫出盆腔，所以不能趴着睡了，但仍可以选择侧睡或仰卧位睡觉，但如果仰卧位感觉头晕恶心等，还是尽量选择侧卧位。孕晚期由于子宫明显增大，而且右旋，所以最理想的睡眠体位是左侧卧位，这样既可以纠正子宫右旋增加宝宝的血供，又可以避免仰卧位时对下腔静脉的压迫，有利于回心血量增多及减轻下肢水肿。当然，有各种原因不适合左侧睡眠的，可以选择右侧睡。虽然仰卧位是孕晚期最不可取的姿势，但当孕妈妈睡醒后发现自己是仰卧位时也不必担心。总之，孕前有仰卧睡眠习惯的孕妈妈早孕期就可以有意识地侧睡，这样到孕晚期基本就能对侧睡习以为常了。孕晚期长时间仰卧可引起下腔静脉受压，导致回心血量及心输出量减少，从而造成宝宝缺血缺氧、宝宝体重不达标等情况，严重者可能危及宝宝生命。

▶ 我有睡眠相关呼吸障碍吗？

顾名思义，孕妈妈应该看得出睡眠相关呼吸障碍是较严重的睡眠障碍，包括大家耳熟能详的打鼾、呼吸暂停，不过好在它更青睐于"杨玉环式身材"的孕妈妈，而且好在这种孕妈妈只占了孕妈妈大家庭的很少一部分。睡眠相关呼吸障碍可能与妊娠期高血压疾病及糖尿病相关，也可引起宝宝出生时缺氧、入住监护病房的风险增加。

那么孕妈妈怎样了解自己是否是睡眠相关呼吸障碍的受害者呢？首先，第一见证人是睡在身边的伴侣，可列举出诸如孕妈妈鼾声如雷、呼吸暂停等证据，另外，受害的孕妈妈也会感觉白天嗜睡、疲劳、记忆力减退和头痛等。当然，医院的睡眠监测能够使睡眠相关呼吸障碍无处遁形，让睡眠相关呼吸障碍的类型及程度一目了然。那么，哪些办法可以纠正睡眠相关呼吸障碍？首先建议受害的孕妈妈避免仰卧位，尽量侧卧，这样可以减少打鼾及呼吸暂停，必要时可以使用"重型武器"——

简易呼吸机。

　　孕期睡眠无小事，睡眠关乎孕妈妈和宝宝的健康，希望孕妈妈们养成良好的作息习惯，创造有利的睡眠条件，做到酣然入梦，助力宝宝健康生长。

（赵卫秀）

怀孕期间最要不得的情绪
——谈谈孕期焦虑

病　例

小文结婚5年了，这次好不容易怀孕，全家人都很开心，但慢慢地，小文的老公发现小文总是很焦虑，整天问些奇怪的问题："我的宝宝要是生出来不好怎么办？""产检的报告单上有好多箭头，我是不是问题很严重啊？"……后来，小文总是睡不好，觉得累，老觉得有宫缩要早产。每个孕妇对肚子里的宝宝充满未知与期待，这是人之常情。但是，一旦焦虑过了头，不仅影响孕妇，也会波及肚子里的宝宝。

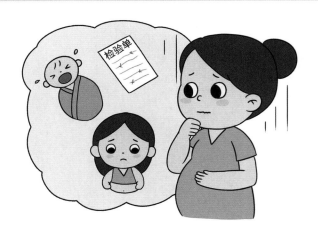

▶ 什么是孕期焦虑？

孕期焦虑，是指孕妇对怀孕和分娩存在强烈、过度和持续的担忧和恐惧，紧张不安伴随心率加快、睡眠困难等症状，这些症状会干扰日常生活。

▶ 孕期引起焦虑的原因有哪些？

每位孕妈妈可能会在怀孕期间经历情绪的过山车，有时高兴、兴奋，有时担心、忧虑。有些人对每一次的胎动都感到高兴，惊叹于自己不断变化的身体，但对于另一些人来说，怀孕很难，因为它会带来严重的疲劳、情绪的变化和持续的担忧，可能会影响其工作表现和家庭关系。

怀孕期间的激素变化、之前令人心碎的流产以及睡眠困难都可能导致孕妈妈的焦虑。孕妈妈们可能会担心孩子的健康、分娩体验、产后恢复不佳、小家庭的经济负担等。怀孕本身具有的不确定性，以及随之产生的社会角色的调整、生活重心的转移，都对孕妈妈产生了无形的甚至巨大的压力，这些都有可能引起焦虑情绪，尤其对那些经历过胎儿疾病或患有自身基础疾病的孕妈妈来说，忧虑的心情可想而知。

▶ 怀孕期间焦虑症的症状是什么？

怀孕期间的过度担忧可能表现在身体症状方面，如心跳加快、呼吸困难或恐慌发作，之后，这种担忧可能会干扰日常生活、人际关系或工作表现，因此被归类为焦虑症。焦虑可以在怀孕期间的任何时候发生，也可能在分娩后首次出现，焦虑症的发病率似乎在妊娠早期最高，可能是由于激素变化，最常见的症状包括持续焦虑、烦躁不安，肌肉紧张，易怒，感到恐惧，无法集中注意力以及因担忧而难以入睡。

▶ 孕期过度焦虑对孕妇和胎儿有什么影响？

孕期过度焦虑可导致孕妇易怒、暴躁、紧张、容易哭泣等。这些不良情绪和精神状态不仅会引起孕妇神经内分泌系统、免疫系统等的联动效应，使其体内产生多种神经递质和激素，并通过胎盘进入胎儿体内，使得胎儿的生长发育受影响。过度的焦虑还可能会引起交感神经兴奋性增加，引起宫缩，导致流产、早产等不良妊娠结局。此外，还会导致失眠。

▶ 孕期焦虑症有哪些治疗方法？

幸运的是，很多治疗方法可以减轻怀孕期间的焦虑，帮助孕妈妈感觉更好。对许多孕妈妈来说，抗焦虑药物不是怀孕期间的最佳选择，因为几乎没有关于此类药物对胎儿安全性的信息。但如果焦虑很严重，请尽快就医，由医生根据不同的情况，选择不同用药，如：选择性5-羟色胺再摄取抑制剂（SSRIs）、苯二氮䓬类药物等，此类药物通常可用于治疗怀孕期间和产后的抑郁和焦虑。

► 如何避免孕期的过度焦虑？

其实，孕妈妈们大可不必过于焦虑！首先，宝宝的良好发展很大一部分归功于孕妇的身心健康。因此，孕妈妈只有照顾好自己，规律产检，有问题积极配合医生处理，相信大多数情况都能解决。其次，与其他孕妈妈们分享经历与经验也是一种很好的减压方式。但是要注意，当分享的内容引起自身的紧张情绪时，不要轻易把自己代入他人的角色；实事求是，针对自己的情况向专业医生咨询才是正道。最后，合理安排自己的时间，让自己的生活充满乐趣。毕竟生育只是人生的一部分，而人生中还有许多事情值得大家去珍惜与体会。让自己的身心得到放松，对胎儿来说也是一件好事。当然，孕妇的健康情绪也需要家人的照顾与体贴。作为家人，不应对孕妇施加压力，应该及时发现孕妈妈的不良情绪，积极应对与疏导。如果还是不能使孕妈妈的情绪有所改善的话，应及时就医。

► 还有什么具体措施对怀孕期间的焦虑有帮助？

1. 定期进行体育活动。一般来说，怀孕期间进行体育活动是安全的。然而，如果有早产的风险或其他的妊娠并发症，请先咨询医生。

2. 确保充足的睡眠。无论是平静的睡前习惯、怀孕枕，还是远离打鼾的伴侣，怎么对睡眠最有效就怎么做。

3. 写日记。写下担忧可能会帮助孕妈妈找出潜在的解决方案，并帮助孕妈妈反思自己的担忧。

4. 安排"担忧时间"。在睡前留出30 min，可以让孕妈妈有时间高效地"担忧"，这样在一天的其他时间里就不再担忧，不去考虑各种各样的问题。

5. 孕妇瑜伽、按摩、冥想等。找到适合的放松方法可能需要一些时间，但这对控制好情绪很重要，即使在宝宝出生以后，能高效地控制焦虑情绪仍有很大的益处。

小 贴 士

怀孕期间激素变化、睡眠困难、具有基础疾病或不良孕产史等都会引起孕妈妈的焦虑，过度的焦虑不仅会引起孕妈妈的不适，更会影响胎儿生长发育。孕妈妈要学会自我调节，寻求家人的帮助。症状严重、睡眠困难时，要及时就医，听从医生建议，必要时使用药物。

（刘维纯）

孕妈妈们的春节小技巧

> **病 例**
>
> 　　快到春节了，孕妈妈小陈想回老家过年，但是现在已经怀孕8个月，又担心路上不安全，这不还在一直纠结。另外过节了，小陈也想满足自己的味蕾，那么怀孕期间能不能每天大吃大喝呢？怀能不能坐车、能不能出远门呢？这些问题难倒了各位孕妈妈。

　　守夜、春晚、贺岁大片……春节即将来临，准妈妈却要加倍小心，孕妇如何安全地欢度春节，给孕妈妈们以下春节健康提醒。

▶ 电影电视少看

　　春节长假看电影、看电视，对于娱乐活动骤减的孕妇来说有巨大的吸引力，而且常认为好的影视作品是一种胎教。但是不少影片由于场面宏大、情节紧张刺激，孕妇看了之后会出现不适症状。

　　孕妇可以看电影、电视，但要注意时间和距离。在家适当看看优美、轻松的电影、电视剧，能起到调节情绪的作用，利于胎教。电影院强烈音效和不流通的空气，以及紧张刺激的情节都是不利于孕期健康的，整个孕期都要尽量避免。

▶ 穿衣首选保暖

　　过年了，孕妈妈们总想让孕气、喜气再沾上点浪漫，和准爸爸好好过最后一次的二人世界，于是想把自己打扮得漂漂亮亮。对于孕妇来说，健康是第一位的，保暖，是过节穿衣的第一原则。此外，孕妇参加各种聚会和活动也可以施以清淡的妆容，但是使用的产品最好是植物和纯天然类型，避免含过多激素和铅、铜、汞元素。

▶ 注意饮食

许多妇女认为怀孕不用考虑身材，想吃什么就吃什么，尤其是过年更是大吃特吃。节日期间，孕妈妈不要暴饮暴食，不要吃太多主食或甜食，饮食要少油、低盐，多吃蔬菜，水果要适量。怀孕前3个月，一日三餐已经足够，如果经常觉得肚子饿的话，可选择一些营养丰富又有饱腹感的水果或者小点心。如果是怀孕中、后期的孕妇，每天摄入量以鸡蛋1个、牛奶1杯、主食500 g、蔬菜水果500 g为佳。

▶ 娱乐活动要克制

春节的特点就是餐桌文化丰富，打牌、搓麻将的气氛也同样浓烈。不少孕妇往往一玩起来就刹不住车，忘了自己的孕妈妈身份。节日期间亲朋好友相聚、活动较多，孕妇要安排好休息，减少应酬，不要下厨久站，或者长时间聊天。更不宜通宵达旦打牌搓麻将，这样会阻碍下肢静脉回流，肌肉处于紧张状态，引发疲劳，影响胎儿生长发育，更严重的会导致孕妇妊高症、子痫，危及孕妇及胎儿生命安全。

▶ 长途旅行别坐汽车

许多人喜欢利用春节难得的假期去旅游，而孕妇则要特别小心，最好是在家安心养胎，如果实在要出远门，出发前必须了解3个注意事项。孕妇长距离旅行，应选择

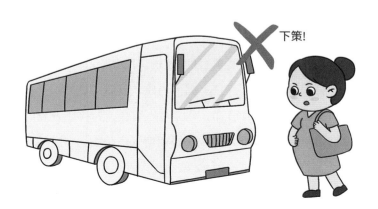

下策!

飞机、火车、轮船这些既平稳舒适又安全的交通工具。乘坐汽车是下策，因为旅途颠簸、跳跃是引起流产的第一位因素。

► 此外，还有"三不要"

1. 不要长时间坐车。虽然坐车坐着就行，其实也是很累的，尤其家远的话，坐车时间长，孕妈妈长期一个姿势容易造成胎儿缺氧。另外长期一个姿势容易加重水肿的症状。出行交通工具要选择舒适一点的，如果路途太过遥远，为了胎儿和母体的健康着想，最好是不要出行了。

2. 不要乱吃晕车药。怀孕期间本身不能乱吃药，有的孕妈妈可能会晕车，可能因为汽油味儿忍不住恶心呕吐。孕妈妈千万不要乱吃晕车药，晕车药属于孕妇禁用药品，因为预防晕车就乱吃，到时候伤害到胎儿可就不划算了。

3. 不要去人多的地方。孕期出行一定要避开不安全因素，不要去人多的地方。临近春节在公共场合的人比较多，人多的话细菌多、病毒多，孕妈妈容易感染疾病。孕早期、孕晚期最好不出行，因为孕早期胎儿不稳定，而孕晚期孕妈妈说不定遇到什么情况。如果出行的话，最好是避开这两个时间段。

► 春节期间孕妈妈们如何注意呢？

春节期间聚会访友，容易疲劳，触发不良情绪。可选择室内环境安静的地方，室内温度不宜过高，白天进行通风换气。睡前避免太兴奋，洗个温水澡泡个脚，或听听轻柔的音乐。睡眠时间8～10 h即可，也不宜过多。孕中期后可选择左侧卧位，也可借助孕妇枕助眠。

春节期间豪华盛宴，孕妈妈享受美食的同时，可能出现食欲不振、体重飙升、便秘等情况。在接下来的日子里，适当选择高蛋白质、低脂、低糖、低盐、高纤维的食物，保持食物的多样化，避免油炸食品，水果也不可摄入过多。便秘时可选择缓和的润肠通便药物如乳果糖、小麦纤维素等。妊娠期糖尿病孕妇，还应注意饮食，警惕血糖的波动。

孕期因特殊生理变化，孕妇容易发生血栓。孕妇应避免长时间"葛优躺"，保持舒适适量的运动，不仅可以消耗热量，控制体重，也可以促进胃肠蠕动。活动方式可选择定时散步，或者做一些简单的孕妇瑜伽。同时也可以和家人一起添置宝宝用品，增进家庭氛围，避免消极情绪。

小　贴　士

孕妈妈们安全最重要，春节期间要调整作息，保证睡眠；均衡饮食，注重营养；适当活动，稳定情绪；好好数胎动，做好自我监测。如遇不适，腹胀腹痛、见红、分泌物增多等，应尽早到医院诊治。

（陈立兰）

有一种痛让你怀疑人生
——耻骨联合分离

病 例

小虹已经怀孕36周了，但今天她踉踉跄跄走进诊室，对产检医生说："医生，我下面太痛了，完全走不了路"。经验丰富的产科医生做了检查排除了临产分娩的可能后，对小虹说"你这是孕晚期耻骨联合分离。没关系，到产后可以自行缓解。"那这种痛到底是什么毛病？怎么引起的？可以预防吗？可以治疗吗？

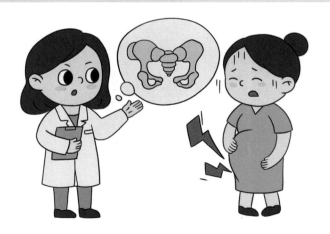

▶ **什么是耻骨联合分离？**

正常的耻骨，是靠耻骨韧带连接在一起的，所以叫耻骨联合。由纤维软骨和上下耻骨韧带组成的非滑膜性微动关节，一般可承受一定张力。正常情况下耻骨联合间隙为4～6 mm，孕期随着激素水平的变化，该间隙可增宽2～3 mm，如果间隙超

过 10 mm 时，即出现耻骨联合分离，显著的症状就是疼痛。有研究表明，约 31.7% 的
孕产妇遭遇过耻骨联合处疼痛或不适，其中早孕期发生率约为 12%，中孕期可上升至
34%，晚孕期高达 52%。产后耻骨联合分离疼痛以局部疼痛为主，严重者伴鸭步样走
势或卧床不能行走。

▶ 为什么会发生耻骨联合分离？

导致耻骨联合分离的主要原因是松弛素，随着孕期宝宝长大，为了给宝宝腾出足
够的空间和为分娩时宝宝通过骨产道和软产道做好准备，卵巢会分泌出一种叫"松弛
素"的物质，使得骶髂关节、耻骨联合软骨及韧带变得松弛，耻骨联合及两侧骶髂关
节出现轻度分离，从而使得骨盆出现暂时性的扩大，以利于宝宝的顺利娩出。然而韧
带松弛导致的骨关节分离也会带来副作用，耻骨分离的距离大了，特别是当耻骨随着
运动而出现上下错位的时候，就会带来一系列的问题：孕妇走路时痛，拎重物时痛，
穿裤子时痛，翻身时痛，抬腿上下楼梯时疼痛会加剧。妊娠体重增加，腰椎前凸，骨
盆前倾以及胎儿位置使重心逐渐移至下肢，增加腰骶关节和骶髂关节的应力，增加了
骨盆不稳定性。

而在分娩的过程中，由于胎儿过大、产程过长、产时用力不等，都会进一步导致
耻骨联合过度分离。加上由于产后腰部过于劳累等因素，引起耻骨联合韧带的损伤，
致使骶髂关节发生细微错位，耻骨联合位置在产后仍不能恢复到正常位置，形成产后
耻骨联合分离症。

▶ 怎样缓解耻骨联合分离疼痛？

耻骨联合分离疼痛只是孕期的一个暂时性的变化，大多不需要医疗干预，大部分
可以产后自行缓解，若孕期疼痛厉害可尝试以下一些措施来缓解。

1. 避免一些动作和体位：避免和减少负重或拎重物的机会；坐下来找一个舒服
的体位穿脱裤子。避免或减少下肢落差比较大的动作，例如上下楼梯等。坐着的时
候，记得在背部放一个靠垫，减少对骨盆和耻骨的直接压力。

2. 躺着的时候采取侧卧位：睡觉和躺在床上休息时采取这种体位可以让压力不

要直接落在骨盆和背部，减少耻骨痛和腰酸背痛，为了减少不自主转换成仰卧位，可以在后背放一个支撑的孕妇睡枕或靠枕。

3. 产后可穿戴"束腹带"：在使用的时候，着力点要覆盖耻骨联合，兜住整个骨盆。

4. "冰敷"：对部分人冰袋进行局部的"冰敷"会有缓解疼痛的作用。

▶ 孕期耻骨联合分离是否会影响顺产？

孕期耻骨联合分离不是剖宫产指征，如果孕妇症状不严重且产科条件允许，可以阴道顺产。但如果患者症状体征严重，应适当放宽剖宫产指征，以免加重病情。

▶ 分娩完耻骨联合分离会恢复吗？

孕产期耻骨联合分离症一般预后良好，多数患者于产后6个月内可恢复。持续性的耻骨联合分离可能导致残留的慢性盆腔疼痛。

▶ 怎样预防耻骨联合分离疼痛？

以上缓解的方法并不是所有人都有用，有些孕妈妈们只能咬紧牙关默默支撑到产后再慢慢恢复。对于耻骨联合分离我们还是建议以预防为主。

（1）在怀孕前就要关注有无关节不适，尽量治好后才怀孕，尤其是盆骨的某些关节。

（2）孕期避免提重物和参加体力劳动，避免大幅度动作。

（3）孕期坚持每天运动，餐后行走大约半小时。

（4）孕期控制体重，避免出现巨大儿，必要时在医生的指导下用托腹带。

（5）孕期可适当做屈伸大腿的练习，但要避免作腰、臀部剧烈运动。可在专业人士的指导下，做核心肌群的训练；

（6）孕中晚期每天补钙，宜吃富含蛋白质、钙质较多、维生素的食物，如牛奶、鸡蛋等，多晒太阳。

（7）分娩时保持正确的姿势，保持均匀用力，避免突然加重对骨盆的压力；积极配合助产士正确用力，避免用力过猛。

（8）分娩结束后，疼痛剧烈的孕妇，应卧床休息，多睡硬板床，采取仰卧位或会阴伤口健侧卧位，可以用专业的骨盆带固定在胯部向内收紧分离的骨盆，从而保护耻骨、缓解疼痛，收紧骨盆。

小　贴　士

耻骨联合分离是孕晚期及产后的一种较为常见的症状，疼痛程度因人而异，有些孕妇疼痛程度较大，一般无须采取过多医疗干预，以物理康复为主。孕晚期可以采取锻炼、营养等方式预防。若产妇症状严重可以适当放宽手术指征。

（吴珈悦）

怀孕了，我该怎么运动？

病　例

门诊产检，常碰到两种孕妈妈。一种是体型偏胖，孕期体重增长过快，常伴有血糖升高、血压升高的孕妇。医生苦口婆心地劝说，"你要管管嘴，动动腿"，她们哈哈一笑。还有一类人，医生和她说"孕期要运动"，她自豪地回答："我一天可以走一万多步呢！"医生听完，内心微微颤抖，担心过度运动。那么，孕期到底该如何运动呢？

▶ 孕期运动，对孕妈妈们有哪些好处？

孕期运动对孕妈妈的好处有很多：第一，能促进新陈代谢和血液循环，增强身体的适应能力，增强体质；第二，能预防体重过度增长，预防妊娠期糖尿病，降低孕期合并症的发病率；第三，能锻炼骨盆关节、腹肌以及盆底肌群；加强肌肉力量，有利于自然分娩；第四，能有效缓解孕期疲劳，调节孕妇情绪，放松心情，改善身体的乏力；第五，能促进肠蠕动，改善孕期便秘的不适，并且能预防孕期高凝所致血栓；第六，对于胎儿来说，适当活动还可增加胎盘的生长及血管分布，有助于宝宝的发育，增加血氧含量，利于宝宝各系统的发育，促进宝宝身体健康成长。

▶ 过度运动，对于孕妈妈有什么影响？

孕期运动虽然好处多多，但切忌长时间运动和高强度运动。

怀孕早期，也就是最初的3个月，胎儿在子宫内还不稳定。此时进行剧烈运动会引起腹痛，出现阴道流血的情况，增加流产的风险。此阶段要注意适当休息，避免劳累。

即便是到了怀孕的中晚期，也需要避免剧烈运动，比如打球，跳舞等。随着孕周的延长，腹部逐渐增大，脊柱与膝盖承担的压力也越大，长时间的运动加重膝盖的磨损和老化，容易出现膝盖酸痛的问题。

孕晚期的剧烈运动还可能诱发子宫收缩，甚至胎膜破裂，造成早产。若情况严重，可能出现胎盘与子宫壁过早分离，血管破裂，造成胎盘早剥，引起不良的妊娠结局。

▶ 哪些运动适合孕妈妈们？

孕期运动对于孕妈妈们有很多的好处，但是过度运动也会造成各种风险，那么该选择哪些运动？如何做到科学适量运动呢？

首先，推荐孕妈妈们做安全的，低强度的有氧运动。比如散步、游泳、瑜伽、低强度的有氧操等。

散步，对于孕妈妈来说，是一个简单方便，并且很好的锻炼方式。散步本身能促进肠胃运动，帮助消化，促进血液循环，给宝宝提供更充足的营养。并且在孕晚期，散步可以帮助宝宝下降入盆，为分娩做准备。但是要注意，散步的时长不要太长，每次半小时左右，避免长时间运动对于膝关节的损伤。

游泳，可以很好地锻炼全身大部分肌肉，包括臀部及腿部肌肉，增加孕妈妈们的耐力。孕中期游泳相对安全些，由于浮力的作用，关节肌肉扭伤发生的概率更低。但是要注意水温不宜太低，避免肌肉痉挛，且应注意保暖防寒，避免感冒。

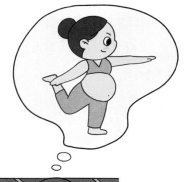

瑜伽，可以保持肌肉的张力，很好地控制呼吸，调节骨盆为分娩做准备；低强度的有氧操，可以让孕妈妈们有计划及有目的地锻炼。但是瑜伽及低强度有氧操建议由专业人员进行指导，避免因为动作不合理，造成受伤，并且每次的运动量以孕妈妈不感到吃力为限。

如果孕妈妈们平时没有定期锻炼的习惯，不要操之过急，从简单的运动开始，逐渐增加锻炼的持续时间。另外，记得运动前、中、后及时补充水分和能量！

▶ 运动期间，孕妈妈需要注意些什么呢？

安全是孕妈妈们运动的前提，孕妈妈们在运动期间更需要注意。

首先，关注身体的症状，如果有呼吸困难、胎动异常、阴道流血流液、腹痛、胸痛、头痛、头晕目眩等不适，一定要停止运动，必要的时候去医院急诊就诊。

其次，运动期间可以监测心率，心率控制在最大心率的60% ～ 70%，也就是（220–年龄）乘以（60% ～ 70%）。举个例子，如果你是30岁，最大心率就是190次/分，那么最大心率的60% ～ 70%就是指114 ～ 133次/分。如果心率超过133次/分，就可以稍微休息。

最后，着装需宽松舒适，注意防寒保暖，以免着凉；避免在空气质量不好的情况下户外运动；不可运动过度出现劳累感，运动前后要有热身及拉伸，适当补充水分。

▶ 孕妈妈们的运动强度与频率该如何比较好？

孕期的运动强度应根据个人体能水平、孕前的运动习惯以及孕期而定。

既往不经常锻炼的孕妈妈可首先选择低强度运动（随意步行、轻快步行和低强度锻炼）。若在孕前定期锻炼且无妊娠并发症，孕中期可适度参加中等强度运动项目（例如慢跑、有氧运动）。

无论采取什么运动方式及强度，切记要量力而行，以不感到心悸、气喘、疲累为基本标准。

小 贴 士

怀孕了，可不能一直躺在床上休息。孕期可以适度运动，既能帮助孕妈妈们更好地度过整个孕期，顺利分娩，也能促进宝宝生长发育。孕妈妈们可以和产科医生沟通，根据自身情况，选择合适的运动方式，避免运动损伤，安全最为重要。

（洪士彬）

医生要给我做CT，射线不是会致畸吗？

小丽是位小白领，目前怀孕26周。前天小丽下班时不小心淋了雨，出现了咳嗽，咳黄脓痰，今早还发热了，38.5℃，咳嗽咳痰也越来越厉害了。老公赶紧带着她去医院。急诊医生询问了病情并做了查体，对小丽夫妇说："目前情况考虑是肺部感染，需要行血化验，还需要做个胸部CT明确感染情况"。小丽一听要做胸部CT，急得跳了起来："医生，我还怀着宝宝呢，怎么可以做胸部CT，射线会导致宝宝畸形的，我不要做的！"

▶ 放射性检查有哪些？

平日里我们常说的放射线检查包括X线检查、CT扫描、PET-CT等检查。

1. X线检查：应用X线透过人体后，使人体内部结构和人体器官在X线片上出现影像，达到诊断疾病的目的。通常用于检查胸部、腹部、骨骼等有无病变，可诊断患者是否存在肺炎、胃肠道穿孔、关节损伤、关节脱位等情况。

2. CT扫描：通过X线对人体某部位一定厚度的层面进行扫描，是对机体的横断面进行检查。可以应用于全身各器官的病变检查，可以确定病变的位置、大小和性质。

3. PET-CT：也称为放射性核素扫描，通过注射放射性核素可明确实质性脏器，如肺、肝等肿瘤有无转移，是目前最精准的X线检查。

4. 造影：通过注射造影剂以明确心血管、脑血管、周围动脉有无狭窄，以及狭窄程度。

5. 乳腺钼靶：主要用于诊断乳腺疾病，可以清晰显示乳腺各层组织，是诊断乳腺癌最有效和可靠的方式。

▶ 放射性检查的风险有哪些？

一直以来，在我们国家，孕产妇被当作"特殊群体"，孕产妇一旦生病会让医生和家属都颇为紧张，尤其是根据疾病需行放射性检查时，总觉得接触射线会对胎儿不利。于是在怀孕期间，大多数孕妇选择拒绝做X线或CT检查，甚至延误病情。

射线的潜在不良风险包括：胚胎死亡、胎儿生长受限、小头畸形、肿瘤以及远期智力障碍、白血病等。孕妇往往最担心的问题就是："医生，我做了放射检查，我的孩子会不会有畸形？以后会不会傻啊？"大量的研究资料显示，导致不良结局的风险大小和程度取决于胎儿的暴露孕周和暴露剂量。所以在这里，要给大家"敲黑板"的是：孕期即使接受了放射性检查，也不一定会发生胎儿畸形，更不需要盲目终止妊娠，放弃胎儿。

▶ 孕期到底能不能行放射线检查？

孕期行放射线检查的原则是：优先考虑非放射性的检查方法，例如超声和MRI；根据临床指征权衡利弊后，确认获益大于风险；并遵循"必须要照可以照，需要照尽量少照，不必要尽量不照"；做到知情同意，得到患者和家属的理解和配合。

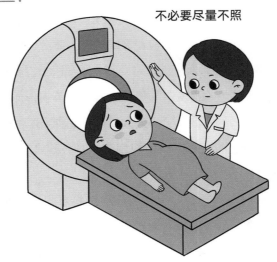

不必要尽量不照

大家都熟悉"脱离剂量谈毒性，都是耍流氓"这句话，实际上，脱离剂量谈辐射损伤也都是耍流氓。中国《妊娠期应用辐射性影像学检查的专家建议》提出：在受孕后前两周，50 ～ 100 mGy 的射线量可能会导致胚胎死亡或没有影响，科学家形象地把这一时期称之为 "all-or-none period（要么全军覆没，要么无影响时期），" 也就是说，刚受孕 1 ～ 2 周，准妈妈去做放射线检查，万一产生了危害，要么就流产了，要么会正常的继续妊娠；孕妇怀孕 2 ～ 8 周时，暴露于 200 mGy 以上的射线量时，可能有先天畸形（骨骼、眼、生殖器）的风险，暴露于 200 ～ 250 mGy 以上的射线量时，可能会导致胎儿生长受限；孕妇怀孕 8 ～ 15 周时，若暴露于超过 60 ～ 310 mGy 的射线量时，可能会导致胎儿严重智力障碍（风险高），若暴露于超过 200 mGy 的射线量时，可能会导致胎儿小头畸形；孕妇怀孕 16 ～ 25 周，若暴露于超过 250 ～ 280 mGy 的射线量时，可能会导致胎儿严重智力障碍（风险低）。

同时，临床上常用的诊断性放射检查的剂量通常都低于 50 mGy，远没有达到引起损伤的程度。例如，胎儿辐射暴露剂量分别为：胸部平片为 0.000 5 ～ 0.01 mGy；腹部平片为 0.1 ～ 3.0 mGy；胸部 CT 为 0.01 ～ 0.66 mGy，腹部 CT 为 1.3 ～ 35 mGy，盆腔 CT 较高为 10 ～ 50 mGy。简单说：并不是一接触辐射就有伤害，无论对于成人，还是胎儿，接受的辐射剂量只要别超过 50 mGy，就不会有损伤。

▶ 孕期行放射线检查有哪些保护性措施？

对于孕妇，行盆腔和腹部以外的放射性检查时，放射科有相应的患者保护措施，可考虑加用腹部的保护装置，如铅衣，铅裙等，放在胎儿的下腹部和正前方，可以有效减少胎儿暴露的辐射剂量。尽量避免早孕期使用放射线检查。为了减少辐射暴露的持续时间，需要操作者熟练而准确地定位，合理而个性化的参数设定，告知患者正确配合顺利完成检查。暴露距离方面，主要是注意患者合适的体位，既保证检查时观察到病变区域，也减少孕妇其他部位的暴露，便于辐射防护。

开篇病例里的孕妇小丽，最终在医生的耐心解释下，配合完成了胸部 CT 的检查，检查的时候放射科的医生小心的给她和她肚子里的宝宝加用了铅衣保护，熟练快速地完成了胸部 CT 的检查。明确肺部感染的诊断后，小丽接受了肺部感染正规的抗生素治疗，不久后就痊愈了。

小 贴 士

　　妊娠期当有病情需要行放射性检查时，应听从医生的建议和解释，切勿盲目拒绝，延误病情。选择合适的放射性检查，尽量缩短暴露时间，加用合适的防护装备，降低胎儿接受的辐射暴露剂量。更不能因为孕期行了放射性检查而盲目终止妊娠，放弃胎儿，应该结合孕周和放射线暴露剂量综合分析风险。

（黄滔滔）

怀孕补叶酸很EASY？ 5种孕妈妈常见的"翻车"类型

> **病　例**
>
> 　　某次诊室门口，几位孕妈妈聊起来，话题由孕妈妈A的牢骚引起来："唉，现在怀个孕真是麻烦，备孕前3个月就要补叶酸，也不知道为啥要补？"→（孕妈妈B）"重要呗，反正国家都提倡吃的，吃就行了呗。"→（孕妈妈C）"听说叶酸可以防止宝宝神经畸形。反正1天吃1粒，挺简单的。"→（孕妈妈D）"啊，为什么医生让我吃2粒呀，是不是医生搞错了呀！"听到孕妈妈们的困惑，是时候宣教下孕期补叶酸的知识了，其实，它并不简单。

▶ 叶酸是什么？为什么这么强调怀孕补叶酸？

　　怀孕补叶酸，这可以说是有娃的老百姓都深谙的道理！叶酸是一种B族水溶性维生素（B9），因绿叶中含量十分丰富而得名。作用包括参与遗传物质DNA和蛋白质的代谢、影响动物的繁殖性能、促进生长、提高免疫力等。早孕期是胎儿器官系统分化的关键时期，该时期叶酸缺乏可导致神经管畸形，包括无脑、脊柱裂和脑膨出。

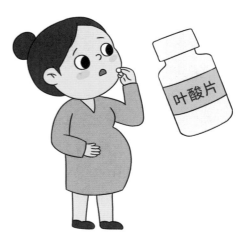

　　所以，叶酸很重要，怀孕要补叶酸，几乎已经成为孕妈妈们的常识性认知。但是，具体何时补？怎么补？却存在不少误区呢，

请慢慢看下来，你是哪种翻车类型？

▶ **我一怀孕就吃叶酸片，规规矩矩吃了 3 个月呢，真是个响应国家号召的乖宝宝呀！**

不不不，你错了。老百姓口口相传的"怀孕前 3 个月要补叶酸"确实让不少人误解了这个"前 3 个月"。真正补充叶酸的时间金标准是：孕前 3 个月～孕早期 3 个月。也就是说，在备孕阶段就要开始补充叶酸了，宝宝的起跑线从备孕就要开始准备了。为什么呢？因为体内的叶酸代谢一般经过 4 周才能稳定维持在一定的水平，这样做可保证在胚胎早期就让萌芽状态的宝宝处于理想的叶酸营养状态。

▶ **意外怀孕了？还没吃叶酸呢，是不是宝宝不健康了？**

不不不，不要这么恐慌。服用叶酸是可以降低宝宝发生神经管畸形的风险，也就是说补充叶酸是一个降低风险的、非常值得推荐的行为。神经管畸形的发生除了与叶酸缺乏有关，遗传因素和环境因素也是风险因素。是否补充叶酸与神经管畸形间并无绝对的因果关系，没有补充叶酸，孩子也不一定不健康。所以，不管是理解错增补叶酸时间的乖宝宝，还是"孕"气不期而至的小仙女，这个时候，焦虑恐慌都无济于事，也大可不必！孕前没有吃叶酸对宝宝的影响不会非常大，调整好心态，即刻开始规范服用叶酸（孕早期 3 个月都是非常必要的）+规范产检即可！

▶ **我要把最好的都给宝宝，从备孕吃药开始，我要吃最贵的叶酸片！**

不不不，不要那么土豪，没必要，省着点儿奶粉钱呐。目前市场上很多所谓的"叶酸"产品其实是添加了其他人体所需的营养元素，属于保健品类，价格上百元不等。其中叶酸含量一般是 0.4～0.8 mg，所以，正规品牌的孕妇复合维生素依兴趣选择服用即可。但要明白，若饮食正常均衡，如果只是单纯补充叶酸，国家免费发放的普通叶酸片，或者正规药厂的单纯叶酸片都可，与所谓贵的叶酸（孕妇复合维生素）在增补叶酸的达标上，是一样的！

► **我老公每天都监督我吃叶酸片，绝不漏服，是不是很优秀！**

不不不，陪着你一起吃的，才是最佳老公。已有研究数据显示，男性补充叶酸对精子质量有至关重要的影响。叶酸水平偏低可能导致2方面不良后果：一是精子密度低，活力下降，减少受孕机会；二是精液中携带的染色体异常，引起胎儿发育缺陷，增加女性流产的机会。而"小蝌蚪"的成长要经历从精原细胞分化到精子成熟的过程，历经90天左右。所以，备孕的男性不仅仅要在3个月内戒烟、酒等影响精子质量的不良嗜好，也要和女性一起吃叶酸，每日0.4～0.8 mg叶酸，助力"小蝌蚪"！

► **叶酸呀，孕妈妈们都在吃呀，我随大流吃就行呗。**

不不不，你可能和别人不一样呢。吃叶酸也有大学问！怎么科学吃叶酸呢？

《围受孕期增补叶酸预防神经管缺陷指南》指引你，请仔细阅读一遍。

（1）常量增补法：从可能怀孕或孕前至少3个月开始每日口服叶酸0.4～0.8 mg，至妊娠满3个月。

对象：无高危因素，即既往无异常分娩史。

（2）提量增补法：从可能怀孕或孕前至少3个月开始每日口服叶酸0.8～1.0 mg，至妊娠满3个月。

对象：① 患先天性脑积水、先天性心脏病、唇腭裂、肢体缺陷、泌尿系统缺陷，或有上述缺陷家族史，或一、二级直系家属中有神经管缺陷生育史的妇女。② 糖尿病、肥胖、癫痫的妇女。③ 正在服用增加胎儿神经管缺陷风险药物的妇女，如卡马西平、苯妥英钠、二甲双胍、柳氮磺胺吡啶、考来烯胺等。④ 患胃肠道吸收不良性疾病的妇女。

（3）巨量增补法：从可能怀孕或孕前至少1个月开始，每日增补4 mg叶酸，直至妊娠满3个月。鉴于国内没有4 mg制剂，可以每日增补5 mg叶酸。

对象：① 有神经管缺陷生育史的妇女。② 夫妻一方患神经管缺陷，或男方既往有神经管缺陷生育史的妇女。

小贴士

　　叶酸很重要，怀孕要补叶酸，几乎已经成为孕妈妈们的常识性认知。但是，具体何时补？怎么补？却存在不少误区。孕妈妈们要明白的就是：吃叶酸很重要，拉老公一起吃！吃叶酸有学问，个体化精准吃！有困惑问医生，怎么吃吃多少，医生帮你拃一拃！

（张　宁）

放肆吃or管住嘴？孕期体重有点讲究！

···· **病　例** ····

　　小林怀孕了。爱美的她对自己身材控制特别严格，怀孕后也严格控制饮食，不敢多吃一口。结果产检时候医生告诉她：不但她的体重不长，有贫血症状，宝宝也长得不好。这下子小林再也不限制自己，甜品、烧烤、炸鸡等之前想吃不敢吃的美食统统吃个遍。万万没想到几次产检之后，小林又受到了医生的批评：贫血没有改善，体重反而超标了，血糖也隐隐有临界的风险。小林迷惑起来：孕期到底应不应该吃？怎么吃？体重怎么涨？

▶ **孕妈妈体重失控有什么危害？**

　　国内相关调查表明，我国孕妇体重存在增长不足和增长过多双重问题，随着生活水平的发展，增长过多尤为明显。体重增长过多可能导致孕妈妈妊娠期高血压、妊娠期糖尿病风险增加；胎儿可能发生巨大儿、胎儿宫内窘迫等情况；孕晚期难产率、剖宫产率、胎死宫内、新生儿死亡风险增加；肥胖、代谢综合征、心血管疾病等子代远期风险也会增加。体重增长不足则可能增加妊娠合并贫血、胎儿生长受限、早产、低体重儿的可能，子代高血压、血

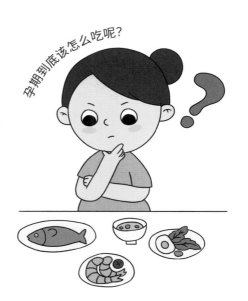

孕期到底该怎么吃呢？

脂异常、心血管疾病、胰岛素抵抗等远期并发症风险升高。

▶ 孕期应当增重多少?

《中国居民膳食指南(2022版)》指出:为保证孕育质量,夫妻双方都应做好充分的孕前准备,使健康和营养状况尽可能达到最佳后再怀孕。孕前应将体重调整至正常范围,即BMI为18.5～23.9 kg/m² [BMI=体重(kg)/身高(m)的平方]。BMI＜18.5为体重不足;BMI位于18.5～24.9为标准体重;BMI位于25～29.9为超重;BMI大于30为肥胖。孕期体重增重标准与孕前体重、是否为多胎等因素有关。对于单胎孕妇:

1. 无论妊娠前BMI如何,孕早期(孕12周前)增重推荐范围均为0～2 kg。

2. 孕期总增重范围根据孕前BMI各不相同。

(1)体重不足孕妇增重范围,12.5～18 kg,平均0.51 kg/周;

(2)标准体重孕妇增重范围,11.5～16 kg,平均0.42 kg/周;

(3)超重孕妇增重范围,7～11.5 kg,平均0.28 kg/周;

(4)肥胖孕妇增重范围,5～9 kg,平均0.22 kg/周。

▶ 孕期膳食应当注意什么?

孕妇在整个孕期中应当注意平衡膳食,合理分配,不可排斥碳水化合物,要多吃新鲜蔬菜水果,足量饮水(1 500～1 700 mL),减少饮料等额外糖分摄入。自备孕起每日基本膳食包括:含碘食盐5 g,食用油25 g;奶类大豆300 g或坚果10～15 g;肉禽蛋鱼类130～180 g;蔬菜300～500 g;水果200～300 g;谷类200～250 g;薯类50 g。

在整个孕期适当运动也非常重要,孕妇可以根据自身运动基础,进行温和、适当的运动,有利于控制体重、血压及血糖。

▶ 备孕期和孕早期应当怎么吃?

孕妈妈应当至少孕前3个月开始补充叶酸0.4 mg/d(特殊情况下遵医嘱)、食用碘盐、常吃含铁丰富的食物，杜绝烟酒。早孕期和备孕期的平衡营养膳食基本相同，对于早孕反应明显的孕妇，不应刻意强调平衡、规律膳食，应保证每天进食至少130 g碳水化合物，预防酮症。

▶ 孕中晚期应当怎么吃？

孕中晚期是孕妇体重增长和胎儿生长发育的高峰期。与孕早期相比，孕中晚期每天膳食中：奶类摄入应增加200 g；鱼禽蛋肉类可逐渐增加20 g、45 g，主要是鱼虾摄入量的增加，每周至少1 ～ 2次深海鱼可以提供足量二十二碳六烯酸（DHA），促进胎儿神经系统发育；谷、薯类可分别增加25 g。在医生指导下补充钙剂和铁剂。

最新的膳食指南建议孕中晚期仍然服用叶酸0.4 mg/d。建议孕妇维持平均每天10 ～ 20 min日照补充维生素D：春冬季面部及双上臂暴露20 ～ 30 min，夏季暴露面积大，日照10 min即可。孕妇由于冬季缺乏阳光或户外活动不足，不能通过日光合成维生素D的，可服用维生素D补充剂10 μg/d。

▶ 体重增长过多或不足怎么办？

体重增长过多时尽量食用鱼类而非禽畜类，在禽畜类中优先选择牛肉，并且主要摄入瘦肉。避免高糖、高油、高热量食物摄入。主食可以粗细搭配，但不可过分忌碳水。增长不足时，可以在正餐之间加餐，主要增加碳水化合物和优质蛋白的摄入。不论增长过多或不足，都要保证关键营养元素的摄入，可以采用复合维生素补充。通过监测体重，灵活安排饮食。

小 贴 士

大多数孕妇在日常生活中，主要需注意平衡摄入5种营养物质，可以参考《中国居民膳食指南（2022）》中膳食宝塔，有更具体形象的理解。对于有基础疾病、妊娠合并症的孕妇还应在此基础上遵照医嘱做出调整，如患有糖尿病孕妇需要控糖饮食，高血压孕妇需要低盐饮食等。

（王青竹）

宝宝和宠物，不可兼得？

病　例

　　小莉是名宠物爱好者，非常喜欢小狗和猫咪。她家里有一只2岁大的猫咪和一只5岁大的腊肠犬。她平时对这两只"小公主"特别宠爱，只要一回家就把它们抱在怀里。可最近小莉却犯愁了，因为她刚刚发现自己怀孕了。这原本是件高兴事，但小莉却很担忧，因为她听说怀孕后宠物不能放在自己身边。那么小莉担心的事情到底是什么原因引起的？其实担心宠物影响孕妇和胎儿，闹得人心惶惶的最主要原因是弓形虫。

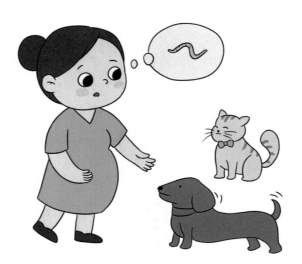

▶ 什么是弓形虫？

　　弓形虫病是由刚地弓形虫寄生而引起的一种传染病，猫科动物是弓形虫的最终宿主，虫卵随猫的粪便排出。一般来说，正常人感染弓形虫后并不会产生明显的症状和不良的影响，但如果是孕妇，就有可能会传染给胎儿。孕妇感染了弓形虫就有可能导致流产、早产、畸胎或死产。

▶ 医生，我怀孕了，家里养的宠物是不是一定要送走？

现在很多家庭，待宠物就如同家人一般。可怀孕之后总是担心宠物会影响孕妇和孩子的健康。弓形虫感染分为先天性和获得性弓形虫病2类。先天性弓形虫病是孕妇感染弓形虫后经胎盘血流传给胎儿。受染胎儿的发育可受到不同程度的损害，甚至死亡。感染发生越早，胎儿受损越严重。也有部分孕晚期受染胎儿表现为隐性感染，有的出生后数月甚至数年才出现症状。虽然弓形虫会感染人并且可能会导致一系列的妊娠问题和胎儿畸形。但事实上，弓形虫的感染是完全可以预防的。所以宝宝和宠物，并非不可兼得。

▶ 弓形虫到底从哪些途径感染孕妇？

人类感染弓形虫的途径包括：食用未熟的肉类及没有洗净的瓜果蔬菜、饮用未经高温消毒的牛奶、接触猫咪粪便等其他弓形虫最终宿主排出的粪便。我们常说的"猫猫狗狗会让人感染弓形虫"，原因就在于上面最后一点。但需要澄清的是：狗作为弓形虫的中间宿主，和鸟、猪等温血动物一样，只要不生吃狗，就不会感染。而猫咪虽然是弓形虫唯一的最终宿主，但弓形虫卵囊不会在猫的皮毛上孢子化，意思就是各位孕妈妈可以放心地去撸猫，未免疫的孕妇不需要远离猫，因为只有初次感染弓形虫的猫咪才会排出有虫卵的粪便，并且粪便内的弓形虫包囊需要经过2～5天孵化才有传染性。如果及时清理粪便，正常与宠物接触是不会感染弓形虫的。绝大多数感染弓形虫的人都是因为接触了被弓形虫卵感染的生肉、器具、饮水、土壤等。所以，不要再让猫猫狗狗背上弓形虫感染源的黑锅啦！

▶ 如何才能做到孕期宝宝和宠物兼得？

1. 孕期注重饮食卫生

大多数人感染弓形虫是因为接触了被弓形虫虫卵感染的生肉、饮水等，所以孕期注意饮食卫生是第一步，也是最主要的一步。对肉类进行充分的烹饪，不吃半生食物；不喝生水；饮用经过高温杀菌的牛奶；充分清洗水果蔬菜，定时清理冰箱内的食物。

2. 做好宠物清洁和检验免疫

要阻断感染源，就要避免宠物感染弓形虫。多喂猫粮、熟食，不要让猫咪外出捕食；另外尽早给猫咪做体内、体外驱虫，最好备孕前两三个月前就开始进行。可前往宠物医院向医生咨询，有计划地进行驱虫和跟踪，当然，还可以定期给宠物做个健康体检，看看体内是否还有其他寄生虫。一定要避免孕妈妈接触宠物的粪便。此时就需要准爸爸承担起每天及时清理猫砂、猫粪的重任了。另外，要切记接触过猫咪后一定要及时洗手。

3. 充分做好孕前准备

备孕前就可以进行孕前检查，最好提前3个月。若发现弓形虫病，一定要治疗后再怀孕，以免发生胎儿流产、畸形等风险。但孕妇即使感染了弓形虫，胎儿也不一定100%会被感染，只是被感染的概率增大，如要确诊感染还需要通过其他检查手段。在孕妈妈的孕期产检中，有一项叫作TORCH的联合血液检查，其中一项就是检测孕妈妈们有没有被家中的宠物传染了弓形虫。目前关于已感染弓形虫的育龄期妇女怀孕时机的问题尚无确切答案，保守的回答是建议6个月以后再妊娠（从急性感染被确诊或记录开始算起），并且建议孕前咨询产前诊断专家。

▶ 孕期万一感染弓形虫该怎么办？

若孕期发生了弓形虫宫内感染，需要咨询产前诊断专家。因为评估宫内感染胎儿的预后要综合多个指标，不应依据1次或多次血清学检测结果就立即终止妊娠。要根据母体感染的病原体种类、感染状态、感染孕周和持续时间、介入性产前诊断结果，以及胎儿超声表现等进行综合判断。切记不要盲目放弃胎儿。推荐使用螺旋霉素减少孕期感染孕妇的母-胎传播。先天性弓形虫感染在胎儿期和1岁以内接受治疗对改善临床症状最有效。

小 贴 士

切记：孕期完全可以预防弓形虫感染。只要注意饮食卫生，不吃生肉，不接触宠物的粪便、饭前认真洗手即可。所以孕妈妈和家属不必再担心与爱宠分离！即使孕期感染了弓形虫，也不要过分紧张，充分咨询产前诊断专家、完善相关检查、必要时药物干预。孕期宝宝和宠物，可兼得！

（吴珈悦）

怀孕了还可以玩电子产品吗？

病　例

　　小李是一位新晋孕妈妈，她又开心又担忧，因为最近她被孕期接受来自电子产品（如电脑、手机、电视等）的辐射对孕妇和胎儿有害的说法给吓坏了，但公司工作都使用电脑办公，日常与客户沟通也基本都依靠手机，秉持着宁可信其有，不可信其无的原则，开始了防辐射大业……

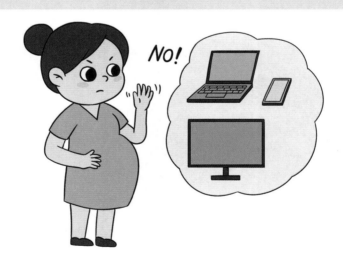

▶ 孕期玩电子产品真的有害吗？

　　一般来说，绝对温度超过绝对零度（−273.15℃）的物体都会产生辐射，因而基本上万物皆有辐射，辐射本身是中性词，我们不用谈辐射色变。众所周知，脱离剂量和暴露时间直接谈电子产品的危害是毫无理论根据的。谈到这个问题，首先要了解辐射的主要来源及剂量。平日里常说的辐射主要分为电离辐射和非电离辐射，电离辐射主要包括X线、放射治疗仪和CT扫描等放射来源，这类辐射是比较明确能对孕妇和胎儿产生危害的，应该在整个孕期尽量避免。非电离辐射主要是平时说到的电脑、手机和电视等发射出来的，不会破坏细胞，也不会引起细胞内DNA的损伤，是一种没有伤害的辐射，也是我们今天重点讨论的辐射来源。非电离辐射如电脑、手机及家用电器产生的辐射，完全在公众安全标准的限制标准以下，非电离辐射在正常的生活环境下不会增加流产、胎儿畸形等不良妊娠结局风险。但需要肯定的是电脑屏幕确实会产生一定剂量的辐射，只是这种辐射剂量很小，连续面对显示屏1年，造成的辐射仅约等于10根香蕉，这个剂量仅仅是造成损害剂量的1/100万；接打手机时产生的辐射剂量，可以说几乎是零；而电视机的辐射剂量对孕妇更是微乎其微，可以忽略，一般不会因为这种微小的辐射影响孕妇和胎儿健康。

▶ 孕期玩电子产品有什么危害吗？

　　孕期频繁地玩耍电子产品也确实是有害的，但这并不是由于手机、电脑的辐射剂量直接导致的，而是由于过长时间如超过20 h面对手机电脑等所造成的间接伤害。首先是对孕妈妈的眼睛不好，因为注意力长时间在屏幕上，容易引起视力疲劳，精神状态欠佳，从而导致肚子里的胎儿也休息不好，也容易引起胎儿生长延迟或者其他问题；其次是对孕妈妈脊柱不好，因为长时间低头，容易对人体的颈椎造成压迫，进而导致大脑供血不足，人体容易产生眩晕，孕后期由于增大的子宫易对腰椎产生压迫，再加上长时间低头玩手机，那么会对整条脊椎都产生很大的压力。为了宝宝和自身的健康，孕妇也应该控制玩电子产品的时间。

▶ 孕期玩电子产品需要穿防辐射服吗？

　　孕妇穿防辐射服真正起到的是心理安慰的作用。防辐射服防辐射的主要原理是利用电磁屏蔽并防止电磁波进入人体，对单一的电离辐射有一定的防护作用，进而可防止对胎儿的损害。大部分的防辐射服理论上有一定的作用，但在实际生活中，不可能达到理想效果。主要是因为日常生活中穿着防辐射服，做不到完全密闭，因为电磁波会在空气中拐弯，只要不是完全将身体密闭在防辐射材料里，就不能够完全屏蔽辐射。所以孕妇即使穿了防辐射服，仍要避免长时间接触那些超强的电离辐射。而大部分人如果不是从事或者做辐射相关检查工作，日常生活中接触到的来自电子产品的非电离辐射剂量是十分微弱的。所以穿戴防辐射服更多的是起到心理上的安慰作用，并没有太大的实际作用。除非你是在孕早期，在放射科站着不动连拍50张以上的X线片，达到这个总的放射剂量，才可能导致不良妊娠事件的发生。

▶ 孕期玩电子产品需要注意点什么？

首先，目前虽然没有足够的证据证明电脑辐射对胎儿的发育有影响，但如果实在介意辐射问题，可以考虑采用以下3种防护方式，即时间防护（尽可能减少使用时间）、距离防护和屏蔽防护（尽可能远离电器以及尽可能缩短在手机电脑前的暴露时间）。此外，孕妈妈还应改变自己的不良生活习惯，不能熬夜影响日常活动，加强户外活动，注意锻炼身体，每周控制在电脑前的工作时间，如果必须要在电脑前工作，建议每工作1～2 h以后，要起来活动半个小时左右，避免疲劳和过度紧张，保持愉快的心情，同时在饮食上多食用一些富含维生素A、维生素C和蛋白质的食物，饮食均衡多样，定期产检并做好孕期保健。

小 贴 士

孕妈妈们可以通过调整饮食、种植防辐射植物，减少使用电子产品或者避免辐射源等方式进行预防，且在孕早期（妊娠前3个月）应避免长时间接触使用电子产品（电脑、手机及电视等），防辐射服对孕妈妈来说并非必需品。同时，孕妈妈们要注意劳逸结合，保持心情愉悦，保证营养充足。

（常艳玲）

怀孕了还能继续当"佳人"吗？

> **病　例**
>
> 小丽早已过而立之年，虽说天生丽质，但平时也没少在脸上"下功夫"。许多初次见面的朋友误认为她是刚毕业的大学生，小丽常常为此暗自得意。不过这几天小丽脸上多了些许愁容：原来是月经推迟，验孕棒显示两条杠。对于身体里多了一个小生命，成为三口之家，小丽自然开心，可她也担心平时用的护肤品、化妆品对腹中胎儿有影响……

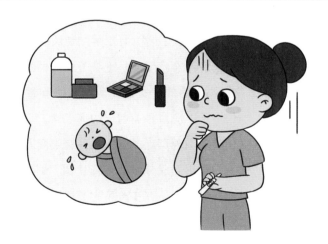

▶ **怀孕了就不能用护肤品吗？**

爱美是天性，哪怕怀孕也不能阻挡变美的动力。许多主打孕妇可用的护肤及美妆产品应运而生，但是孕妈妈们难免还是会纠结，也有一些家里老人说孕期最好不要用任何护肤品。难道美丽和做妈妈是矛盾的吗？

变美的手段现在是越来越多。护肤、化妆品、医美科技……层出不穷。首先来说下护肤品，里面有很多是对皮肤有护理作用的成分，化学性质多种多样，通过各自不同的原理发挥作用，帮助皮肤保持一个良好稳定的状态。查看成分表有助于孕妈妈们判断化妆或护肤品的安全性。标识有如下规律：① 所标识的成分名称按其在配方中的含量由大到小进行顺序，即排位越靠前，表明这个成分在该化妆品中的含量越高。② 对于在产品中含量≤1%的成分，在位于加入量＞1%的成分之后，可以任意排列顺序，也就是说，这类成分之间可以不分先后。为了宝宝的健康安全，孕妈妈们要远离含有致畸成分的护肤品或彩妆品。

▶ 含有哪些成分的护肤品或彩妆品孕妈妈不能用？

护肤品包括基础的保湿、防晒2类。具有保湿作用的成分包括甘油、透明质酸、胶原蛋白水解物等，能修复角质层的神经酰胺、维生素E等，能抗氧化的超氧化物歧化酶（SOD）、维生素C衍生物等，以及能滋润肌肤的荷荷巴油及乳木果油等，这些成分对于孕妇及胎儿都相对安全。防晒工作其实并不仅限于夏季，对于这个一年四季的必需品，孕妈妈在选择产品时也要擦亮眼睛。属于孕妇慎用的防晒成分包括：二苯酮、甲氧基肉桂酸乙基己酯、水杨酸乙基己酯、4-甲基苄亚基樟脑。

孕期长斑或许是最常让孕妈妈头疼的。女性在孕期内因雌激素和黄体素分泌增加，肌肤自我保护与修复的能量不足以应付日益增加的促黑素，引起黑色素增多，导致皮肤色素加深而且特别敏感，脸上出现斑点。以往遇到这类问题，女性朋友常使用美白类产品。目前市面上具有美白作用的成分包括谷胱甘肽、烟酰胺、熊果苷、维生素C等，这些成分孕妇使用相对安全。但是有些产品为了达到速成效果，或者提升用户体验感受，包括彩妆产品中或多或少添加了矿物油、重金属、酒精、化学激素等禁忌成分。尤其是铅汞这类重金属，使用时皮肤状态非常好，但是会通过皮肤吸收并快速分布到全身，而铅进入体内则会通过胎盘屏障，影响胎儿发育，造成畸形、流产或死胎等。

由于孕期激素变化，部分孕妈妈还会出现长痘痘的困扰，但是祛痘产品要谨慎选择！因为祛痘类产品多含有水杨酸或维甲酸。水杨酸有导致胎儿发育不全、脑积水和先天性心脏病的风险。虽然平素的皮肤护理使用到的水杨酸量并不多，怀孕期间如果少量使用含有低浓度的水杨酸的产品，不必过度惊慌，但孕妇仍应尽量避免。维甲酸（又称维A酸）能有效改善痤疮患者的面部症状，但孕妇摄入过多会导致婴儿心脏畸形、唇裂等先天性缺陷，应避开此类产品或药膏。

另外，为了防止开瓶后的产品滋生细菌，大部分市面上的护肤品或化妆品会添加防腐剂，常用的有羟苯甲酯、羟苯异丁酯等，属于杀菌性很强的防腐剂，不单会导致皮肤过敏，还可能对胎儿产生不良影响。由于防腐剂类型非常多，便不再一一列举，孕妈妈们也可以参考产品瓶身上的开盖后使用期限初步判断防腐剂的添加含量。另外孕期应避免染发、美甲等化学刺激成分高的爱美项目。

▶ 有没有可以既保持美丽又对宝宝安全的方法？

在挑选护肤或彩妆产品时要注意成分表，选择无添加、具有天然性、温和安全的产品。孕期激素水平波动，导致促黑素细胞激素、雌、孕激素增加，促进皮肤黑色素细胞功能。换句话说，就是孕妇皮肤色素容易加深，脸上也会产生黄褐斑。除此以外，还有部分孕妈妈会因激素变化出现面部痤疮。但是这些问题在生好宝宝以后，会随着激素水平恢复正常而减轻。大家要正确看待生理因素带来的改变，无须过分关注。不止外在使用的产品，健康饮食、充足睡眠、放松良好的心态也是孕妈妈保持美丽的法宝。

小 贴 士

　　孕期护肤时首选成分天然温和、亲肤、易吸收的无添加产品，要注意避开含有激素、重金属、高含量防腐剂、矿物油及色素等成分的产品。虽说护肤、化妆是女性的驻颜术，但在母亲角色的光环下，即便不靠外在的加持，所有妈妈都是美丽的！

（蒋　萌）

孕妈妈能不能坐飞机、高铁去旅游？

病　例

小高是一位刚刚发现怀孕的准妈妈，国庆假期马上到了，看着身边的朋友们都在计划出游，小高也是按捺不住内心的冲动，好想趁着肚子还不大出去走走看看。可到达旅游地需要坐飞机或者高铁，一想到进站时各种安检人员拿着安检设备在身上扫来扫去，还有坐飞机可能发生的高空辐射，小高顿时陷入了纠结中，一方面很想出去玩，一方面又担心坐飞机高铁的可能风险。如果你是小高，你会怎么做呢？

▶ 孕妈妈到底能不能坐飞机、高铁去旅游呢？

答案当然是可以，但是要依据孕周、是否有妊娠期合并症、是否有自身疾病等综合因素进行考量。

▶ 有必要"谈辐色变"吗？

坐飞机、高铁都免不了要进行安检，还有大家担心的高空飞行辐射，都绕不开辐射的问题。一提到辐射，普通人往往都会"谈辐色变"，更不用说处于特殊时期的"大肚皮"了。那么，坐飞机、高铁遇到的安检、高空飞行、X线检查等辐射到底对孕妈妈及肚子里的宝宝有影响吗？辐射对于胎儿是否有影响主要取决于以下2个方面。

1. 辐射剂量

离开了剂量来谈辐射都是无稽之谈，不论是对于成人还是肚子里的宝宝，辐射超过一定的量才可能对身体造成损害。根据《妊娠期应用辐射性影像学检查的专家建议》：造成胎儿不良结局的最低辐射暴露剂量通常为50～200 mGy，临床上常用的诊断性辐射性影像学检查方法的剂量通常低于50 mGy，不会造成胎儿损害，例如，胎儿辐射暴露剂量分别为：胸部平片0.000 5～0.01 mGy；腹部平片0.1～3.0 mGy；胸部CT 0.01～0.66 mGy；腹部CT 1.3～35 mGy，所以这些放射性检查未达到明显增加出生缺陷的阈值剂量。

2. 辐射时间窗

敲重点！不是所有孕周对于辐射的敏感性都一样，其中孕5～11周是人类胚胎的器官分化发育最敏感的阶段，在这个致畸敏感期若暴露于不良因素，最容易导致出生缺陷的发生。在此之前，它还只是个受精卵，没有发生器官的分化发育，即使暴露于不良的辐射因素中，带来的是"全或无"的效应，即：如果有影响，胚胎就停止发育，后续可能会流产；如果没影响，就不会增加出生缺陷的发生，仍然是个好宝宝！孕12周以后，胎儿的大部分重要器官已分化发育完毕，基本上完成了"分化"的重要步骤，接下来该"长大"了，在此阶段，不良辐射的暴露引起出生缺陷的概率显著下降。

▶ 坐飞机和高铁过安检需要注意什么？

坐飞机和高铁前的安检，一方面是针对行李的安检，一方面是针对乘客的安检。

针对行李的安检：其实和地铁站看到的安检仪是类似的，行李安检采用X线射线的透视作用进行安全检查，这个剂量要比医院X线的剂量小，且安检仪旁边也有铅板隔离，前后也有铅帘遮挡防治辐射外泄，只要不把铅帘大幅度撩起，一般不会有辐射。但在实际安检仪运行过程中，防护铅帘总是被不停地打开以放取行李，有时碰到高峰期，防护铅帘甚至处于半开状态，所以孕妈妈们过安检时，尽量远离行李安检仪，能绕就尽量绕过去，有行李过安检的话，也要等物品全部从传送带出来后再伸手去取。

针对乘客的安检：有些是安检门安检，有些是手持金属探测器安检。安检门采用的弱磁场感应技术，功率比电脑辐射还小，所以各位孕妈妈不用太担心安检门，而手持金属探测器则比安检门更安全。不过你如果很介意这个探测器在肚子上绕来绕去，可以和安检人员说一下，采用手工安检。

▶ 需要担心高空飞行带来的辐射吗？

很多孕妈妈都对高空飞行可能接收的辐射感到深深担忧，偶尔的飞行，的确会受到一定的辐射，孕期的最大太阳辐射暴露剂量应限制在 1 MSV（毫西弗）以内，即使乘坐最长线路的国际航班，乘客一次受到的太阳辐射不足最大限制剂量的 15%。因此，只要不是非常频繁地做"空中飞人"，孕期内偶尔乘飞机，所受到的太阳辐射、噪声、振动对宝宝的影响都是可以忽略不计的。

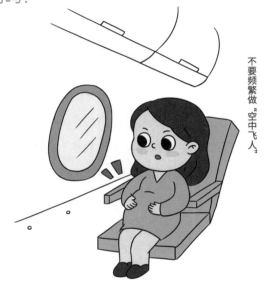

不要频繁做"空中飞人"

▶ 什么孕周乘坐飞机高铁是合适的？

一般来讲，孕周太小，或是孕周过大，坐飞机、高铁是有一定风险的。孕周太小的话，相对来说还不"稳定"，而且还有"早孕反应"，乘坐飞机、高铁感觉不适的可能性会增加。孕周较大了，比如快要生产了，孕妈妈们挺着个"巨肚"坐飞机也会增加风险，例如途中破水了、见红了，甚至临产了，可能会增加孕妈妈和胎儿的安全风险。实际上，很多航空公司对于能乘坐飞机的孕周是有相应要求的，孕晚期还需要提供孕周证明，这都是为了规避可能存在的风险，具体情况还需要和要飞的航空公司联系。一般来说，孕 12 ～ 32 周乘飞机、高铁，相对来说是比较安全的，也会感觉比较舒适。当然了，这是针对没有妊娠合并症的孕妈妈来说的，如果孕妈妈有合并其他疾病，例如，妊娠期高血压疾病、既往有心肺或静脉栓塞史等，还是不建议乘坐飞机和高铁的，为什么要给自己徒增风险呢？

另外，要乘坐飞机和高铁的孕妈妈，记得将产检资料随身携带，适当带点小零食，适当动动双腿双脚，保持舒适的状态。

小 贴 士

　　各位孕妈妈对于坐飞机和高铁不需要特别担心，但也要依据孕周、是否有妊娠期合并症等因素综合考量。另外，对于辐射没必要"谈辐色变"，了解辐射暴露的时间窗和辐射剂量才能更科学地对待辐射。

（胡　媛）

咖啡和茶，海鲜和小龙虾，这些在孕期我到底能不能吃？

· · · · · · · · · · · · 病　例 · · · · · · · · · · · ·

　　小王今年35岁，晚婚晚育的她今年高龄有孕，这个消息可高兴坏了家里的老人们，自从怀孕以后，对她百般呵护，小心翼翼照看，就差捧在手心了。小王是又幸福又烦恼，幸福的是全家的爱护，烦恼的是她简直失去了自由，特别是饮食方面，老人家讲究特别多，不能喝咖啡，不能喝茶，因为含有咖啡因，海鲜不能吃，小龙虾也不能吃，因为可能含有寄生虫。小王对这些说法将信将疑，于是带着一肚子的问号来到医院咨询。

▶ 咖啡和茶对妊娠究竟有什么影响？

　　咖啡和茶中都含有咖啡因的成分，这种成分具有兴奋神经的作用，如果经常或过量喝咖啡或者茶，神经兴奋性明显增强，容易使孕妇的睡眠质量下降，也会出现焦虑、紧张等异常情绪。怀孕期间睡眠不好以及情绪异常不仅对健康不利，影响胎儿的正常发育，导致胎动增多，也容易使胎儿出现缺氧现象，进而影响胎儿的脑细胞发育。过量喝咖啡和茶还会刺激子宫平滑肌收缩，从而加大流产或早产的发生率。茶叶中还含有鞣酸成分，大量摄入后会降低孕妇胃肠道对铁和钙的吸收，即加重孕妇缺铁和缺钙的表现，从而影响胎儿发育。值得注意的是，除了咖啡和茶，许多食品及饮料中也是天然存在咖啡因的，例如巧克力、可可制品、可乐等。

► **怀孕就真的不能喝咖啡和茶吗?**

咖啡已经成为很多职场女性应付忙碌工作的利器,甚至于不少女性怀孕后仍保持喝咖啡的习惯。其实,孕期喝咖啡和茶对胎儿的影响,应根据具体情况进行分析。

虽然咖啡和茶对于孕妇来说并不是很健康的饮品,但是将咖啡因的含量控制在每天 100 mg 以内,一般不会产生上述不良影响。在饮用咖啡时,不要同时饮用其他含有咖啡因的饮料如可乐、浓茶等,尽量不要每天都连续饮用,如果喝一点点过过瘾,不必自责,不要有太重的心理负担。如果不慎过量了,或者出现胎动频繁等不寻常的变化,建议立即就诊。

► **怀孕可以吃海鲜和小龙虾吗?**

小龙虾可是必不可少的美食,肉质鲜美,口味众多,有麻辣小龙虾、香辣小龙虾、小龙虾煲,各种小龙虾的做法让人垂涎三尺,几乎没有人能抗拒得了小龙虾的诱惑,孕妈妈当然也不例外,那么问题来了:怀孕以后可以吃小龙虾吗? 可以吃海鲜吗? 海鲜种类丰富,营养价值也很高,比如:

1. 海带含有丰富的碘等矿物质元素,而且还含有一定的蛋白质,对降血脂、降血糖、抗肿瘤、排铅解毒等都有一定的帮助。

2. 无论是海虾还是小龙虾,虾中都含有丰富的镁,对心脏活动具有重要的调节作用,能够保护心血管系统。

3. 鱼的营养价值就更加不用说了,不仅含有大量蛋白质,还含有对人体有益的不饱和脂肪酸。

所以对于孕妇来说,海鲜食品富含蛋白质、钙、铁、磷、锌等矿物质,营养价值很高,是非常好的食物,可以增加皮肤抵抗力,提高体质,提供宝宝生长发育所需的营养,深海鱼中还含有丰富的DHA,可以促进胎儿大脑的发育。

► **孕期食用海鲜类食品有哪些注意事项呢?**

首先,有过敏体质的孕妈妈,一定要慎吃,否则有可能会影响到胎儿的健康。如果孕妈妈已经食用海鲜并引起过敏了,建议立即停止食用,及时求医。

其次，孕期吃海鲜一定要避免一次吃太多，以免引起消化不良和腹痛。

最后，选购的时候，要选择冰鲜或新鲜的海鲜，而且一定要吃煮熟的海鲜，如果烹调不到位，寄生虫虫卵不能被杀死，孕妇吃了很容易导致寄生虫感染，影响胎儿的正常发育。

▶ 怀孕到底不能吃什么？

怀孕期间不能吃的药物和食物注意事项如下。

1. 药物：抗生素，如四环素、链霉素、庆大霉素等可导致胎儿发育异常；镇静催眠的药物，如苯妥英钠；激素类药物，如雄激素、炔孕酮等有致畸的作用；中成类，凡说明书上注有孕妇忌用或慎用的中成类药物，皆不宜使用。在使用药物时需要严格按照说明书或者遵医嘱服用，且有任何不适，及时去医院就诊，以免延误病情。

2. 食物：无特殊的体质，无过敏情况，通常没有绝对不能吃的食物，但不安全的食物不可食用，不吃生冷食物，如沙拉、生贝类、生肉、未加热的剩饭等，孕妇感染细菌可能通过胎盘传染给宝宝，导致早产、死胎或者新生儿败血症、脑膜炎等严重的后果；同时不能吃可能含有沙门氏菌的高风险食物，如生鸡蛋、生豆芽类；也不吃富含动物源性维生素A的食物，如大量猪肝、鱼肝油等，孕妇摄入含有过多维生素A的话容易造成脱发、流产、胎儿畸形等。

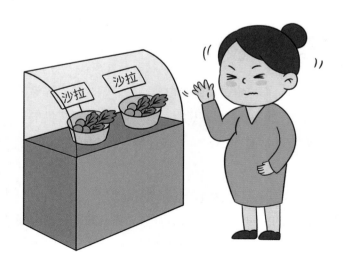

小 贴 士

　　其实，孕妈妈们大可以把心放到肚子里，胎儿没有我们想象的那么脆弱，没有大家想象中那么多顾忌，而且食物是进到我们的肠胃里，不会直接作用在胎儿身上，所以在饮食方面不用太过小心翼翼。从科学角度来说，除了烟酒不能沾，药不能乱吃，孕期的膳食应该是由多样化食物构成的，这样才能营养均衡，生出健健康康的宝宝。

（熊云棋）

"妊娠纹"，究竟该拿你怎么办？

········病　例········

　　小李已经是产后1年的宝妈了，孕前喜欢游泳，但是现在却不敢穿比基尼了，这是为什么呢？原来产后不仅肚皮松弛了，而且肚子上还出现了很多瘢痕样的条纹，小李觉得这些花斑样的条纹不美观，那么这些条纹是什么呢？这就是所谓的"妊娠纹"。

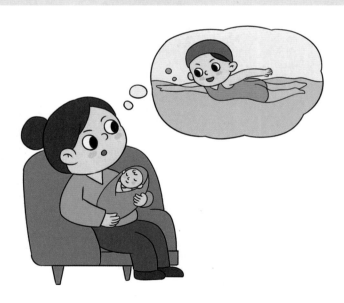

▶ 妊娠纹是如何产生的呢？

　　妊娠纹的形成主要由妊娠期荷尔蒙的影响导致，此外腹部膨隆使皮肤的弹力纤维与胶原纤维损伤或断裂，腹部皮肤变薄变细，出现一些宽窄不同、长短不一的粉红色或紫红色的波浪状花纹。分娩后，这些花纹会逐渐消失，留下白色或银白色的有光泽的瘢痕线纹，即妊娠纹。妊娠纹主要出现在腹壁上，也可能出现在大腿内外侧、臀部、胸部、后腰部及手臂等处，初产妇最为明显。一旦出现妊娠纹就不会消失，并伴随皮肤松弛、乳房下坠、腹部脂肪堆积，严重影响了妇女产后的体态和身心健康。

其实，多数女性生完孩子最真实的一面就是如此。没有生过孩子可能不知道，生完孩子的肚皮多数都是"不忍直视"。从前，那个活力四射、自信满满的女性，自从生了小宝宝后，肚子上就留下了难看的妊娠纹，换衣服时特别怕老公突然开门进来，会条件反射性的把肚子盖住不让他看见，原本最亲密无间的老公却成为最不敢直面的那个人，这种绝望只有经历过的人才有体会。对于怀着孕的女性和备孕的女性来说，肚子上长难看的妊娠纹一定是最令其恐惧的事情之一了。女性都是爱美的，肚子上留下了一条条斑驳的纹路，太令人心酸难受、沮丧痛苦了。为了预防妊娠纹，有些妈妈绞尽脑汁用了各种方法，实际上却没什么用。

▶ 有什么办法可以在早期预防妊娠纹的发生？

条条妊娠纹，是皮肤深处受了伤。怀孕以后孕妈妈的肚子越来越大，腹部的皮肤自然就跟着逐渐拉伸，跟橡皮筋似的，一直拉，拉到某个极限，啪地就断了。皮肤里的胶原纤维、弹性纤维也是类似的，撑大以后可能会产生不同程度地损伤、断裂，从肚子表面上看就是一条条宽窄长短不一的纹路了。当然，怀孕后各种激素变化，也会让皮肤弹性降低、变松弛。不光是肚子，乳房、大腿、腰背部、臀部等脂肪容易堆积的地方也可能会长纹。

我们都知道，并不是所有孕妈妈都会长妊娠纹。有的孕妈妈涂各种护肤品，小心翼翼地护着肚皮，最后还是长满了纹；有的孕妈妈呢，完全不关心，生完孩子反而一条纹也没长。

▶ 妊娠纹会格外"青睐"哪部分人群呢？

1. 有妊娠纹遗传史者

妊娠纹存在遗传性。孕妈妈们可以问问家里人，比如自己的妈妈或者外婆，怀孕时有没有长妊娠纹。如果有，那长妊娠纹的可能性就很大了。

2. 孕期体重增加过多者

孕中晚期，体重增加很快，如果短时间内体重增长过快，皮肤会被迅速拉伸，若皮肤弹性不足，支撑结构的胶原蛋白和弹性纤维损伤、断裂，妊娠纹自然就找上来了。

容易长妊娠纹的高危人群还有这些：本来就偏瘦的妈妈、太年轻就生娃的（＜20岁）、使用过皮质类固醇激素的人群等。

▶ 针对妊娠纹，预防才是最重要的。这才是孕期预防妊娠纹或减少妊娠纹的最佳办法。

孕期要多吃富含各种维生素、矿物质的新鲜果蔬，富含优质蛋白质的鱼肉、鸡蛋、大豆等，有助于改善皮肤质量，增加皮肤弹性。但是，可千万别无节制地"一人吃两人份"，要吃出毛病来的。不仅对孕妇和宝宝的健康不利，前面也说了，还更容易长妊娠纹。所以，孕期请一定要做好体重管理。

一般来说，如果孕前体重正常，整个孕期体重增长要控制在大约12.5 kg的范围内；如果偏瘦，孕期可以适当多长一点；体格偏胖的自然是要更注意控制了，少长一点。另外，孕期还是要坚持适度的运动，这样不仅能有效控制孕期的体重增长、减少脂肪堆积，还能加速血液循环、增强皮肤弹性。皮肤弹性好了，发生皮肤纤维断裂的现象也就少了。

▶ 已经有了妊娠纹还能去掉吗？

说到这，肯定有宝妈要问了，擦一些润肤油，比如橄榄油啊，或者乳液之类的，能不能帮助预防妊娠纹，甚至是消除妊娠纹呢？

日常涂涂给肚皮做点防护、保保湿，当然可以的，可以避免皮肤过于干燥，但这并不能完全有效预防妊娠纹的产生，寄希望于护肤品来搞定妊娠纹是不太靠谱的。目前研究能证实的是维A酸对预防妊娠纹一定的作用，但维A酸不建议用于孕妇，所以也就不考虑了。

小 贴 士

　　妊娠纹，预防最重要。孕期要多吃富含各种维生素、矿物质的新鲜果蔬，富含优质蛋白质的鱼肉、鸡蛋、大豆等，有助于改善皮肤质量，增加皮肤弹性。妊娠纹一旦形成，就不可能完全恢复如初。目前的医美技术，只能做到淡化妊娠纹，尽可能看起来不那么明显。如果任何机构承诺说可以帮你完全去除妊娠纹，一定要当心！

（陈立兰）

明明化验单上没箭头，为什么医生还是让我补铁？

········· **病　例** ·········

　　小刘是一位准妈妈，每次产检，细心的她都会认真查看自己的化验单。听说孕妇容易贫血，她对血常规格外关注。但让她疑惑的是明明血红蛋白后面没有小箭头，医生还是建议她补铁，还几次调整剂量。她咨询了朋友，发现医生告诉分娩后的妈妈们也要补铁，这是为什么呢？

▶ 什么是妊娠期合并贫血？

　　妊娠期血红蛋白浓度（Hb）< 110 g/L时，可诊断为妊娠合并贫血。并且根据Hb水平分为轻度贫血（100 ~ 109 g/L）、中度贫血（70 ~ 99 g/L）、重度贫血（40 ~ 69 g/L）和极重度贫血（< 40 g/L）。怀孕时贫血比较常见，由于妊娠期血容量增加，且血浆增加多于红细胞增加，血液呈稀释状态，又称"生理性贫血"，但是这并不代表可以忽视贫血。

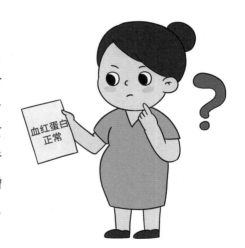

▶ 贫血和补铁有什么关系？

　　铁是制造血红蛋白的原料之一，体内铁缺乏引起的贫血叫作缺铁性贫血，是孕妇最常见的贫血类型。铁储备的不足往往早于贫血，因此铁缺乏时血红蛋白仍然可能是正常的。血清铁蛋白浓度＜20 µg/L可以诊断铁缺乏。但是血清铁蛋白＜30 µg/L即提示铁耗尽的早期，已经需及时治疗。因此即使血常规提示血红蛋白没有异常，产检医生仍然可能根据铁蛋白结果建议孕妇补铁。

▶ 为什么产检普遍建议孕妇补铁？

妊娠期，孕妈妈和宝宝一起共需铁约1 000 mg。孕妇每日需铁至少4 mg。每日饮食中含铁10～15 mg但仅能吸收1～1.5 mg，若不给予铁剂治疗，容易耗尽体内储存铁造成贫血。

▶ 贫血的孕妈妈会有什么感觉和后果？

血红蛋白的功能是给各个脏器运输氧气，人体的正常运行与它息息相关。贫血最常见的症状是容易疲劳。贫血严重的孕妇有面色苍白、乏力、心慌、头晕、呼吸困难、烦躁等表现。血红蛋白下降之前储存铁就可能耗尽，所以还没有发生贫血时，也可能出现疲劳、易怒、注意力下降及脱发等铁缺乏的症状。贫血可能对孕妈妈和宝宝造成不良影响：

（1）对孕妇来说，即使是轻度贫血也可能造成孕妇对分娩、手术和麻醉的耐受能力差，恢复慢。重度贫血可因心肌缺氧导致贫血性心脏病；易发生失血性休克，危及孕妇生命；降低产妇抵抗力，容易并发产褥感染。

（2）对宝宝而言，孕妇中重度贫血时，妈妈的营养不足以满足宝宝生长所需，容易造成胎儿生长受限、胎儿窘迫、早产或死胎，同时对宝宝未来发育也造成一定影响。

▶ 哪些孕妈妈要格外注意贫血和铁缺乏？

首先曾经有贫血的孕妈妈要在孕检中特别留意。另外，曾多次妊娠、在1年内连续妊娠及素食的孕妈妈也具有铁缺乏的高危因素，即使Hb≥110 g/L也应检查是否存在铁缺乏。

▶ 这么重要的铁剂该怎么吃?

一旦孕妇体内储存铁耗尽,仅仅通过食补难以补充足够的铁,通常需要补充铁剂。明确诊断缺铁性贫血的孕妇每天应该补充元素铁100～200 mg,2周后复查血常规。铁缺乏的孕妇(没有贫血,但血清铁蛋白<30 μg/L),每天应补充元素铁60 mg/d,8周后评估疗效。孕妇分娩后,如果血红蛋白<100 g/L,即使没有症状,产后也要每天补充元素铁100～200 mg,持续3个月,并复查血常规。因此孕妇如果自己购买铁剂,要格外注意阅读成分表。

为了避免食物抑制铁的吸收,建议吃饭前1小时口服铁剂,同时与维生素C共同服用,以增加吸收率。含有叶酸的铁剂并不能代替预防胎儿神经管缺陷的口服叶酸。有1/3的孕妇在口服铁剂时可能出现恶心和上腹部不适等胃肠道症状,这种表现和剂量有关。

▶ 日常饮食中如何"食补"?

孕妇对铁的生理需求量比孕前高3倍,且随妊娠进展增加,需求量继续增长。含血红素铁的食物有红色肉类、鱼类及禽类等,人体可以更好吸收这些食物中的铁。因此孕妇可以适量多进食肉类。同时水果、土豆、绿叶蔬菜、菜花、胡萝卜和白菜等含维生素C的食物可促进铁吸收。虽然牛奶及奶制品可抑制铁吸收,但是奶制品仍然是优质的钙和其他营养来源。其他抑制铁吸收的食物还有谷物麸皮、谷物、高精面粉、豆类、坚果、茶、咖啡、可可等,孕妇可以根据实际情况在饮食上予以注意。

▶ 严重贫血时怎么办?

当贫血严重时,口服铁剂不能满足孕妇的需求,需要静脉输液补铁,甚至输血治疗。这需要医生的专业判断以及入院治疗。由于中重度贫血明显增加了孕妈妈和宝宝的风险,而且静脉补铁和输血比口服铁剂有更多发生不良反应的可能,因此孕妈妈们在产检时应该认真听从医生的建议,按时服用铁剂,避免贫血的进一步发展。

小 贴 士

缺铁性贫血只是贫血中的一种，一部分孕妇可能是由其他原因引起的贫血，如：巨幼细胞贫血、地中海贫血等，其中一些贫血是不能够补充铁剂的。希望孕妈妈们能够规范产检，认真听从医生建议，必要时完善检查来明确贫血原因，让"补铁大业"正确、安全、有效的完成。

（王青竹）

围产期那些事儿

孕妇高度近视，可以顺产吗？

顺产还是剖宫产？要如何选择呢？

无痛分娩真的无痛吗？

剖宫产为何要恢复那么久？

产后脱发如何救？

……

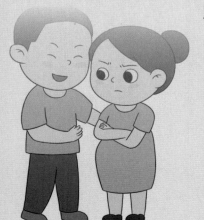

分娩镇痛

· · · · · · · · · · · · 病 例 · · · · · · · · · · · ·

　　小张最近刚刚结婚，家里亲戚朋友都在劝小两口早点生小孩，给大家庭带来新成员。虽然小张心里也对新生命的到来充满了期待，但是一想到已经有小孩的朋友提到过"生不如死"的阵痛，内心就不停地在打退堂鼓。疼痛，到底是不是做妈妈的必经之路？不痛是不是就做不了妈妈了？母爱是不是一定要通过对分娩疼痛的忍耐来体现？

▶ **什么是分娩镇痛?**

　　分娩镇痛是指用药物或非药物手段减少产妇在分娩过程中所感受到的疼痛。分娩疼痛多由子宫收缩和紧张恐惧的心理引起，对于大多数产妇尤其是初产妇而言是非常痛苦的。在医学疼痛指数中，自然分娩的疼痛指数高达9.7 ～ 9.8分，可能是女性一生中所遇到的最剧烈的疼痛。这也使得更多的孕妈妈对它充满畏惧，因而排斥自然分娩，转为选择存在一定风险的剖宫产。

　　分娩镇痛的意义，不仅仅在于降低产妇分娩时的痛苦，更重要的是，它能够减少产妇不必要的耗氧量和能量消耗，防止母婴代谢性酸中毒的发生，降低产后出血率。同时，它还可以避免子宫胎盘血流量的减少，从而改善胎儿氧合状态，降低胎儿缺氧及新生儿窒息状况的出现。

▶ **分娩镇痛的好处有哪些?**

　　降低产妇应激反应；让孕妈妈们不再经历疼痛折磨，减少分娩时的恐惧和产后的疲倦；在时间最长的第一产程得到休息，当宫口开全时，因积攒了体力而有足够力气完成分娩；同时减少不必要的耗氧量，防止母婴代谢性酸中毒的发生；避免子宫胎盘血流减少，改善胎儿氧合状态。

▶ 分娩镇痛怎么做？

分娩镇痛包括非药物及药物手段。

1. 非药物：在孕妇学校学习或进入产房后，助产士及产科医生会指导孕妇采用有控制的节奏式呼吸，如拉梅兹呼吸等方法，达到转移注意力，放松肌肉，减少紧张和恐惧感的目的；同时，通过丈夫参与分娩、分娩关怀等手段，为孕妇不断提供生理、心理上的支持，能够改善孕妇的分娩体验；其他的方法包括利用水的浮力及适宜温度改善分娩体验的水中分娩、通过电刺激提高局部皮肤和子宫痛阈的经皮电刺激神经仪等；非药物镇痛的优势在于对产程和胎儿无明显影响，但是镇痛效果并不稳定。

2. 药物类：麻醉技术镇痛（硬膜外；腰麻；腰-硬联合麻醉；阴部神经阻滞）

分娩镇痛遵循产妇自愿和临床安全的原则，通过实施有效的分娩镇痛技术，达到最大程度减轻产妇产痛的目的。椎管内镇痛因其镇痛效果确切，对母婴安全性高，是首选的分娩镇痛方式。椎管内分娩镇痛不仅能有效减轻产妇产痛，还能为器械助产或产程中转剖宫产提供快捷及良好的麻醉效果。

椎管内分娩镇痛有哪些优点？

（1）镇痛效果好，尤其适合于重度产痛的产妇。

（2）产妇清醒，可参与产程的全过程。

（3）可灵活地满足产钳和剖宫产的麻醉需要，为及早结束产程争取时间。

（4）随着新的给药方式患者自控硬膜外镇痛技术（PCEA）的出现，提高了分娩镇痛效果，对母婴和产程几乎无任何影响。

（5）椎管内分娩镇痛在需要顺产转剖宫产时可直接进行椎管内麻醉，缩短麻醉操作时间，危急情况下相当于保留了一条生命线，对于母婴抢救至关重要。

（6）危重患者行椎管内分娩镇痛可有效降低孕妇全麻插管率及相关风险。

▶ 所有产妇都能选择分娩镇痛吗？

分娩镇痛适合于大多数人，但不是人人都适合。

阴道分娩禁忌证、硬膜外置管禁忌证或者凝血功能障碍的一般不适合。想选择分娩镇痛的孕妈妈必须在产科和麻醉医生的评估后，才能确定本人是否可以采用分娩镇痛方式。

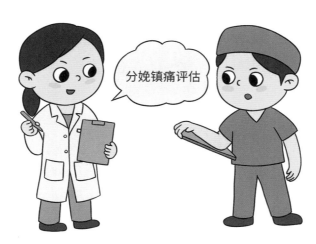

分娩镇痛评估

▶ 无痛分娩对胎儿有害吗？

实行无痛分娩是在保证母亲和胎儿的安全的前提下进行的。无痛分娩所需要的麻醉药剂量只是剖宫产所需剂量的1/10或更小。另外，药物通过胎盘的药量微乎其微，因此对胎儿也无任何影响。

▶ 使用分娩镇痛后还能用力生孩子吗？

可以！分娩镇痛只是减轻了疼痛感觉，并不会影响运动功能（如宫缩、屏气用力，排便等）

▶ 无痛分娩会不会增加顺转剖的概率？

分娩是一个极具挑战的动态变化过程，随时可能出现危机母儿生命安全的紧急事件。因此，自然分娩是否改成剖宫产，与是否进行无痛分娩没有必然的联系，它取决于胎儿、产妇等许多情况，顺转剖的概率和无痛之间没有必然联系。

小 贴 士

分娩镇痛是指用药物或精神疗法减少产妇在分娩过程中的疼痛。椎管内镇痛因其镇痛效果确切，对母婴安全性高，是首选的分娩镇痛方式。实行无痛分娩是在保证母亲和胎儿安全的前提下进行的。可以极大地缓解分娩阵痛，改善孕产妇的分娩体验。

（王欣然）

"受过伤"的子宫，只能再挨一刀吗？

·········· 病 例 ··········

小美，31岁，随着"二孩"政策的开放，想给家中四岁的女儿找个伴。女儿当时是因"巨大儿"行的剖宫产。这次怀孕，她听从医生的嘱托，科学饮食，控制体重，产检过程都很顺利。小美本身对于剖宫产有心理阴影，这次想顺产，但是她听说"一胎剖的，二胎只能剖"。真的是这样吗？其实我们有VBCA。

► 什么是剖宫产术后再次妊娠阴道分娩？

剖宫产术后再次妊娠阴道试产，俗称VBAC（vaginal birth after cesarean）。顾名思义，是指既往行剖宫产术，此次妊娠怀孕，通过阴道试产分娩出胎儿。本身与常规的阴道分娩试产无太大区别。VBAC的成功率为60% ～ 80%，整体风险率不足1%。

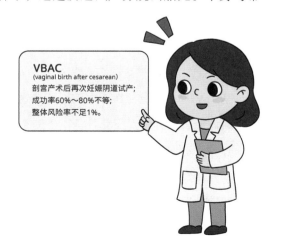

VBAC
(vaginal birth after cesarean)
剖宫产术后再次妊娠阴道试产；
成功率60%～80%不等；
整体风险率不足1%。

► 相对于剖宫产，VBAC 对于孕妈妈和宝宝有哪些好处呢？

对于孕妈妈来说，能避免二次剖宫产带来的身体损伤和各种并发症：产后康复更快，住院时间更短；输血治疗的可能性更低；产后发生血栓及感染的风险更小；降低医疗费用；后续再次怀孕，阴道试产可能性更大……

对于宝宝来说，新生儿经过产道的挤压，肺部得到锻炼，发生呼吸问题的风险相对较低。

▶ 相对于直接剖宫产，VBAC存在哪些风险呢？

无论是哪种分娩方式，都存在相应的风险，包括产后出血，产褥期感染的可能。相对于常规的阴道试产，VBAC的最大风险便是子宫破裂，也就是既往剖宫产伤口的撕裂。

随着产程的进展，子宫收缩的强度与频率越来越高，子宫下段进一步拉长，形成宝宝分娩的产道。由于既往剖宫产的缘故，子宫下段存在瘢痕组织，相对于正常的子宫肌肉组织，此处被撕裂的风险更大。若是既往剖宫产切口愈合不佳，存在子宫切口憩室，最薄处可能只有几毫米，撕裂的风险更高。在子宫收缩过程中，原来的剖宫产切口处撕裂，就会造成子宫破裂。

子宫破裂，意味着大量的失血，子宫损伤（可能导致子宫切除），感染，甚至失血性休克，导致孕产妇死亡。VBAC整体的风险率不足1%，但是仍高于再次剖宫产。一旦发生子宫破裂，孕妇输血率、子宫切除率和围产儿发病率、死亡率明显增加。

若阴道试产失败，或者因为种种原因不能继续阴道试产，必须转行紧急剖宫产，相对于择期剖宫产，顺产转剖宫产的感染率更高。

▶ 哪些人可以选择VBAC？

基于VBAC本身存在子宫破裂的严重风险，并不是所有既往剖宫产的孕妈妈们都可以尝试经阴道分娩，需要具备以下的条件。

1. 孕妇及家属有阴道分娩的意愿，这是VBAC的必要条件。胎儿的顺利分娩是医患双方合作努力的结果。

2. 既往有1次子宫下段横切口剖宫产史，且前次剖宫产手术顺利，切口无延裂，如期恢复，无晚期产后出血、产后感染等，除剖宫产切口外子宫无其他手术瘢痕。

3. 胎儿为头位。

4. 不存在前次剖宫产指征，也未出现新的剖宫产指征。

5. 2次分娩间隔≥18个月。

6. B超检查子宫前壁下段肌层连续。

7. 估计胎儿体质量不足4 000 g，意味着胎儿不是巨大儿。

以上条件都需要具备，才考虑VBAC。但是临床情况多变复杂，具体能否VABC，还是需要孕妈妈和产科医生沟通。孕妈妈提出自己的意愿和想法，由产科医生结合孕妈妈的实际情况决定后续的分娩方式。

▶ 哪些孕妇肯定不考虑VBAC？

VBAC本身有子宫破裂的风险，若是存在以下任一危险因素的，均不建议行阴道试产。

1. 已有2次及以上子宫手术史。

2. 前次剖宫产术为古典式剖宫产术、子宫下段纵切口或T形切口。

3. 存在前次剖宫产指征。

4. 既往有子宫破裂史；或有穿透宫腔的子宫肌瘤剔除术史。

5. 前次剖宫产有子宫切口并发症。

6. 超声检查胎盘附着于子宫瘢痕处。

7. 估计胎儿体质量为4 000 g或以上。

8. 不适宜阴道分娩的内外科合并症或产科并发症。

再次强调，存在以上任何一个因素，都不建议阴道试产。怀孕分娩本身应该是幸福的，母亲与宝宝的安全是第一重要的事情。

▶ 孕妈为了VBAC，需要准备什么？

为了能够顺利分娩，避免出现严重并发症，孕妈妈需要有充足的准备。

首先，需要充分了解VBAC相关的知识，了解VBAC本身的风险，权衡利弊。做好阴道试产失败，急诊剖宫产的准备。

其次，选择可靠的医院及医生，并不是所有的医院都具有开展VBAC的条件，需要选择具有抢救VBAC并发症的条件及相应急救预案的医疗结构，进行阴道试产。

最后，孕期按期产检，做好动态评估，合理补充营养，控制体重，避免巨大儿的发生，降低阴道分娩难度。

关于小美的后续：小美和产科医生充分沟通，在产科医生的评估下，小美具有VBAC的条件，建议其后续在家待产。小美在孕38周的时候，因为阴道流液，宫缩发动住进了医院的产房，在医生与助产士的共同努力下，顺利分娩了一个男娃。

小 贴 士

一胎是剖宫产，二胎并不一定也要剖宫产。如果有顺产分娩的意愿，要及时和产检医生沟通，孕期动态观察，控制体重，定期评估有无阴道分娩的高危因素。孕妈妈和医护共同努力，让二胎之旅平安顺利。

（洪士彬）

高度近视的我可以顺产吗？

病　　例

　　小雅是位小白领，肤白个子高，同时也是位运动爱好者，美中不足的是小雅800度近视。小雅一直盘算着去做近视眼激光手术，好巧不巧，怀孕了。目前小雅已经怀孕35周，她听身边生过孩子的同事们说，800度近视眼算高度近视了，是不能顺产的，弄不好会视网膜剥脱眼睛瞎掉的。小雅心里不乐意了，想着自己人高，又爱运动，更不想肚子上留条疤，于是跑去问自己的产检医生："我非常想顺产，可是我是高度近视，可以顺产吗？"

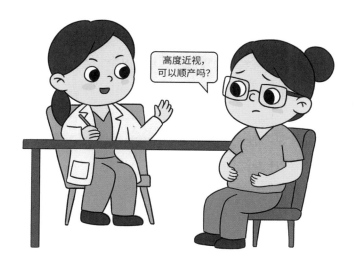

▶ **什么是高度近视？**

　　高度近视是指近视度数＞600°，伴有眼轴延长、眼底视网膜和脉络膜萎缩性等退行性病变为主要特点的屈光不正，说得简单一点就是近视眼度数＞600°。

▶ 哪些因素会诱发高度近视？

1. 年龄因素：儿童期、青少年期2个时间段是近视形成的高峰期，如果用眼过度容易诱发高度近视。

2. 发育因素：眼轴是会随着年龄的增长而变长的，若发育过度，易诱发高度近视。

3. 环境因素：长时间、近距离使用手机、电脑、电视等电子产品使得眼睛一直处于疲劳、紧张状态，容易诱发高度近视。

▶ 高度近视会有哪些表现？

1. 单纯性高度近视

（1）远视力下降：表现为看远处的事物比较模糊，但是近距离的事物能清晰地看见。

（2）飞蚊症：眼前有黑影，且可随着眼球转动而飘动、形态好像小虫子、蚊子等。

（3）眼睛疲劳：过度用眼可能会出现闪光感、眼干以及眼胀等。

2. 病理性高度近视

除了上述症状外，病理性近视还可能出现以下症状。

（1）视物遮挡：一件东西看不清楚，像是被黑影全部或者部分遮挡一样。

（2）视物变形：看到的事物与实际相比可出现变形（弯曲、变大或者变小等）。

（3）色觉异常：常见有蓝色觉及黄色觉异常，可能会将蓝色的物体看成绿色，当病变累及黄斑区时，可出现红色觉异常。

（4）光觉异常：对黑暗的适应能力下降（从强光的地方进入较暗的地方，眼睛一段时间看不清楚事物）和不同程度的夜盲（黑暗中看不见）。

▶ 孕期眼部会有哪些变化？

妊娠和分娩，属于正常的生理改变，但是机体各器官和内分泌系统会随之发生相应的变化。其中眼部主要变化为视力疲劳、视力减退、视野缩小、夜盲、暗适应能力下降等眼部的病理生理改变。高度近视孕妇除上述改变外，还容易出现眼底病变，如视网膜水肿、出血，甚至剥脱等。这是因为高度近视者眼底脉络膜视网膜有萎缩、变性、退行性改变的病理基础。分娩期由于子宫收缩，血管外周阻力增加，特别是第二产程，产妇屏气，腹压增加，增加眼肌对眼球挤压的力量，促使眼底发生出血、血管痉挛、水肿，网膜病理变化。因为有这些变化，所以高度近视的孕妈妈往往会认为如果自己顺产的话，就一定会发生视网膜剥脱甚至眼睛瞎掉。

▶ 高度近视孕妇是否可以自然分娩？

高度近视并非自然分娩的绝对禁忌证，高度近视的孕妇能否顺产主要以产科的诊断为主，近视度数作为参考。高度近视孕妇本身容易出现玻璃体液化、浑浊和后脱离、周边视网膜变性，从而产生视网膜裂孔和脱离。当高度近视的孕妇在自然分娩过程中竭尽全力时，由于腹压升高，剧烈的疼痛可能对眼球有一定的刺激，但没有证据说明顺产一定会引起视网膜脱离和眼底出血。近期多项临床研究表明：高度近视的孕妇顺产所导致的眼部并发症（例如，大家最担心的视网膜剥离和眼底出血）相比非高度近视产妇并无明显增加。不仅仅是高度近视的孕产妇可以阴道分娩，高度近视做了准分子激光手术后依然可以阴道分娩，即使是以前有过视网膜剥离的病史，依然可以阴道分娩，因为循证医学的证据提示在这些孕妇中阴道分娩不会增加眼部并发症的发生率。有了循证医学的支持，相信有高度近视的孕妈妈们应该松一口气了。高度近视孕妈妈需要记住的是，分娩前，务必请专业的眼科医生进行评估，检查眼底情况，看有没有视网膜裂孔、玻璃体牵拉、黄斑水肿和出血，如果没有这些问题就可以考虑顺产。即使在分娩过程中发生视网膜脱落，孕妈妈也不要太担心，经过手术完全可以恢复。开篇病例中的主人公小雅，听了产科黄医生的建议后，至眼科评估眼底是正常的，在妊娠39周+6时顺利自然分娩可爱的女宝宝，圆了自己的顺产梦。

▶ 高度近视的孕妇孕期有哪些注意事项？

高度近视的孕妇孕期应该避免剧烈的运动、震动和撞击，这些容易导致视网膜脱落。孕期要注意用眼卫生，孕期尽量少佩戴隐形眼镜，因为隐形眼镜使用不当可能造成角膜发炎、水肿，甚至溃疡，加重眼底疾病；避免眼部化妆，因为经常化妆的孕妈妈，睫毛腺容易被阻塞，睫毛根部容易长一些白色的小点，易引起眼部炎症；避免用眼疲劳，不要长时间使用电子产品，经常做眼保健操和多看绿色植物来缓解眼疲劳。高度近视孕妇孕期要注意饮食，以饮食清淡为主，不要进食过于油腻或辛辣刺激的食品；多吃含胡萝卜素的食品以及绿叶蔬菜；多吃优质鱼类，可有效防止眼睛干涩和帮助胎儿视力健全发展；戒烟戒酒。

小贴士

高度近视不是剖宫产手术指征。高度近视孕妇在分娩前，需经过专业的眼科医生评估，检查眼底没有视网膜裂孔、玻璃体牵拉，没有黄斑水肿和出血，就可以顺产。孕期注意用眼卫生、避免眼部化妆及用眼疲劳。

（黄滔滔）

爱在起点——母乳喂养

病 例

　　青青刚刚通过顺产顺利分娩出了一个健康、漂亮的女宝宝，一家人都沉浸在新生命诞生的喜悦中。当助产士将宝宝放在青青怀里时，青青看着新生的宝宝，不知为何心情有些失落，开始担心自己会不会没有足够的母乳、担心宝宝营养跟不上、担心哺乳后身材走样。

▶ **什么是纯母乳喂养?**

　　妈妈用自己的乳汁来喂养宝宝，除母乳外，不添加任何其他的食物、饮料以及水（药物、维生素、矿物质等除外）即为纯母乳喂养。世界卫生组织（WHO）倡导健康新生儿前6个月需纯母乳喂养，6个月后逐渐添加辅食，直至2岁及以上自然离乳。

　　母乳是婴儿最适宜的营养品，含有适当的蛋白质、碳水化合物、矿物质、各种维生素以及免疫物质。研究显示，母乳喂养的婴儿发展更为健康，效果包括增强免疫力、提升智力、减少婴儿猝死症的发生、减少儿童期肥胖、减少罹患过敏性疾病等。所以，母乳真的是个好东西。

▶ **为什么喂奶的时候肚子会痛，是不是对妈妈不好?**

　　当然不是，母乳喂养不仅对妈妈，对宝宝、家庭、社会都有很多好处。

　　对妈妈来说，通过母乳喂养，可以促进子宫收缩，减少产后出血，有利于恶露排出；降低妈妈今后乳腺癌、卵巢癌等恶性肿瘤的发生概率。此外，科学的母乳喂养还能帮助妈妈更快地恢复身形。

　　对宝宝来说，母乳可以提供宝宝发育所需要的营养素，尤其是对6个月内的宝宝，母乳可以满足他们的所有营养需求，不需要添加任何其他的食物、饮料以及水；母乳还能增强宝宝的免疫力，减少婴幼儿呼吸道感染、腹泻、过敏性疾病的发生，减少代谢性疾病的发生；母乳喂养还可以促进宝宝大脑发育；通过母乳喂养，有利于宝妈们和自己的宝宝之间建立良好的母子情感。

不仅如此，母乳喂养对家庭、社会也有很多好处。母乳经济、方便；通过母乳喂养，可以增进家庭和睦；母乳喂养的孩子身体素质好，有利于提高全民身体素质、促进社会发展等，益处多多。如果每一个宝妈都能做到母乳喂养，由个人到整体，由小家到大家，可为社会贡献一份力！

▶ 初乳看上去黄黄的、量也很少，是不是没什么营养？宝宝会不会不够吃啊？

不同阶段的母乳含有的水分、蛋白质、脂肪等物质的比例都是不同的，比例的不同呈现出的颜色也不同。初乳是指分娩后前5天的乳汁，初乳中还含有丰富的免疫活性物质，是宝宝的纯天然疫苗，对宝宝的帮助非比寻常，能帮助宝宝增强免疫力和抗感染能力，降低患病风险。初乳只有在分娩后的短短数天内少量分泌，极其宝贵，初生宝宝的胃容量也很小，初乳就能满足初生宝宝的需求。

▶ 有哪些促进母乳喂养的举措呢？

促进母乳喂养的举措可以概括为：早接触、早吸吮、早开奶。产后医护人员会将没有包裹的宝宝放在妈妈裸露的胸前，并用温毯覆盖，这时宝宝自己会找到妈妈的乳头进行吸吮，当宝宝和妈妈肌肤接触超过50 min，宝宝自己开始吸乳的机会会比没有接触的宝宝高出8倍。

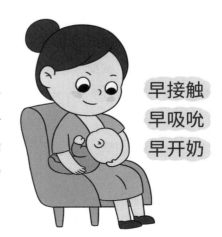

早接触
早吸吮
早开奶

▶ 妈妈们怎样做有益于产生足够的乳汁呢？

首先，妈妈们需要保持充足的睡眠，合理科学的饮食，保持心情愉悦；树立母乳喂养的信心，信心的树立也需要家庭、社会、医院的支持；不建议使用奶瓶、奶嘴，防止乳头混淆。其次，新手宝妈们一定要记住，宝宝是妈妈最好的开奶师，建议妈妈和宝宝早期接触，进行频繁有效的吸吮，24 h母婴同室，昼夜按需哺乳。

▶ **每天照顾宝宝好累啊，晚上想好好睡一觉，能不能睡前多喂一点，然后把宝宝放到其他房间啊？**

首先，提倡按需哺乳，按需哺乳一般指每天哺乳8 ～ 12次，每一侧乳房每次15 ～ 20 min左右，只要宝宝觉得饥饿或者妈妈觉得涨奶时都可以进行，不要在宝宝特别饥饿的时候哺乳，喂奶的间隔时间和持续时间都没有限制。

其次，建议妈妈和宝宝要做到24 h母婴同室。这样可以保证按需哺乳，促进妈妈的乳汁分泌；增进宝宝和妈妈之间的亲子关系，提升妈妈母乳喂养的信心，建立成功的母乳喂养关系；方便妈妈们积累母乳喂养及新生儿护理的经验，减少新生儿交叉感染的机会。

▶ **总怕宝宝不够吃，怎么判断宝宝吃饱了呢？家里老人说母乳吃完会上火，需不需要给宝宝喝点水啊？**

正常情况下可以通过宝宝大小便的次数、宝宝吸奶后是否有满足的表情、是否能够安然入睡等进行判断，保持按需喂养。

不要听信"家里老人说"的说法！首先没有上火这一说法，其次正常情况下，宝宝是不需要喝水的，母乳可以提供充足的水分，即使天气炎热，也可以通过母乳来补充水分。

▶ **有些新手妈妈哺乳后发现乳头会破损，疼痛难忍，是不是不适合母乳喂养啊？要不换奶嘴吧，又卫生又方便。**

乳头破损的常见原因包括：喂养姿势或含乳姿势不正确；哺乳后强行拉出乳头；乳头过度清洁或使用药物；婴儿舌系带过短；使用人工奶嘴；念珠菌感染等。

一旦发生乳头破损，宝妈们可以采取不同的哺乳姿势，先使用不痛的那一侧乳房进行喂养，喂奶的频数适当增多，时间适当缩短，当喂奶结束后将乳汁涂抹在乳头上并自然风干，不建议使用肥皂、酒精等刺激性物品清洁乳头，哺乳完成后不要强行拉出乳头。

不建议使用母乳代用品，也不推荐使用奶嘴奶瓶，因其会对刚出生的宝宝造成"乳头错觉"而拒绝妈妈的母乳喂养。

> **小 贴 士**
>
> 母乳喂养不仅对妈妈，对宝宝、对家庭、社会都有很多好处，是一件痛并快乐的事情。为了宝宝们的健康成长，建议每个宝妈都响应WHO倡导：健康新生儿前6个月需纯母乳喂养，6个月后逐渐添加辅食，直至2岁及以上自然离乳。

（乐怡平）

哺乳期的"意外中奖"

·················· 病　例 ··················

　　市民杨女士今年30岁，3个月前通过剖宫产喜得自己的第一个孩子。可初为人母的兴奋劲还没过，在一次产后例行检查中杨女士发现自己竟又怀孕2个月。杨女士认为，自己才生产完，月经还没恢复，不会怀孕。但没想到竟然"中招了"。那么哺乳期内再次怀孕的情况在日常生活中是否常见？这种情况对于宝妈而言是否安全？以及在哺乳期如何安全避孕？

▶ 哺乳期真的会再次怀孕吗？

　　哺乳期是指产妇采用乳汁喂养婴儿的时期，一般持续18个月左右。这段时间是婴儿在妈妈的呵护下快速健康成长的关键时期，不仅有母乳的哺育，而且拥有妈妈健康快乐情绪的呵护，也是母子感情交流的关键时期。哺乳期间，即使没有来月经，也有可能排卵，排卵和月经并不是一致的，可能排卵就意味着可能怀孕。哺乳确实会给妈妈身体一个信号，可以刺激妈妈的身体产生大量的泌乳素，可以延迟排卵时间，在一定程度上起到了避孕效果，但这种避孕方式十分不靠谱。哺乳期意外怀孕，不仅中断了婴儿的"食粮"，而且妈妈的痛苦无形之中也会影响婴儿情感的发育。哺乳期虽无月经来潮，但一般来说产后6～12周左右就可能排卵，早的可能4周左右就开始排卵了，晚的

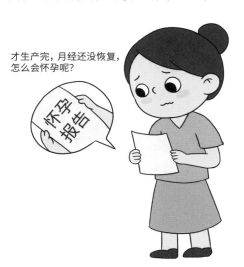

才生产完，月经还没恢复，怎么会怀孕呢？

话可能产后半年才排卵。月经是排卵后的产物，就算月经未来，身体也会悄悄排卵，生育功能逐步恢复，再次妊娠的可能性也大大提升，因而也就极有可能在月经来潮之前就已经再次怀上了！

▶ 哺乳期再次怀孕有什么危害吗？

需要肯定的是哺乳期再次怀孕对产妇的危害是十分大的。世界卫生组织和美国开发署都建议两次怀孕间隔在2～5年内。主要危害首先是哺乳期子宫尚未复旧，子宫大而软，哺乳期再次怀孕容易导致子宫穿孔，并且若受孕的囊胚着床在未复旧的子宫黏膜上，容易引起胎盘粘连和前置胎盘等并发症，流产时易大出血，甚至导致子宫切除。再者哺乳期产妇身体比较虚弱，机体抵抗力下降，再次妊娠加重了产妇的身体和精神负担，甚至埋下疾病隐患，并且也不利于腹中胎儿的生长，对于尚需哺乳的婴儿也需要被迫终止哺乳，对婴儿成长不利。最可怕的是如果是剖宫产手术的孕妇哺乳期再次妊娠，容易发生自发性子宫破裂，甚至危及母婴生命安全！产后哺乳期怀孕的各种危险因素也导致了新生儿出生时的危险，在孩子尚需哺乳的时候再度怀孕，在一定程度上也加重了产妇本身的负担和劳累，容易造成身体康复延缓，更可能埋下疾病隐患。所以，哺乳期怀孕对女性身体伤害很大，即使哺乳期同房，也一定要做好避孕。

▶ 产后、哺乳期该如何正确避孕呢？

1. 产后不提倡提早进行性生活

一般在生产4周之后，自然分娩的会阴伤口或剖宫产的腹部伤口才会愈合，而在生产6周之后，子宫才会完全恢复正常。过早恢复性生活，不仅会影响伤口愈合，还有可能因为感染造成盆腔炎，并且刚经历了生产的妈妈，精神和心理均承受了巨大的压力，需要给予充分的时间重新适应。因此，建议最好在产后6～8周，恶露完全干净后再恢复夫妻性生活。

2. 避孕套避孕法

哺乳期避孕原则是安全有效、不抑制乳汁分泌、不影响乳儿发育，避孕套是哺乳期避孕时首选的避孕方法。避孕套避孕不仅能预防艾滋病和性病的传播，更不会影响乳汁的分泌，正确使用避孕套避孕的话成功率在98%左右。在哺乳期性生活频率不高的时候，可以算是比较稳妥无伤害的避孕方式了。

3. 宫内节育器避孕法

宫内节育器就是我们平时所说的避孕环，除了传统的金属避孕环以外，目前常用的是含有左炔诺孕酮的避孕环，它既不影响全身的激素水平，也不影响泌乳和宝宝的健康，成功率还比较高，一般产褥期结束后就可以放置避孕环了，但是需要定期通过B超确定避孕环的位置，并且再次怀孕前需要先将其取出，否则可能会出现避孕环位置下移或者脱落而造成"带环受孕"的尴尬。如果采用这种方法，需要充分了解清楚风险后再决定。

4. 短效避孕药避孕法

这种方法一般在哺乳期不建议，需要谨慎使用。短效避孕药里面含有雌孕激素，可能会影响乳汁的分泌，另一方面避孕药中的有效成分会随乳汁进入婴儿体内，容易导致婴儿性早熟，此外，避孕药还会造成卵巢功能进一步下降，对以后月经的正常恢复造成不利影响。因此，在哺乳期短效避孕药需要谨慎使用。

小 贴 士

哺乳期是完全有可能再次怀孕的，并不能以月经的到来与否作为能否怀孕的标准。哺乳期如果进行避孕的话首选避孕套避孕法，哺乳期再次怀孕对妈妈和婴儿都具有极大的挑战，在产后短时间内又怀孕，会增加发生不良妊娠结局的风险。选择合适的避孕方式，有利于女性的身体健康。

（常艳玲）

母乳喂养期间生病，我能服药吗？

▶ 母乳喂养过程中会碰到哪些问题？

　　在母乳喂养过程中，难免会遇到一些问题，包括发热、感冒、乳腺炎，甚至本身合并有慢性疾病等。有些新手妈妈因为疾病的原因不得不需要药物治疗，有一部分乳母在接受了药物治疗后只好停止了母乳喂养，还有一些乳母则为了不影响到宝宝的母乳喂养而有病也拖着不敢用药，结果不但影响了自身疾病的痊愈，也可能会给宝宝带来不良的影响。相信每一位经历过哺

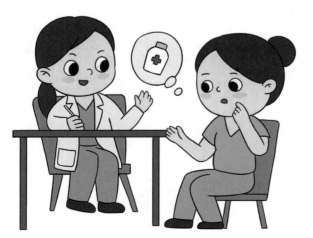

乳期生病的妈妈都曾在"吃药"与"不吃药"之间犹豫过，吃药怕影响孩子，不吃药怕自己扛不住。所以产科医生经常会被哺乳期生病的妈妈进行灵魂式地拷问："医生，哺乳期间到底能不能用药呢？"

▶ 哺乳期间用药会不会影响婴儿？

哺乳期用药会不会影响胎儿主要看宝宝对药物的吸收和排泄途径。妊娠期的时候，胎儿通过胎盘屏障以较高浓度吸收母亲所服用的药物，并通过母亲的肝脏及肾脏进行解毒和排泄。通过母乳喂养的小宝宝仅仅会摄取到母亲从血浆到达乳汁中的药物，并依靠自己去解毒与排泄。用药是否对婴儿产生不良反应，主要从3方面考虑：药物毒性大小；婴儿通过乳汁服用药物剂量的多少；婴儿本身对药物的吸收、转化和排泄能力。

▶ 哺乳期安全用药原则有哪些？

1. 哺乳期并不完全禁止用药

生病时硬扛着不吃药，结果不但影响了自身疾病的痊愈，也可能会给宝宝带来不良的影响。所以主张哺乳期内尽量不用药，安全用药，但不禁止用药。怎么说呢，就是我们在哺乳期用药需要平衡利弊，只有病情真的需要药物治疗时才使用合适的药物。

2. 明确哺乳期安全用药等级

目前国内比较常用的哺乳期用药安全等级是由临床药理学家、儿科学教授Hale的L分级。母乳喂养期间妈妈使用药物应该关注这样的标识：L1、L2、L3、L4和L5。L1代表母乳喂养期间妈妈使用该药物对婴儿非常安全；L2代表比较安全；L3代表基本安全；L4说明可能存在危险；L5提示使用该药物期间禁忌母乳喂养。L1和L2级药物在母乳内分泌极少，言外之意，妈妈服药期间对婴儿产生影响极小。若选择L1或L2药物，妈妈可以持续母乳喂养。若使用L3～L5级药物，应暂停母乳喂养，并坚持定时用吸奶器将奶吸出。停药24 h后，将乳汁吸出后，再开始母乳喂养。

3. 用药尽量选择单一成分，避免复合制剂

单一成分往往更容易获得药物安全性的评估，而复合制剂由于成分多，对哺乳影

响也会变得复杂，所以不推荐在哺乳期使用。应该尽量避免长效、缓释的药物，尽量使用短效的药物。

4. 用药方式

在用药方式上，应该尽量选择对乳汁影响最小的。能局部外用的，就不要口服，能选择口服的就不选择静脉用药。当然，还是以病情需要为大前提。

5. 用药时机和哺乳时机的选择

可怜天下父母心，即使告诉宝妈们该药物在哺乳期是可以安全使用的，大部分宝妈心里还是会有所担忧，所以如果想要进一步降低可能存在的药物不良反应，要尽量避免药物在血中浓度高峰期的时候进行哺乳。如果用药尽可能推迟下次哺乳时间，间隔4 h，乳汁中浓度将相对降低，比较安全。通常建议在一次亲喂结束后或者宝宝夜间进入长睡眠后服药。必要的时候先存储好母乳，在母乳药物高峰的时候把母乳泵出来扔掉。

6. 用药期间做好监测

哺乳期的妈妈在用药后，不仅要注意观察自己对药品有无发生不良反应，而且也要注意观察宝宝是否在用药后有异常，一旦发生药物不良反应时，应及时到医院就诊。开篇病例中的新手妈妈丽丽，去医院就诊呼吸内科，经过血化验提示提示细菌感染，立即口服抗生素（头孢克洛）治疗，在家中佩戴口罩，3天后感冒好转，咳嗽没了，鼻子也通气了。宝宝也没有被传染。

小贴士

哺乳期间，各位新手妈妈难免生病，出现病症就应当及时治疗，一定不要硬扛。只有保证了母亲的健康，才能有精力照顾宝宝，持续母乳喂养。但是在生病期间不要在家擅自用药，一定要到正规的医院咨询医生，安全合理用药。

（黄滔滔）

不要小看老婆闹脾气

· · · · · · · · · · · · · · · · · 病　例 · · · · · · · · · · · · · ·

　　小陈觉得老婆莉莉自从怀孕后像是变了一个人，阴晴不定，一点小事不遂她意就发脾气。小陈觉得她挺着个大肚子不容易，也不愿多计较。但是没想到，宝宝出生后，莉莉的脾气越来越大，变本加厉地"作"。小陈一气之下跑去朋友家喝酒，朋友反而劝他带莉莉去医院检查。小陈虽不解，但好在听了朋友的劝，结果医生告诉小陈莉莉有中度产后抑郁症。

▶ 什么是产后抑郁症？

　　生孩子是夫妻两人乃至两个家庭的大事，从确认孕妈妈肚子里的小家伙有了生命迹象开始，哪怕隔着肚皮、尚未来到人世，就已经牵动着全家人的心，每位家庭成员的角色都在悄然变化。怀孕是大多数女性人生中最重要也最幸福的时刻之一，但是孕后和产后的激素水平骤然变化，不仅会对孕妇身体产生影响，心情也会受到波动。有些人闷闷不乐、精神涣散，有些人过分焦虑，担心婴儿健康、害怕自己不能养育照顾一个新生命，对周围的人不信任并充满敌意，人际关系紧张……近年来，社会新闻里不乏产妇跳楼、年轻妈妈伤害婴儿等字眼，"产后抑郁症"开始被大众所知晓。

　　随着心理健康已经越来越受重视，抑郁症这个词相信大家并不陌生。产后抑郁症，顾名思义，和怀孕生产有关。医学上是指女性于产褥期出现明显的抑郁症状，典型的产后抑郁症于产后6周内发生，可在3～6个月自行恢复，但严重的也可持续1～2年。产后抑郁最突出的症状是持久的情绪低落，容易哭泣、困倦、无精打采，产妇经常感到心情压抑、郁闷，可能一件在别人眼中不打紧的小事或者无心之语，都会使产妇情绪波动，甚至动怒。即使其间有短暂的情绪好转，很快又会陷入抑郁。以莉莉为例，虽说她的症状以动怒为主，但根本原因还是产后抑郁导致的情绪波动，不要因此忽视。

▶ 为什么会发生产后抑郁？

至于为什么会发生产后抑郁，尚无明确病因。根据目前的研究结果，婆媳关系欠佳、夫妻关系欠佳、产妇性格内向、纯母乳喂养、孕期焦虑、孕期抑郁等都和产后抑郁发生有关。产妇在分娩前心理准备不足、对产后生活改变不能适应，包括睡眠不足、过于疲劳均与产后抑郁症的发生密切相关。另外有精神病家族史，特别是有家族抑郁症病史的产妇，产后抑郁的发病率较高。

▶ 产后抑郁症有哪些危害？

产后抑郁与普通大众所认为的精神病有着一定差别，并不能属于精神疾病，而是一种比较常见的心理障碍疾病。虽然没有直接上升到精神层面，但是对身体的影响不容小觑。

产后抑郁会导致产妇情绪低落甚至焦虑，会进一步影响饮食和睡眠，妈妈休息不好也会加重产后抑郁的症状。这个过程就像落入恶性循环，周而复始。妈妈的身体和心理受影响，精神不易集中，注意力会有所下降，这样在照顾宝宝的时候会有所疏忽。也有些妈妈的焦虑症状比较明显，对宝宝过度担忧，这在孩子心智发育过程中并不是好事。无论哪种状况，产后抑郁都会对妈妈和宝宝产生不良影响，务必要引起家人的重视。

▶ 太太产后抑郁，我能为她做些什么？

有些产妇因为持续性情绪低落和焦虑、易怒，或者因为身材走样、容颜改变而缺乏自信，对丈夫无端猜疑，家庭生活不和谐。情况严重者会出现自暴自弃、轻生的想法。这时候，身为丈夫或家人，千万不要觉得为什么别人生完孩子都没事，怎么自己家的这位那么矫情。毕竟并非所有新晋妈妈都会发生产后抑郁。当家人发觉产妇有产后抑郁症倾向时，应给予产妇足够的重视和关心，不要简单的看作她在闹公主脾气。

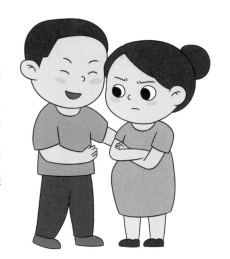

不只是孕妇本人，丈夫在怀孕期间也要了解相关的专业知识，防患于未然。尤其是沉浸在父亲角色喜悦中的丈夫，在妻子生下宝宝后，千万别忽视对她的关爱。产妇在坐月子期间，丈夫要给予足够关心，在身体护理上和饮食搭配上要关注妻子的需求，也要共同担起照顾宝宝的责任。

▶ 产后抑郁症需要吃药吗？

家庭给予产妇关心和感情支持是产后抑郁的重要治疗手段，除非心理疏导无法达到治疗效果，一般不采用药物治疗。对于中重度抑郁症或心理指导无效，且希望母乳喂养的产妇，药物治疗首选不影响母乳喂养的类别，比如选择性5-羟色胺再摄取抑制剂（SSRIs）。当然，如果真的出现症状严重且家人无法处理解决时，最好求助于专业的医疗机构，防止悲剧发生。

倘若真的出现了产后抑郁，宝妈和其家人也无须焦虑担心，通过以上介绍的安抚手段和治疗，预后还是非常理想的，大部分产妇可在1年内治愈，仅有极少数人会持续超过1年。

小 贴 士

由于激素水平的波动，产后抑郁症并不仅仅是心理因素导致的问题。不论产妇还是家人，都要正确看待产后抑郁。给予产妇足够的情感支持以及和谐的家庭关系是产后抑郁的重要治疗手段。

（蒋　萌）

产后那难以启齿的小秘密

病　例

玲玲今年38岁，美美有气质的她走在街上，谁也不会想到她已是两个娃儿的妈妈呢！但这天来到门诊，一直等到最后，她悄悄走进来，欲言又止后最终说出困扰自己许久的小秘密："我生完二宝后咳嗽或者打喷嚏就会漏尿，内裤都湿哒哒的，每天都要用卫生巾。我这是得什么病了吗？心情焦虑，和老公也都没有兴趣'爱爱'了。"医生耐心听完她的产后故事，给她解释了"盆底"的概念和"产后康复学"的理念，并且安排了产后检查和康复课程。

▶ 什么是盆底？

盆底，由封闭骨盆出口的多层肌肉和筋膜组成，有尿道、阴道和直肠贯穿其中。盆底肌肉群、筋膜、韧带及其神经构成了复杂的盆底支持系统，它们之间相互作用和支持，像一张"弹力网"，紧紧兜住尿道、膀胱、阴道、子宫、直肠等脏器使它们维

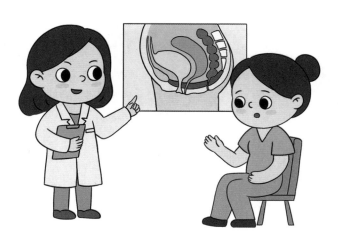

持在正常位置行使功能，包括排尿动作、排便功能、维持女性的正常性生活等（即"支持、括约、性"）。

► **这个盆底结构是人体固有的，一旦损伤，会非常影响你的日常生活！**

盆底密切关系着女性的健康和幸福，一旦盆底肌损伤变松弛，会使"网"内的器官无法维持在正常位置，从而出现相应的功能障碍，称为女性盆底功能障碍。具体盆底功能障碍表现为：① 下尿路功能容易紊乱，会有尿急、尿频、排尿困难、尿不尽、尿失禁等现象；② 胃肠功能异常，出现便秘、大便失禁等；③ 盆腔和腰骶部的压迫坠胀感或是疼痛感；④ 另外，还可能影响夫妻生活；盆腔脏器脱垂症状也会逐渐明显，阴道口或阴道中外会有肿物脱出等。

► **这个盆底这么重要？我没有受到外界直接的创伤，它就安然无恙吧！**

不不不！盆底是藏身隐匿、在妊娠期悄无声息发生巨大变化、掌控着女性产后生活品质的特殊系统结构。不需要经历外界直接的创伤，怀孕和分娩本身就可直接导致女性盆底功能障碍。在子宫逐渐增大的过程中，随着重力的作用，会对盆底的软组织造成慢性牵拉，导致盆底软组织损伤；怀孕期间激素的变化也会改变盆底部位结缔组织的代谢，进一步减少盆底的支持作用，增加了盆腔器官脱垂的风险。盆底严重受损，就会如上影响你的日常生活！

► **怀孕和分娩对盆底有如此大的损伤呀？当妈妈就只能被动接受这些吗？**

读到这里，女性朋友的内心一定更加茫然凌乱或恐慌了：这么多因素导致产后盆底必然发生变化，并且还连锁引起这么多的并发症！太可怕了，我们是不是无能为力，只能听之任之啊？这就是生娃必须付出的伟大母爱吧！别，别这么早放弃美的追求和权力！即使妊娠期的盆底变化无法避免，可我们有办法帮助"拨乱反正"，这就是我们重点要介绍的产后盆底康复学！

▶ 产后康复到底有没有用呀？怎么大家说法不一样呀？

产后盆底康复有多重要，究竟是否值得去实践呢？民间说法众说纷纭，鼓励者有之，无用论者有之，不置可否者有之。那么就直接用官方数据或者文件来回答这个问题吧。世界卫生组织（WHO）指出：产后时期对于产妇、婴儿以及家庭来说，在生理、心理、社会层面都是关键的过渡期。产后时期系统、积极的康复性措施对产妇身体健康乃至未来的身体健康都有重要积极的意义。专家推荐：盆底康复是防治盆底功能障碍疾病首选的一线措施，产后接受专业指导的盆底康复措施是防治盆底功能障碍疾病的重要且关键环节。

2015年，国内20余家医院专家级医生参与撰写出版了《产后盆底康复流程》，该流程中明确指出：把产后盆底康复作为女性盆底功能障碍疾病（FPFD）防治过程的关键环节及起始阶段，为FPFD防治终身计划奠定基础性工作。所以，可以明确的负责任地告诉各位宝妈：产后康复值得你做！你要做！

▶ 产后康复什么时候开始呢？具体由哪些康复措施呢？

要回答这个问题，不能一言概之，而是需要结合身体的复原过程、每个人的盆底恢复情况量身而为，这就是《产后盆底康复流程》中强调的科学性：专业评估，针对性、个体化的训练！简单的，可分为3大阶段性计划。

（1）产后42天内：一般不能进行器械辅助的盆底康复，只能通过自行适应性盆底肌锻炼促进产后盆底功能的恢复。进行盆底功能维护有关健康指导，有相关盆底功能障碍（如尿潴留）及时对症处理。

（2）产后42天开始到产后3个月：该时期是盆底组织及肌肉康复的关键时期，全面康复前，在检查评估后，可以开始进行电刺激及生物反馈等为主要手段的系统个性化盆底康复治疗措施，治疗的同时宝妈可在家中进行自我盆底肌康复锻炼作为辅助，有条件的宝妈应该使用盆底康复器辅助训练。

（3）产后3个月至产后1年：宝妈的身体康复更接近理想状态，此时间段，应注

重康复后效果的评估及随访，以及康复效果的巩固，如有盆底功能相关问题应该进行
必要的补充或强化性盆底康复。

小 贴 士

　　怀孕和分娩会对盆底组织造成损伤，进而可能导致系列盆底功能障碍疾病。产后盆底
康复，势在必行！故对正在犹豫不决，或是有"产后42天身体会自然复原"这种错误观
点的女性朋友们说：要行动起来，通过专业医生的个体化评估，及早开始产后盆底康复，
重拾女性魅力风采！

（张　宁）

宝宝的生命绳索——脐带绕颈了怎么办？还能顺产吗？

病　例

小王已经怀孕30周了，到了孕晚期，前面产检一切正常，正当小王为自己孕期顺利开心不已时，超声医生给了她一张写着"脐带绕颈"的超声单。她顿时慌了，心乱如麻，原本好好的，怎么会脐带绕颈呢？脖子都被绕住了，会不会勒死啊？才30周都没有足月，现在怎么办啊？是不是就不能顺产了？

▶ 什么是脐带绕颈？

顾名思义，脐带绕颈是指脐带缠绕住了胎儿的颈部。在胎盘和脐带形成之后，脐带绕颈其实在整个孕期都有可能发生，只是在胎儿固定胎位之前，即使有脐带缠绕肢体，胎儿在子宫内不断活动的过程中仍有机会自然滑脱。孕晚期脐带缠绕的发生率为10% ～ 20%，但是，脐带缠绕肢体，或是颈部以外的某个部位都是不固定的，只有缠绕颈部才是比较普遍的一个现象。因为颈部处于头和肢体之间，脐带绕过去之后很难脱开。

▶ 脐带绕颈的原因有哪些呢？

1. 脐带过长，或者胎儿体型相对较小，会发生缠绕。

2. 羊水过多，胎儿在子宫内活动空间很大，导致缠绕。

3. 宝宝在子宫内活动过于频繁，脐带也会发生缠绕。

▶ 脐带绕颈有什么危害呢?

一般情况：没有太大影响，脐带有补偿性伸展，缠绕松弛对胎儿影响不大。但是缠绕过紧过多，或胎儿活动过频穿过脐带，造成脐带真结，可能影响胎儿血供，有造成胎心改变、胎儿缺氧、窒息甚至胎死宫内的风险。

▶ 如何判断是否脐带绕颈?

1. 超声检查

彩超能够快速确定脐带所在的位置，直观显示出血流的流向和缠绕的周数，能够迅速准确地检查出胎儿是否发生了脐带绕颈。

2. 胎心监护

不过大多数脐带绕颈胎心不会出现异常，如果胎儿胎动异常的话，很有可能是颈部被脐带缠绕紧了，宝宝出现了不适感。

3. 数胎动

妈妈在数胎动的过程中能够感知宝宝的活动规律，从而知道宝宝的健康状况。不管是胎动频繁还是胎动微弱，对宝宝来说，都是不好的信号，尤其是胎动变弱，很可能是缺氧造成的。

▶ 脐带缠绕后能脱开吗?

如果脐带缠绕不紧，胎儿在子宫内有足够的活动空间的话，胎儿在翻滚打转的过程中，还是有可能挣脱脐带束缚的。胎儿为自己找到最佳的位置时，就会安稳地保持这个状态，脐带就会脱开了。但如果脐带绕颈的圈数较多，宝宝不能充分运动的话，脐带缠绕自然也不能挣脱开。

▶ 脐带绕颈怎么办?

1. 数胎动。在日常生活中，孕妇要养成为宝宝计算胎动的习惯。胎动能够很好地反应宝宝的健康状况。如果发现宝宝胎动过于频繁或者偏少的话，要及时去医院检查。

2. 定期产检。孕妇应该按时做产检，了解自己和宝宝的身体状况。

3. 多注意。怀孕期间，准妈妈一定要避免过度运动。母体的运动会造成羊水或胎儿的运动，从而使得脐带缠绕住胎儿。

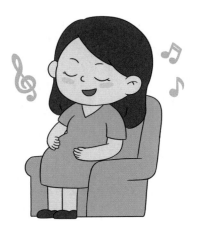

4. 常运动。孕妇不能做激烈的震动类运动，但还是要选择一些温和的运动，这样才有利于日后分娩。为了避免胎儿脐带绕颈，怀孕期间，孕妈妈可以经常散散步、游泳、做孕妇体操，做的时候家人应当在身边陪护。

5. 做胎教。孕妇给宝宝适当的胎教的话，宝宝会更加地听话，可避免因为胎动频繁而造成脐带绕颈。在给宝宝听音乐时，要选择比较优美的音乐、每次时间控制在 5 ～ 10 min。

▶ 脐带绕颈能顺产吗？

脐带绕颈对于孕期来说是一个常见现象，临床上并不因为有脐带绕颈，而改变分娩方式。临床经验告诉我们，很多人绕颈一周无法顺产，但是有的妈妈绕颈三周却也能生，就看胎儿在母体生长发育过程中胎盘和脐带的发育情况。脐带的长度平均是 50 cm，长度范围为 30 ～ 70 cm。目前的技术还不能通过 B 超或是其他方式，在产前诊断出脐带缠绕之后，还剩下多长的脐带，如果脐带缠绕肢体或颈部后剩的脐带足够长，能够保证胎儿通过阴道，孩子正常分娩是没有问题的。

▶ 脐带缠绕顺产有风险吗？

在自然分娩时，医生会通过胎心监护确认胎儿身体状况是否正常。如果胎儿已经出现了明显的身体不适，医生就要加快分娩的过程了，否则胎儿的生命会遭受威胁。如果胎儿脐带绕颈比较严重，而出生时间也比较长的话，胎儿可能会出现智力问题或形成脑瘫。如果脐带挤压十分严重，而胎儿还没有生出的话，宝宝很有可能会胎死腹中。

不过上述的情况也比较少见。因为分娩过程中一旦脐带缠绕过紧，医生会立刻做出剖宫或者阴道助产的决定，将危害降低到最低。

小贴士

胎儿在宫腔活动过程中出现脐带绕颈是很普遍的现象，在妊娠期内都有可能发生。如果脐带只是松松绕在脖子上，在脐带的长度足够长，没有缠绕很紧的情况下对于大多数胎儿是没有影响的，也不影响自然分娩。如果脐带比较短或者缠绕过紧，有可能会造成胎儿宫内缺氧，数好胎动很重要，胎动异常及时就诊。

（熊云棋）

到底选顺还是剖？好纠结呀，怎么办？

病　例

　　临近分娩，很多孕妈妈会纠结采用哪种分娩方式。有的孕妈妈纠结：听说顺产的宝宝更聪明，我是不是尽量顺产呢？有的孕妈妈则担心：顺产以后更容易脱垂，身边还有朋友生完孩子一咳嗽就漏尿。那么，自然分娩和剖宫产有什么区别呢？到底哪种安全系数高？

▶ 顺产还是剖宫产，首先要经过产科医生的专业评估

　　临近分娩孕周时，产检医生会分析孕妇是否具备"手术指征"，对于具有绝对手术指征选择手术分娩：如骨盆狭窄（无法自己生），或者合并某些严重内外科疾病，如严重心脏病患者，顺产时心脏负荷过高容易引起心衰，那么就需要选择剖宫产来缩短产程、尽快结束分娩。此外，在某些紧急情况下，如怀疑胎儿宫内急性缺氧，需要紧急将宝宝从妈妈肚子里取出来，而这时孕妈妈们可能还没有临产，那么这种情况下，也是通过剖宫产提前终止妊娠。

　　对于前一胎是剖宫产的患者，这一次分娩时选择剖宫产的概率也较大。剖宫产后的子宫称为"瘢痕子宫"，顺产时由于腹压增大，子宫破裂的风险比剖宫产相对增加，那么在这种情况下，医生往往建议孕妈妈们选择剖宫产，或者在安全等级较高、具备完善抢救设备的综合性医院，在严密监督下尝试自然分娩。

　　以上都是属于"具备手术指征，考虑剖宫产"的特殊情况。那么，对于那些不具备手术指征的孕妈妈，应该选择顺产还是剖宫产呢？

▶ 可以自己生的孕妇，尽量选择自己生

顺产作为一种人类自然的分娩过程，较剖宫产有许多优势。

1. 产后恢复快：一般来说，顺产的孕妈妈当天就可以下床走动、进食进水，且饮食不受限制，产后第一时间实现早接触、早吸吮，所以下奶早、下奶快，并发症少，住院时间短。

2. 利于哺乳：顺产的孕妈妈在产后可比剖宫产妈妈更早进食，有利于喂哺母乳。

剖宫产都有哪些风险呢？

1. 对产妇来说：

（1）术中可能导致膀胱、血管、肠道和其他邻近器官的损伤。

（2）术后可能出现切口感染、脂肪液化、皮下血肿、产后出血等导致延期愈合。

（3）由于需要接受手术麻醉、输液、插尿管，术后活动受限，通常需要1天的时间才能下地活动，加上手术因素，术后血栓的风险增加。

（4）因为子宫切口的存在，再次妊娠时再次进行剖宫产的可能性增加。

（5）剖宫产术后远期发生子宫内膜异位症的风险也明显增加。腹壁子宫内膜异位症发病原因一般认为是在剖宫产手术时，肉眼难以发现的子宫内膜碎片，碎落在腹壁切口，并种植于其中造成的，如果发生，往往需要手术切除，而且有一定复发率。

（6）子宫切口憩室：剖宫产通常是要在子宫靠下方的地方做一个横行的切口，在取出胎儿和胎盘后，这个位置瘢痕愈合后会形成一个凹陷。每次来月经时，经血容易堆积在这个部位，不容易排出，因此就会表现为月经时间延长，月经淋漓。

2. 对宝宝来说：剖宫产分娩的新生儿由于没有经过产道挤压和刺激，对外界环境适应性不强，新生儿出现呼吸窘迫综合征、新生儿低血糖、新生儿败血症等疾病的风险增加。

接下来，我们对于大家比较困惑的几个问题进行解答。

▶ 顺产比剖宫产更容易导致盆腔脱垂？

因为妊娠期间的激素影响，产后容易导致阴道松弛、子宫或膀胱脱垂的后遗症。

目前并没有证据显示顺产比剖宫产更容易发生盆腔脱垂。产后可以积极做些措施来帮助阴道恢复，可以通过控制体重、加强盆底肌锻炼来预防，还能通过产后的锻炼，专业的产后康复中心进行盆底肌康复治疗，可达到很大程度的改善。

► 顺产比剖宫产更痛？

一句话概括：顺产生的时候疼，剖宫产术后疼。顺产过去是"疼痛体验10级"的代表，许多人更是说把生孩子的产痛称为"连呼吸都在痛"。目前，随着无痛分娩

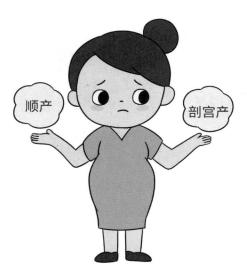

"椎管内阻滞分娩镇痛技术"的发展，可通过低剂量麻药帮助产妇镇痛实现自然生产，将分娩时的疼痛减少7成左右，顺产比过去已经轻松很多。相对于顺产而言，剖宫产前的疼痛要小很多。但是，术后麻醉消失，切口及产后宫缩均可导致疼痛，一般持续2～4天。此外，剖宫产术后的2天内，为排出宫腔内积血，同时评估子宫收缩和恶露情况，需要每隔几小时按压子宫底（俗称"压肚子"），由于刀口还没好，很多人也会感到疼痛，甚至认为这种疼痛远远大于分娩镇痛。

► 顺产一定要侧切？

不一定！会阴切开术是指在分娩时用剪刀剪开会阴部的皮肤，通过扩大阴道口的宽度来加速产程进展，帮助宝宝尽快娩出。它并不是常规的助产方法。只有当出现会阴过紧、母亲或宝宝有严重的病理情况等手术指征时，才会行会阴切开术。WHO建议，在所有自然分娩中，会阴切开术的比例应在10%～15%左右。医院并不会常规行会阴切开术，孕妈妈们不必担忧"顺产一定面临侧切"的问题。一般情况下，会阴侧切伤口较会阴复杂撕裂而言，伤口层次清晰、缝合对合更容易，愈合得也更好，通常在术后7～10天就可以愈合了。

小　贴　士

通常情况下，剖宫产都是不具备顺产条件下才进行的备用选择：如骨盆狭窄、合并某些严重内外科疾病，以及在某些紧急情况下，如胎儿宫内急性缺氧，需要紧急救治等。过高且无医学必要的剖宫产率，反而可能增加产妇肠粘连、附件炎症、子宫内膜异位症等的发生概率，亦可能影响新生儿呼吸功能发育。

（康　昕）

乙肝妈妈别烦恼

▶ 什么是乙肝？

乙肝是乙型肝炎病毒（HBV）引起的以肝脏损害为主的一种全身性传染病，多呈慢性感染。临床表现为疲劳、食欲减退、肝功能异常等。根据乙肝病毒携带情况和临床症状，可分为急性乙肝、慢性乙肝和乙肝病毒携带者，可无任何临床症状。慢性乙肝病毒感染是肝硬化、肝功能衰竭及肝癌的主要原因。

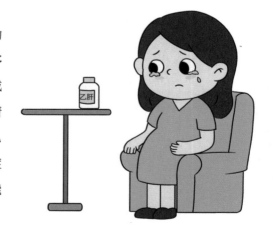

▶ 我的乙肝报告好几项阳性，是不是得了乙肝？

乙肝的诊断，只要看乙肝二对半中的乙肝表面抗原（HBsAg），只有HBsAg阳性，才能诊断乙肝感染。乙肝两对半中的乙肝表面抗体（HBsAb），是一种保护性抗体，阳性代表获得了免疫力。

▶ 乙肝育龄女性能怀孕吗？

根据2014年我国流行病学调查显示，育龄女性的乙肝病毒感染率为6%～8%。HBV以母婴传播为主，占30%～50%，通过HBV阳性母亲的血液和体液传播。母亲的乙肝病毒脱氧核糖核酸（HBV-DNA）水平与新生儿感染HBV风险密切相关：乙肝病毒e抗原（HbeAg）阳性、HBV-DNA高水平母亲的新生儿更易发生母婴传播。如果对HBV阳性母亲所生新生儿不采取任何免疫预防措施，70%～90%的新生儿会感染HBV，而新生儿一旦感染，90%以上的会发展为慢性乙肝。强烈建议计划妊娠，即在孕前检查，通过肝功能、HBV-DNA和肝脏超声检查，经医师充分评估来决定是否可以妊娠，决定是否抗病毒治疗。一般肝功能正常者可以妊娠，对于肝炎活动期妇女，肝功能正常且稳定3个月后方可妊娠。

▶ 什么样的情况下不适宜怀孕？

肝功能严重损害者，暂时不要怀孕，孕期会逐渐加重肝脏负担，建议正规治疗肝功能稳定后再考虑怀孕；肝硬化失代偿期，伴有明显的血小板减少，脾功能亢进和大量腹水者不建议怀孕。

▶ 妊娠合并乙肝需要服用抗病毒药物吗？在服用抗病毒药期间怀孕怎么办？

孕妇HBsAg阳性，就存在病毒复制，有传染性。研究证明，HBV-DNA $< 2 \times 10^6$ IU/mL的孕妇经及时正规的预防后，几乎不发生母婴传播。通常认为HBV-DNA $> 2 \times 10^5$ IU/mL，病毒复制活跃，称高病毒水平，并将此阈值作为口服抗病毒药物的基准，为预防母婴传播，孕妇从妊娠28周开始接受抗病素治疗，至少持续至出生。对于不常规开展HBV-DNA定量检测的地区，则建议以HBeAg阳性作为口服抗病毒药物的指征。替诺福韦、替比夫定和拉米夫定均能有效降低病毒水平，无须联合用药，因替诺福韦不易产生耐药，故而推荐为首选用药。抗病毒治疗期间，意外妊娠的患者，应根据其使用的药物对胎儿的影响程度来决定是否终止妊娠：若正在服用替诺福韦，建议继续妊娠；若正在服用恩替卡韦，可不终止妊娠，建议更换为替诺福韦继续治疗；若使用干扰素治疗的患者，需要了解相关风险后自行决定是否继续妊娠，若决定继续妊娠的女性则更换为替诺福韦治疗。替诺福韦或拉米夫定均可通过胎盘，但通常认为，宫内暴露于这些药物，不增加胎儿或新生儿的不良事件发生率。

▶ 怀孕期间需要做哪些检查？

初次建卡产检时，需向医生详细交代既往病史及服药情况，评估乙肝传播风险和孕期注意事项。每月定期监测肝功能。怀孕24～28周应复查乙肝病毒定量来决定是否使用抗病毒药物。如果正在服用抗病毒药物，那每4～8周都需要复查乙肝病毒定量来观察药物疗效并监测是否出现耐药情况。如果出现了食欲减退，眼睛黄、皮肤黄、尿色黄等情况，应提高警惕，立即就医。

▶ 乙肝妈妈可以顺产吗？

当然可以！有些人认为剖宫产术可以减少母婴传播的风险，事实上，无论剖宫产还是自然分娩，新生儿乙肝病毒的感染率相差无几，剖宫产分娩不能降低HBV的母婴传播率。

▶ 乙肝妈妈可以喂奶吗？

当然可以！母乳喂养不会额外增加HBV感染风险，甚至对未接种疫苗的新生儿也不会增加感染风险。但目前尚没有替诺福韦在人类哺乳期应用的报道。因此对于产后仍需继续服用替诺福韦的话，不建议母乳喂养。

▶ 宝宝如何预防乙肝？

预防乙肝母婴传播最有效的方法是通过新生儿暴露后预防。暴露后预防包括乙肝免疫球蛋白和乙肝疫苗接种。妈妈HBsAg阳性时，无论HBeAg是阳性还是阴性，宝宝务必在出生后12 h内注射乙肝免疫球蛋白（越快越好，最好在数分钟内），通过被动免疫，乙肝免疫球蛋白提供了直接保护。同时注射第1针乙肝疫苗（越快越好，最好在数分钟内，在不同的部位注射）；并于1月和6月龄分别接种第2针和第3针疫苗，这样阻断率接近100%。即使孕妇口服抗病毒药物，新生儿及时接受正规的免疫预防仍是关键。还要注意的是，如果新生儿与HBsAg阳性成员（比如爸爸）密切接触，就必须注射乙肝免疫球蛋白。当全程完成乙肝疫苗接种后，1个月后还要做个乙肝两对半测试，了解婴儿身体里面的乙肝抗体是否已经生效。只有让婴儿的身体里面形成乙肝抗体，才可以有效地起到保护身体的作用。

小 贴 士

乙肝是可以预防的疾病，孕期乙肝治疗并不可怕，只要在医生的指导下，科学有效的评估，正规的治疗，宝宝及时全程接种疫苗，就能安全度过孕期，阻断母婴传播。

（汪 川）

无痛分娩真的无痛吗？是不是每个人都可以"打无痛"？

▶ 无痛分娩真的无痛吗？

怀胎十月，一朝分娩。不管用什么方法都不能做到绝对无痛，无痛分娩并不是整个产程的无痛，当宫口开到2～3指时才能进行椎管内镇痛，子宫收缩的疼痛无法避免，产妇的精神状态若处于紧张恐惧焦虑、信心不足之中，也会增加对疼痛的敏感度。但是，进行无痛分娩后疼痛真的会减轻。

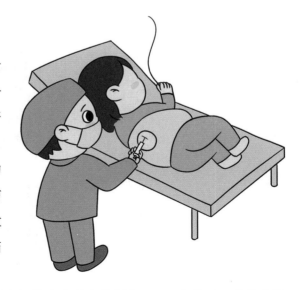

使用分娩镇痛以后，通常可以将产妇的疼痛程度控制在3～4分以下，某些人甚至可以达到0分。大部分产妇在使用分娩镇痛之后，在宫缩的时候只会有肚子发紧的

感觉，没有明显的疼痛感。

▶ 无痛分娩有什么优势呢?

产妇拒绝顺产的第一个理由就是"太痛"! 这一情感体会不止来源于从网上搜刮的帖子，还来源于已经生过孩子的妈妈的经验分享。但这到底是个什么痛法也得等做了选择之后才知道，所以产妇从内心是有一定恐惧的。顺产是人类为繁衍后代而发展出的分娩方式，医生之所以推荐条件达标的产妇顺产，原因在于顺产发生产后出血、产后感染等并发症的概率较小，对产妇好。胎儿娩出后胸腔减压扩张也有利于胎儿第一口呼吸的建立，对胎儿好。

随着二胎、三胎政策的开放，不少产妇也愿意选择顺产。她们知道，想要顺利怀上老二、老三并且顺利生下，第一次生育选择顺产更好。

免受阵痛之苦让产妇将剖宫产作为优先选择。然而，在这些"诱惑"后面，隐藏着多重"风险"。剖宫产出血更多，而且增加了感染、羊水栓塞、麻醉意外、肠粘连、肠梗阻等的概率。剖宫产还存在切口愈合不良的风险，再次妊娠可能会出现原发或继发子宫破裂，还可能出现瘢痕部妊娠，凶险性前置胎盘及胎盘粘连。所以，孕妈妈们请慎重考虑，加油顺产吧!

目前，国内的无痛分娩普及率较低，当然有客观原因，比如说麻醉医生的短缺。除此之外，就是家属的各种担心顾虑。

我们来看一下大家都有哪些疑虑呢?

▶ 无痛分娩安全吗?

无论哪种分娩方式，都会把母婴安全放在第一位。无痛分娩的麻醉药只作用于骨盆的肌肉和痛觉神经，不会影响运动神经，也不会影响控制子宫收缩的子宫平滑肌，能够较大程度地避免对骨骼肌和运动神经的损伤。

▶ 无痛分娩会影响宝宝和母乳吗?

无痛分娩所需的麻醉药物浓度不及行剖宫产麻醉时的1/10，对母体的影响小，对新生儿更是没有任何影响。

▶ 无痛分娩会导致腰痛吗？

硬膜外导管去除以后，孕妈感觉穿刺点有一些局部钝痛；麻醉针眼和手上输液针眼一样，一般持续几天，随着组织修复，一过性的针眼处压痛自然会消失。我们平时常听别人说：我当时生孩子，打的麻药，然后到现在孩子都一两岁了，我这个腰啊，还是一直疼，肯定是因为在腰上打麻药打的。那接下来我们一起来了解一下，造成我们产后腰痛的元凶到底是谁？

大家都知道，在怀孕期间，孕妈妈们有很多饮食习惯都发生了改变。情绪的变化也和平日不同。这是因为孕妈妈们的内分泌系统出现了变化，在怀孕后期。孕妈妈们的肌体为了使胎儿顺利分娩，骨盆的连接韧带也会变得松弛。孕期会造成脊柱生理弯度改变，逐渐增大的子宫使孕妈妈的腰部支撑力量增加，导致骶棘韧带松弛，引起腰痛。

此外，分娩的第二产程，需要拼命用力才能使胎儿分娩出来，再加上特殊体位，都会加重腰部负担。新手妈妈喂奶经验上缺乏，不正确的喂奶姿势让腰部肌肉处于不放松的状态，造成腰肌损伤。这些才是造成产后腰痛的真正原因，为了避免孕妈妈们出现产后腰痛的困扰，一定要在产后接受科学的指导。对不良喂奶姿势进行矫正，并对腰背部肌肉进行适应性锻炼，照顾好最需要呵护的人。

小 贴 士

无痛分娩如此之美好，是不是每个人都可以"打无痛"呢？不不不！无痛不是人人都适合的。如有妊娠并发心脏病、药物过敏、腰部有外伤史、凝血指标异常等应向医生咨询，由医生来评估决定。不过请放心，大多数孕妇还是可以进行无痛分娩的，希望在孕妈妈们面临苦痛的时候，大家能够相信科学，相信现代医学，让新生命的到来满载甜蜜！

（陈立兰）

我是臀位，我是双胞胎，
可以顺产吗？

· · · · · · · · · · · · 病　　例 · · · · · · · · · · · ·

　　经过漫长的等待，张女士终于要和宝宝"们"见面了。日子一天天临近，
问题也逐渐摆在眼前：我能自己生吗？还是要"切西瓜"？张女士的特殊性在
于她的子宫里孕育着两个小宝宝，就是我们俗称的双胞胎，并且一个是头位，
一个是臀位。

▶ 每个孕妈妈都适合顺产吗？

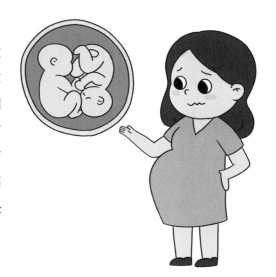

　　医生们都说自然分娩是一个生理过
程，胎儿的颅骨和躯体在顺产时经过阴道
的自然挤压，刺激了胎儿中枢神经，有利
于出生后神经运动更好的建立；子宫有节
律的舒缩，挤出呼吸道内的羊水和黏液有
利于胎肺的成熟和出生后呼吸的建立。因
此，顺产的孩子拥有更强健的体魄。但是
每个孕妈妈都适合顺产吗？

▶ 臀位还有顺产的希望吗？

　　绝大多数的宝宝在妈妈肚子里，是头朝下的，也就是我们常常说的"头位"。头
位是正常的胎位，分娩时宝宝的头部最先进入骨盆，头位自然分娩大多比较顺利。孕

28周之前，因为胎儿比较小，羊水相对多，宝宝的活动空间相对大，所以28周之前胎位是不固定的。如果28周之后还是宝宝的臀部最先进入骨盆，就称为"臀位"。

臀位宝宝还能顺产吗？臀位又分为单臀先露、完全臀先露、不完全臀先露。臀位中，单臀先露最多见，也就是只有宝宝的屁股在最下面，腿是伸直向上的，也叫腿直臀先露。如果宝宝是单臀或完全臀位，胎头无仰伸，不是很大（2 500 ～ 3 500 g），准妈妈骨盆正常，或者以前生过孩子，产力好，宫口开得比较快，同时没有其他的剖宫产指针，顺产也是有可能的。

臀位有可能自己转成头位吗？臀位是有可能自己转为头位的。

▶ 臀位自己生，有危险吗？

1. 对产妇的影响

临产后胎臀不能紧贴子宫下段和宫颈口，常常不能刺激子宫收缩。容易发生产程延长。产程长了，还容易发生产后出血。

2. 对胎儿和新生儿的影响

臀位容易发生胎膜早破，臀位破水后发生脐带脱垂的概率是头位的10倍！脐带受压容易引起胎儿急性缺氧，甚至死亡。另外，后出胎头如果发生牵出困难，新生儿损伤和窒息的可能性比较高。

▶ 臀位有办法矫正吗？

1. 在妊娠30周前，大多数臀位可自行转为头位，无须处理。

2. 如30周后仍为臀位，可试用以下方法矫正。

（1）胸膝卧位：胸膝卧位是矫正胎位的一种方法，但一定要在医生的指导下进行。这种方法一定量力而行，不要自作主张延长时间和次数。在胸膝卧位过程中孕妇如果感到头晕心悸等不适，或胎动异常，请及时停止！

（2）艾灸至阴穴：请在中医科医生指导下进行。

（3）若上述方法无效，可在产科专家评估后，如果具备充分的条件，没有禁忌症，可选择外倒转术。由于外倒转术有发生胎心异常，早产、胎盘早剥等风险，所以需要严格把握适应证。该操作需要在有紧急剖宫产术的条件下或在手术室中进行。

► **其他类双胎孕妈妈是不是也有很多类似这样的困惑和疑问?**

只要孕妈妈们怀有双胎且想要阴道分娩,我们就必须为其做更为全面的评估。接下来我们就按照步骤一步一步看。

1. 有无阴道分娩禁忌。

比如骨盆狭窄,中央型前置胎盘,母亲严重合并症等。有此类情况,别说是双胎,单胎也不让生啊!所以,出现上述情况要果断放弃顺产,直接选择剖宫产。如果没有以上情况,那就请看第二步。

2. 首先要明确一点,就是双胎的性质。

双胎分为单绒毛膜双羊膜囊双胎(一个房子两个房间),双绒毛膜双羊膜囊双胎(两个房子),单绒毛膜单羊膜囊双胎(一个房子就一个房间)。

是哪一种请孕妈妈们自行对号入座。如果宝宝们是属于一个房子一个房间(单绒毛膜单羊膜囊双胎)的,为了避免宝宝们互相打架(脐带缠绕)就只有剖宫产一个选择。

如果是属于剩下的两种情况(单绒毛膜双羊膜囊双胎,双绒毛膜双羊膜囊双胎),就接着评估第三步。

3. 如果是属于32周以上正常情况的单绒毛膜双羊膜囊双胎或者双绒毛膜双羊膜囊双胎,这个时候就要看第一个胎儿的胎位了,如果是臀位、横位,只要不是头位,自己生也是不安全的。

如果第一个小乖乖是头位,那恭喜你来到最后一步。

4. 孕妈妈们需要选择一家有丰富双胎分娩经验医生助产士团队的医院进行分娩。

一般该医院需具备以下能力:

双胎胎监仪;第二胎臀牵引技术;内倒转或外倒转能力;无痛分娩(麻醉准备紧急剖宫产);紧急剖宫产能力;新生儿复苏急救能力;应对产后出血的急救能力;如果能开展新生儿早期基本保健(EENC)就更好了。

只要是生小孩,不管是剖宫产还是顺产,都会面临一定风险,比如分娩过程中胎儿窘迫；孕妈妈们在享受双胎分娩的益处的时候，同样可能会面临紧急情况，比如，第一个胎儿分娩后，第二个胎儿胎位改变而需要倒转或者紧急剖宫产，所以必须选择有能力解决的医院才能试产。

小 贴 士

臀位的孕妈妈发生破水，一定要躺下，可在臀下垫个小垫子，抬高臀部，以防止脐带脱垂，同时不要忘了拨打120急诊入院。

最重要的一点，听医生的话。几乎所有的产科医生都想将难产变成顺产，他们会跟你一样紧张胎儿的安全，请相信你的医生，他们会为你保驾护航！

（宋柯琦）

说好的剖宫产不痛，怎么术后要恢复这么久？

病　例

　　小王是位接近预产期的准妈妈，她很早就听说了生孩子时阵痛的"恐怖"，一直担心自己无法忍受，所以当医生告诉她需要剖宫产时，她甚至松了一口气，心想也许打好麻醉做手术就可以舒舒服服生宝宝了。万万没想到，剖宫产后，经历插尿管、排气难、下床难等种种坎坷的她，看着身边早早下床活动的顺产妈妈羡慕不已。原来剖宫产也这么复杂，这么痛！

▶ 为了更快恢复，剖宫产前可以做哪些准备？

　　非急诊的剖宫产，护士一般会提前1天进行术前宣教，告知孕妇禁食水的时间：在术前8 h（通常是前一天22点），准妈妈需要禁食禁水不禁药——除了药物，任何东西都不要入口。如果食用了油炸、高脂肪、肉类食物，还可能因增加排气困难延长禁食时间，所以千万不要认为这是禁食和漫长哺乳期前的最后一餐，疯狂大吃大喝。一般建议在术前吃一些高热量、好吸收、低脂肪的食物，比如细汤面、小馄饨、粥等。牛奶、豆浆等容易胀气的食物也不建议术前食用，以防术后腹胀腹痛。如果手术当天需要等待，医生会根据实际情况补液。

　　很多医院在护士站准备了各种宣教小手册，这是非常好的了解渠道，有助于新手爸妈对即将面临的一切做好心理准备。

▶ 如何尽快恢复肠道？

为了肠道能够尽快从手术中恢复，医生不会让产妇禁食太久，通常约术后 2 h 可以饮用少量清水，如果饮水后没有恶心呕吐，术后 6 h 就可以开始吃流食：如果汁、藕粉、米汤等。

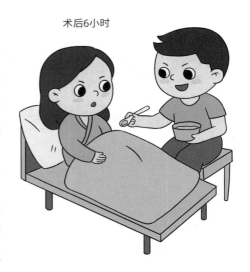

术后6小时

每次查房，医生护士都会例行询问"有没有放屁？有没有排便"，一些产妇会觉得反复被询问很尴尬。其实，排气——就是人们常说的放屁，是肠道功能恢复的重要标志之一。排气后就可以开始吃半流质了，如粥、馄饨、菜泥、馒头、蛋糕等，而排便后产妇就可以吃普通饮食了。为了加快肠道恢复，产妇要尽量活动，在体力允许范围内翻身、下地活动，排气前尽量减少说话，可以适当服用乳果糖，嚼口香糖帮助排气，必要时使用开塞露，保持大便通畅。

流食、半流食、普食是根据食物容易消化程度进行分类，在此基础上，产妇的饮食还要保证高热量、优质蛋白质、多维生素、清淡易消化等特点，切不可按照传统"坐月子"的方法只吃小米粥、红糖和鸡蛋。另外，患有糖尿病、高血压等基础疾病的产妇也要根据医嘱调整相应的饮食种类。

▶ 如何尽快恢复排尿？

插尿管是很多产妇从未有过的经历，显得有些可怕。导尿和保留尿管是术中安全的保障之一，这样不会影响子宫收缩，可预防产后出血，也便于术后管理。保留尿管期间，产妇可能感到尿道口有异物感或者轻微的刺痛感，这都是正常现象。尿管根据不同的术中情况和护理习惯可能保留 6 ～ 24 h 或者更长。由于恶露的持续排出，产妇的会阴护理尤其重要，保证会阴干燥整洁，勤更换卫生巾可以预防泌尿道感染。拔除尿管后，一定要注意小便情况，有尿意要及时解手，最迟 2 h 一定要尝试去洗手间，也不要憋小便，以防止产生术后尿潴留。若出现排尿困难的情况，可以用温水冲洗会阴或者通过听水流声来尝试，但长时间排尿困难或者没有尿意一定要及时告知医生。

▶ 如何尽快恢复日常活动？

切口痛、宫缩痛、产后虚弱等不适让很多剖宫产的产妇只想躺着休息，但医生却反复督促产妇尽早下床活动。看似不近人情的要求背后，其实是有多重考量的。多翻身多活动可以促进胃肠道蠕动，预防盆腔脏器粘连；更重要的作用是可以预防下肢静脉血栓的形成：孕妇、产妇是容易形成血栓的高危人群，下肢静脉形成血栓并脱落时，可能造成肺栓塞，甚至危及生命。长时间卧床还会慢慢消耗产妇的精、气、神，导致越来越惧怕术后活动。一般在体力允许范围内，术后8 h内可尝试从床上坐起，术后24 h内可尝试下床站立，在室内活动甚至在走廊行走；术后48 h内可以在走廊行走3～4次。当然，每个产妇应当根据自己情况，量力而行，遵照主管医生医嘱。

▶ 如何尽快开始照顾宝宝？

新手妈妈们应当对宝宝做到"早接触、早吸吮、早开奶"，目前建议新手妈妈们对宝宝的皮肤接触应当越早越好，持续至第一次开奶，并在整个住院期间越多越好。早早尝试让宝宝吸吮，有助于增进母婴情感，更有助于妈妈恢复和泌乳：宝宝吸吮时，妈妈的子宫会反射性收缩，这种宫缩虽然会造成下腹轻度坠痛，但可以预防产后出血促进子宫恢复，同时也有助于乳腺泌乳。对于人工喂养的宝宝，也建议第一次母婴皮肤接触不少于1 h。哺育宝宝是妈妈的天性，更是一种技能，只有尽早学习，多多练习才能为宝宝提供安全舒适的良好照顾。

小 贴 士

有很多孕妈妈因为惧怕阵痛，要求剖宫产分娩；也有很多孕妈妈怕手术瘢痕，怕术后恢复慢拒绝医生剖宫产的建议。其实剖宫产是手术操作，有着严格的手术适应症，亦有相应的手术并发症，术后康复也需要医生的专业指导。孕妈妈们还是需要听从医生的专业建议，选择对妈妈和宝宝尽量安全的分娩方式。

（王青竹）

听说提前做些准备，可以让顺产时产程加快？

病　　例

孕妈妈小丽临近预产期，等待着新生命的诞生，孕期小丽都听从医生的嘱咐按时产检，产检也十分顺利，医生也鼓励小丽尝试顺产。同事小张鼓励她，说自己当初顺产特别顺利，生完没几个小时就可以正常下床活动了；可同事小陈却说，自己生宝宝先是尝试顺产，足足试了2天以后，最终还是因为宝宝太大转成了剖宫产，顺产和剖宫产的苦都吃了。原本对顺产充满信心的小丽，听了也泛起了迷糊了，能不能提前做点准备让顺产更顺利呢？

▶ 哪些情况下孕妈妈们可以选择顺产呢？

顺产是让宝宝通过妈妈的阴道自然娩出的分娩方式。顺产最基本的条件是决定分娩的3个因素，即产力、产道、胎儿均正常且符合顺产的条件。倘若整个孕期，孕妈妈和宝宝身体各方面都符合要求，医生都会鼓励孕妈妈选择顺产，顺产无论是对产后修复还是宝宝的生长发育都是有益的。

▶ 产前孕妈妈们需要做些什么准备呢？

首先，孕妈妈们在孕期应该进行规律的产前检查，产前检查可以让医生全方面地了解孕妈妈和宝宝的身体状况，及时发现和掌握一些异常情况，以尽早诊断和治疗；同时孕妈妈们还可以从医生和助产士那里了解顺产的相关知识和注意事项，有疑问可以及时咨询。

其次，虽然孕期要求孕妈妈们补充更多的营养，但并不代表孕妈妈不需要控制体重，孕妈妈们体重的过度增加，容易造成宝宝过大，会增加顺产的难度。孕期提倡科学合理的饮食，孕期增重一般控制在 12 kg 左右，这也为顺产提供有利的条件。

还有，顺产的过程需要消耗孕妈妈们很多的体力，所以鼓励孕妈妈进行适当的运动，比如户外散步、孕期瑜伽等，除此之外，进行力所能及的家务也是不错的选择。适当的运动一方面有利于孕妈妈防止孕后期超重的现象；另一方面也是为顺产储备体能，锻炼生产时需要调动的各种肌群，有利于缩短产程时间、减轻顺产时所承受的疼痛、加快产后身体的康复速度，还有利于身心健康。

另外，孕妈妈们在怀孕期间应该多了解相关的分娩知识，做好充分的身体和心理准备，也可以和其他成功顺产的宝妈们交流经验，不要过分紧张和焦虑，保持乐观的心态。临近预产期注意有无临产征兆，一旦出现腹痛、见红、阴道流液等情况，也请保持镇定，不要慌张，避免情绪过于激动而影响产程进展。

▶ 顺产到底是怎样的一个过程？是不是开始痛了就能马上生了？

整个顺产的过程是从规律宫缩开始到胎儿胎盘全部娩出为止，可以将整个产程分为 3 个阶段。

第一产程是指宫颈扩张的过程，从规律宫缩开始到宫口开全，第一产程是整个分娩的前奏、经历时间最长，尤其对于初次怀孕的孕妈妈们来说（即初产妇），第一产程最为煎熬，一般需要经历 11 ～ 22 h，在整个分娩过程中十分关键。第一产程结束以后，就进入到第二产程了，这个时期又称胎儿娩出期，是指从宫口开全到胎儿娩出，初次分娩的妈妈一般需要 1 ～ 3 h。等宝宝娩出后，即刻就进入第三产程，又称胎盘娩出期，从胎儿娩出到胎盘娩出，需要 5 ～ 15 min，一般不超过 30 min。

值得一提的是，以往顺产过的孕妈妈，即经产妇，当她们再次怀孕时，整个产程会缩短很多，一般来说第一产程需要经历 6 ～ 16 h，而第二产程往往数分钟就可以完成了。

▶ 一旦进入产程，孕妈妈们还需要做哪些准备呢？

首先，孕妈妈们一定要保证良好的心态，尤其对于初次怀孕的孕妈妈来说，整个产程的进程非常缓慢，往往需要十多个甚至二十多个小时，且疼痛也会随着产程的延长更加剧烈，由此伴随的是焦虑和恐惧。这些不良因素将会导致子宫收缩不协调，产程延长，甚至引发难产。所以保持良好的心态、放松心情才能加快产程的进展。

其次，在这个阶段孕妈妈们需要补充一些营养丰富且高热量的食物，有经验的孕妈妈们还会带上巧克力、功能性饮料等，这些都能及时又快速的补充孕妈妈们不停消耗的体能，让孕妈妈们顺利度过产程。

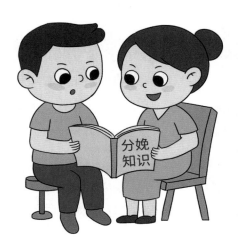

另外，孕妈妈们一旦进入产房，一定要听从医生、助产士和相关医护人员的指导，按时排尿、适当改变体位和下床活动、及时调整呼吸，切忌大喊大叫，积极与医护人员配合，尽快又顺利地度过产程。

还需要提醒的是，宝爸们也应该和妈妈们一同学习相关分娩的知识，在妈妈分娩的过程中，起到正面的鼓励作用，放松心情，切忌急躁，做好后勤保障工作，听从医生和助产士的指导，陪伴在妈妈身边一起迎接宝宝的降生。

小 贴 士

分娩是生理过程，但对每个孕妈妈而言，要经历的不仅是一次巨大的生理改变，而是经历一次严峻的精神、心理和体能的考验。为了顺产的顺利进行，孕妈妈们在怀孕期间一定要做好充足的准备，对自己充满信心，勇敢的面对自然分娩，迎接新生命的到来。

（乐怡平）

我该什么时候来医院?
什么时候临产?

······ 病　　例 ······

　　表妹怀孕了，从37周开始，每天都在担惊受怕，忐忑的不行，前两天碰到她，面容憔悴，说自己最近晚上都睡不着，生怕宝宝突然发动，她没有及时发现，她说:"快到预产期了，我是真害怕啊，万一我睡死了，破水了我没发现怎么办? 上次看到个新闻说有人扑通一下把孩子生在路上，吓得我现在路都不敢多走几步。"

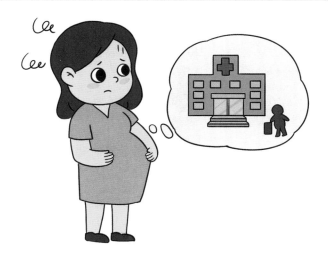

▶ 什么是先兆临产?

　　先兆临产指的是怀孕足月（37周以后）的女性，在正式临产之前出现阴道血性分泌物流出、不规则的下腹痛，腹部下坠感或者明显的腰酸等症状。这些症状的出现，意味着孕妇的宫颈管逐渐消失，胎儿进入骨盆，说明在短时间内就会正式临产，因此被称为先兆临产症状。

对于孕妈妈来说，预产期只是作为临产的一种参考，绝大多数宝宝会在37～42周出生，如果一整个月都神经紧绷，那就太累了。其实，在胎宝宝发动前，会有一些先兆临产的表现，让孕妈妈们预知到宝宝可能是要来了，也让孕妈妈们有时间准备，不至于精神压力过大。

▶ 先兆临产的症状是什么感受呢？

1. 宫底下降

孕晚期胎头下降进入骨盆，就是俗称的"入盆"。孕妇会感到呼吸困难减轻，胃的压迫感消失，食欲增加，这种情况的发生，皆因妊娠中随着胎儿的成长而变大的子宫的子宫底改变，随着分娩的临近，子宫口和产道变软，胎头下降到了骨盆里。

2. 腹坠腰酸

胎头下降使骨盆受到的压力增加，产妇大腿根出现了发胀以及大腿抽筋和腰痛的症状，腹坠腰酸的感觉也会越来越明显。有的步履艰难，耻骨部分疼痛，这是胎儿的头部下降，压迫骨盆内神经而表现出的症状。

3. 大、小便次数增多

胎儿下降压迫膀胱和直肠，使小便之后仍感有尿意，大便之后仍有肛门坠胀。

4. 分泌物增多

宫颈变软，缩短，自子宫颈口及阴道排出的分泌物增多。

5. 胎动减少

胎动此时不那么明显，不要为此感到不安，这是由于胎位已相对固定。但如胎动减少明显或持续12 h仍然感觉不到胎动，应马上接受医生诊断。

6. 子宫发生频繁的、不规则阵痛

即假宫缩。从孕28周开始，腹部会时常出现假宫缩。如果孕妇较长时间用同一个姿势站或坐，会感到腹部一阵阵的变硬，这就是假宫缩，特点是出现的时间无规律性，程度也时强时弱。临产前，由于子宫下段受胎头下降所致的压迫刺激，假宫缩的

情况会越来越频繁，如果宫缩缩短到5 ～ 10 min 1次，应马上接受医生诊断。

7. 见红

从阴道排出含有血液的黏液白带称为"见红"。一般在见红几小时内应去医院检查。但有时见红后仍要等1 ～ 2天，有时是数天之后才开始出现有规律的子宫收缩。

8. 羊水破裂

通常来说，羊水是一种清澈无色，具有腥味的液体，孕妇到了孕晚期，如果发生羊水破裂的现象必须尽快到医院检查。有一些孕妇有可能会把羊水和尿液相混淆，这个时候要注意区分，尿液是淡褐色以及清澈的液体，有骚味，而羊水偏碱性，pH试纸会变色。

▶ 真正的临产大概什么时候出现？

有了上述预兆，绝大多数孕妈妈会在24 ～ 48 h正式进入临产，也就是孕妇已经进入了等待生产的流程，已经具备了即将生宝宝的条件了。一般来说，临产的主要标志包括：出现有规律以及逐渐增强的子宫收缩，伴随着进行性宫颈管消失以及宫口发生扩张，胎先露部出现下降，这个时候，就算是使用镇静药物也是没有办法抑制的，进入临产一定要尽快、及时前往医院产科就诊。

临产的症状包括：① 出现规律性的宫缩，出现有规律以及逐渐增强的子宫收缩，一般持续30 s或以上，通常间歇5 ～ 6 min。② 见红增多，胎头下降时会引起胎膜边缘毛细血管破裂，进而引发见红，并在临产时明显增多。③ 腹痛腹胀频率不断增快，强度不停增加的宫缩会导致难以忍受的腹痛，而胎头在下降过程中造成孕妇下腹部下坠感明显，甚至出现"大便感"。

出现如上临床症状后，通过医生或助产士帮孕妇进行阴道检查时会发现胎头下降，宫口扩张等现象。

▶ 那么究竟该什么时候去医院呢？

1. 根据预产期：根据预产期进行计算，在无异常表现的情况下，有高危因素的孕妇遵医嘱，普通孕妇超过预产期3 ～ 4天仍未发动，可以提前去医院进行待产。

2. 规律性的宫缩：出现子宫规律性的宫缩、见红、阵发性的疼痛的情况，说明宫口开始扩张，需要及时去医院进行待产。

3. 胎膜早破：出现胎膜早破的情况，可能会对胎儿造成一定的影响，需要及时去医院待产。一旦胎膜早破，需要平躺，避免脐带脱垂。

4. 见红：妊娠晚期孕妇出现见红的情况，是分娩即将进行的一个征象，见红增多需要及时去医院待产。

5. 胎动异常：可能是脐带绕颈、胎儿宫内缺氧导致的，需要及时去医院进行待产，必要时进行剖宫产。

小 贴 士

孕晚期，孕妈妈想快点看到宝宝的焦急心情可以理解，但仍然要保持理性和清晰的头脑，调整好心情，规范产检。如果迟迟没有发动，稍微超过预产期几天入院也可以，但有些高危孕产妇，会在预产期前被建议住院，具体听产检医生安排。如果出现了规律性的宫缩、胎膜早破、见红增多、胎动异常等情况，一定要及时就诊评估。

（熊云棋）

两侧乳房好痛好硬呀，这是得了乳腺炎吗？

．．．．．．．．．．．．．　病　　例　．．．．．．．．．．．．

　　28岁的新晋宝妈李女士来急诊就诊。患者产后24天，坚持母乳喂养，1周前突然觉得右侧乳房疼痛，伴红肿，以为是哺乳期常有的情况，便没有放在心上。但是过了几天，右侧乳房红肿的范围越来越大，日常活动也会加重疼痛，同时患者还有发热，最高体温38.9℃。遂患者来医院就诊。医生检查后，初步考虑为急性乳腺炎。对症给予了抗感染及乳房疏通宣教等，患者逐步治愈。

▶ 什么是急性乳腺炎？

　　急性乳腺炎是乳腺的急性化脓性感染，是乳腺管内和周围结缔组织炎症，临床主要表现为乳房的红、肿、热、痛，局部肿块、脓肿形成，体温升高，白细胞计数增高。在脓肿形成前以抗感染促进乳汁排出为主，脓肿形成后以切开引流为主。哺乳期的任何时间均可发生，但以产后3～4周最为常见。

▶ 导致哺乳期乳腺炎的"罪魁祸首"是什么？

　　乳腺炎最初阶段很多新手妈妈因为不在意，常常不及时就医。但是乳腺炎可是不折不扣的"小恶霸"，容易反复发作，甚至可以发展为乳腺脓肿。那这其中的"罪魁祸首"究竟是什么呢？那就是乳汁淤积和乳头损伤。一方面，宝宝吸吮乳头时用力过大，或者宝妈们用不正确的方式哺乳，都可能使乳头发生皲裂；另一方面，如果乳汁过度分泌（＞60 mL/h），或者乳头凹陷或扁平，导致新生儿吸吮困难，都可能造成乳汁淤积。乳头破损为来自宝宝口腔和妈妈乳头表面的各种细菌开启了大门，乳汁淤积又为这群"不速之客"创造了营养的温床，让这群微生物大量繁殖，这时便会引发乳腺炎。

▶ 乳腺炎的类型有哪些？

在急诊，总有宝妈会急着说"医生，我得了乳腺炎，给我开药吃吃就好"。先别急，乳腺炎可不是这么简简单单一回事。哺乳期乳腺炎分为2种类型：乳汁淤积型乳腺炎和急性炎症型乳腺炎。这两者之间可大有讲究。

第一种类型是乳汁淤积型乳腺炎，通常在产后1周左右发生。临床表现有乳房疼痛、乳房局部增厚感和乳房局部肿胀，比较少出现皮肤红斑、发热、畏寒等症状。起病急，但只要去除导致乳汁淤积、堵塞的原因，并积极排空乳汁，即可缓解上述症状。

第二种类型是急性炎症型乳腺炎，常常发生在产后3～4周，表现为乳房红斑，伴或不伴皮温升高，伴寒颤、头痛等全身炎症反应，一般体温大于37.5℃。当急性炎症型治疗不及时或不恰当，有可能发展为乳腺脓肿，病变的部位可以摸到肿块，甚至有波动感，可有明显压痛。

▶ 乳腺炎怎么治疗呢？

一旦发生了乳腺炎，就要学会"见招拆招"。

1. 乳房按摩。既然乳腺炎的"幕后黑手"之一是乳汁淤积，那么不妨动用双手，有效的乳房按摩手法可以帮助排出淤积的乳汁，减轻乳房肿胀。但要切忌，如果乳房水肿非常严重时，尽量避免局部直接按摩，应该在其他无肿胀区域适度按摩，保证乳汁流出通畅。按摩前要记得洗手，按摩力度要适中，按摩时用力过度只会增加乳腺组织损伤以及水肿。

2. 使用吸奶器。将吸奶器罩在乳晕上，使其严格封闭，吸奶时间按照乳汁量而定，两侧乳房轮流吸奶，如果乳汁流速减慢，可以按摩乳房，促进乳汁排出。

3. 炎症部位药物治疗。

（1）全身用药：造成哺乳期乳腺炎的"真凶"常常是定植在我们皮肤表面的正常细菌，如金黄色葡萄球菌、链球菌等，乳头破损时，它们可以"趁虚而入"，从而导致感染。一旦确诊乳腺炎，保守治疗24～48 h还是不能改善症状，甚至"愈演愈烈"时，那么可加用药物治疗。哺乳期的妈妈对药物常常抱有一丝隐忧，生怕药物影响宝宝吸奶。别担心，有些药物对哺乳期的宝妈和宝宝的影响是可以忽略不计的。在没做药敏试验前，推荐选择耐酶青霉素类、头孢菌素一代或二代，若对青霉素或头孢菌素过敏时，可选择大环内酯类或林可胺类抗生素，但是林可霉素用于分娩1个月内的产妇可能引起婴儿伪膜性肠，用药时需谨慎。如果药敏试验已做，可以根据致病菌检测以及药敏试验结果，选择对婴儿无明显伤害的抗生素。

（2）局部用药：乳房局部红肿热痛可以湿敷25%硫酸镁溶液，每天3次，每次20 min，还可以选择中药外敷。

（3）疼痛和发热的处理：乳房疼痛时可以交替采用冷敷和热敷，但在局部红肿时，不建议局部热敷。如果宝妈出现发热，可以采用物理降温，口服对乙酰氨基酚或布洛芬，这两种药物对继续母乳喂养都没有影响。

▶ 得了乳腺炎能继续喂奶吗？

宝妈们最心心念念的问题莫过于给新生宝宝提供最好的营养，那么如果得了乳腺炎还能照常哺乳吗？答案是肯定的。早期的乳腺炎，最好的排出乳汁的方式，就是哺乳。如果停止哺乳，可能会加剧乳汁淤积，使病情恶化。当然，如果是一侧乳房发生乳腺炎，那么患侧暂停哺乳，另一侧乳房还是可以继续哺乳。但是，如果感染严重时，比如乳腺脓肿，需要做脓肿切开引流时，这时候就要停止哺乳了，并遵从医生的叮嘱，做好相关措施。

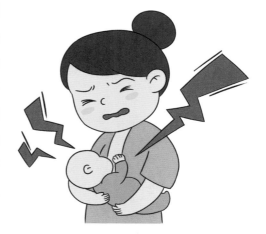

小 贴 士

急性乳腺炎临床主要表现为乳房的红、肿、热、痛，局部肿块、脓肿形成，体温升高。在脓肿形成前以抗感染促进乳汁排出为主，脓肿形成后以切开引流为主。采用正确、科学的方式进行母乳喂养，保持良好的卫生习惯和愉悦的情绪，一旦出现乳腺炎的症状，及时就诊是关键。

（林思涵）

关于"坐月子"的那些谣言

　　小美生完小孩，在家里坐月子。婆婆从老家来照顾产妇，婆婆告诉小美，家里坐月子的习俗是"不能洗澡，不能洗头，不让下床，不能开窗换气，要捂着，不能吹风"。这种习俗真的有科学依据吗？我们今天来聊聊关于"坐月子"的那些谣言。

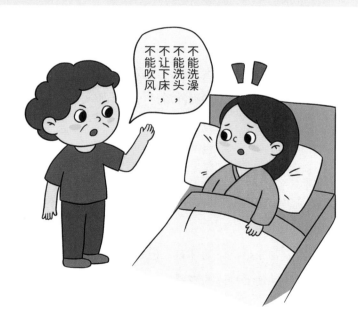

▶ "月子"是什么？为什么要"坐月子"？

　　"月子"其实是产褥期的通俗说法，产褥期是女性从怀孕状态恢复至妊娠前状态的时期，包括从形态和功能上的恢复。产褥期的时间一般持续到产后6周，也就是产后的42天。在产褥期里，子宫恢复到怀孕前的大小，子宫内膜也完全修复，阴道、外阴及盆底组织也恢复到孕前状态。随着分娩的结束，乳房开始分泌乳汁，出现恶露，同时出汗增多，容易便秘，甚至出现一过性的排尿困难。

产褥期除了生理的恢复，还是产妇心理转折过渡的时期，通过"坐月子"的方式顺利度过人生转折的关键时期。

▶ 产后不能洗头，不能洗澡？

传统观念认为月子里不能洗头，否则以后容易头痛；不能洗澡，避免受凉受风。

这个观点放在当下，是错误的。以前由于生活条件落后，不能给产妇提供清洁的浴室和取暖设备，再加上分娩后产妇身体虚弱，容易受凉感冒，影响身体的恢复，才会有"坐月子期间不能洗头洗澡"的观点。

现在生活条件改善，能够提供给产妇舒适的洗浴环境。分娩结束，产妇往往精疲力竭，及时的洗头洗澡，可以帮助产妇缓解分娩后的疲惫。其次，产妇产褥期很容易出汗，再加上恶露的排出，很容易滋生细菌，造成产褥期感染。所以可根据产妇的恢复情况，选择合适的洗浴方式，从擦浴到淋浴都可，但不要盆浴。只需注意保暖，避免受凉感冒即可。

▶ 产后不能运动？

有些老人认为新手妈妈产后3天不要下床，以免落下腰酸背痛的毛病。

这个观点也是错误的。

产妇分娩结束确实需要充足良好的休息，但是长时间卧床对身体并没有好处，甚至会诱发血栓的形成，并且延缓身体的恢复。

孕产妇相对于正常女性，是高凝状态，血液容易凝固形成血栓。长时间的卧床更是会促使下肢血栓的形成，从而威胁产妇的生命安全。下床活动能降低发生下肢血栓的风险，故鼓励妈妈们在分娩后24 h，就下床活动。

如果一开始还不能够独立走动，可以先在床上半卧位，然后坐在床边，过渡到床边站站，在家人的搀扶下走动，或者扶着身边的物品缓慢走动。多走动可以帮助恶露排出，促进子宫收缩，恢复肌肉的力量，对于剖宫产的妈妈们，适当的活动还能防止肠粘连的发生。

女性在经过妊娠分娩后，身形会发生变化，适当的运动可以预防产后肥胖的发生，并且能改善产妇分娩后的消极心理状态，提高自信心，帮助产妇心理恢复。

▶ 产后不能吹空调？

这个问题可以延伸出很多相似的问题，包括坐月子期间能否吹风？是不是要穿得严严实实？

首先，产妇只要衣着合适，便可以开窗通风。这可以避免因为环境密闭导致空气污浊，细菌滋生，增加上呼吸道疾病感染的风险；其次，新手妈妈在产褥期常体温偏高，容易出汗，夏天如果再捂得严严实实的，反倒容易出现中暑。并且黏糊糊、潮乎乎的状态也会增加产妇的不适感。

产妇可以根据自己的感觉，适当增减衣物，保证身体的舒适。空调的使用也是如此。

▶ 坐月子期间需要注意些什么？

总体来说，要保证充分休息，尤其是分娩后的24 h内，要缓解分娩的疲惫。调整饮食，以清淡为主，量不宜过多，品种多样化，可以少食多餐。适当运动，调节产妇情绪和心理状态。保持外阴干燥清洁，避免产褥期的感染。

小 贴 士

产褥期是女性特殊时期，从妊娠状态恢复到妊娠前状态。也是通过这段时期，女性逐渐接受母亲的角色。很多谣言的出发点是为了不让产妇受凉感冒，但是随着生活条件的提高，老人们的经验不再适应新的环境。总之，保证充足的休息、调整饮食、适当的运动，有助于每一个女性顺利度过这段特殊时期。

（洪士彬）

生完孩子我都快成"秃头"了
——产后脱发还有没有救？

小王最近刚生完宝宝，一群刚当了妈妈的小姐妹来探望时，说起了自己产后掉头发的问题，小王当时并没有任何的掉发迹象，也就没怎么在意。但从产后3个月开始，带宝宝的重任一下落在自己身上，每天洗发、吹发和梳头发时头发也会哗啦哗啦掉，小王感觉自己早晚要成秃子了，为什么产后掉发这么严重呢？有什么办法缓解呢？

▶ 什么是产后脱发？

谈到这个问题我们首先需要明白毛发生长有固定的生长周期，可分为生长期（3～7年）、退行期（2～4周）、休止期（3个月），每个毛囊的生长周期都是独立的，所以平时每天都会有头发脱落，也会长出来新的发毛，一般每天脱发量在

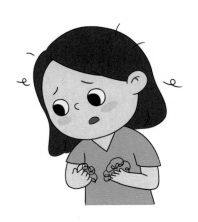

60～100根之间属于正常现象。头发是由角化的表皮细胞构成，它的性状与遗传、健康状况、激素水平、药物和气候等因素相关。

产后脱发，也称之为分娩性脱发，是指女性在生完孩子以后3～5个月出现的一种广泛性的头发脱落，也可延迟到产后7个月开始，为一种急性休止期脱发。当头发处于休止期时，头发停止生长，发根位置表浅，容易脱落。据不完全统计，产后约有35%～40%

的妇女会有不同程度的脱发现象，往往分娩次数越多，脱发的情况就越严重。

▶ 产后脱发的原因？

产后脱发很常见，常见于以下4个方面的原因。

1. 激素变化是产后脱发最主要的原因：毛发的生长与体内的激素水平有关，女性在怀孕的时候，体内雌激素和孕激素增多，一方面保证胎儿的正常发育。另一方面也延长了头发的生长期，也就使得原本正常该脱落的头发继续生长，而一旦分娩后，女性体内的激素水平迅速降低至正常水平，毛发生长随之进入休止期，从而使原本处于过度延长生长期的头发短时间内大量脱掉，就出现了产后大量脱发的现象。常见于产后1～5个月，不排除有些女性患者合并有其他脱发类型，比如脂溢性脱发，导致毛发相对之前还是会有所减少并且变稀疏。

2. 产后精神因素影响：女性在分娩后，身体和心理上都产生了巨大的变化，产妇需要昼夜照顾孩子，承受了巨大的心理压力，又要哺乳宝宝又睡眠不好，从而导致精神处于高度压力之下，身体代谢功能下降，整体的功能状态不佳，会加重产妇的内分泌失调，导致难以逃脱脱发困扰。

3. 产后营养不均衡：部分产妇在产后为了快速恢复身材而节食减肥，从而导致营养缺乏，自身营养供给不足，影响头发的正常生长与代谢，进而引起或加重脱发，也有饮食结构不合理，只进食进补、下奶的食物，而忽略了新鲜蔬菜、水果等富含维生素的食物，这就导致头发所需的维生素和微量元素摄入不足，营养不均衡也会加重脱发。

4. 头皮不清洁：传统观念认为女性在坐月子期间不能洗头，正是因为陷入这种误区，才使得头皮皮脂、分泌物及灰尘等各类混合堆积，既影响头皮血液供应又容易引起毛囊炎或者头皮感染，增加脱发发生的概率，而清洁头皮则有利于减少脱发。

▶ 脱发严重了如何改善脱发呢？

产后掉发的原因很多，脱发严重不仅仅是日常打理的困扰，还会影响心理健康，产生自卑、焦虑及抑郁等心理情绪，既然如此，该如何拯救脱发妈妈呢？

1. 正确护理头发：选择性质温和，适合自己头皮类型的洗发用品，定期进行头发护理，每周洗1～2次头发为宜，以温水洗涤为主，洗发后用干毛巾轻轻将头发拍干，避免用力搓擦，减少机械牵拉加重掉发，避免用指甲刮伤头皮，避免长时间使用吹风机，吹头发八成干时，可以自然晾干头发。

2. 保持饮食均衡：毛发生长的数量和质量与个体的营养状态密切相关，多吃新鲜蔬菜水果，动物性蛋白质等以满足头发对身体及营养的需求，保持营养均衡。产后不挑食，偏食，不节食，多补充维生素，含铁的食物帮助生发，尽量不食用辛辣刺激和油腻的食物。

3. 保持心情愉悦：新手妈妈在养育宝宝的过程中，会遇到很多的问题，压力比较大，容易导致精神紧张，焦虑，甚至产后抑郁，这都会导致精神压力过大，从而导致精神性脱发。故要正确认识到产后脱发是一个常见、暂时的生理现象，不必过度害怕、焦虑、抑郁，顺其自然，放松心态，保持积极乐观的情绪。

4. 药物治疗：产妇可以通过提高体内雌激素水平，改善头发脱落情况或者补充铁剂防止因发生缺铁性贫血而引发脱发，但均需要在医生的指导下使用。

小 贴 士

大部分妈妈分娩后脱发都属于生理性脱发，掉发量一般在产后4个月达到高峰，在产后半年左右脱发问题会有所缓解，在产后1年左右可恢复至正常水平，因此不用过于担心，最重要的是一定要保持心情愉悦，膳食均衡，保持头皮卫生健康，如果脱发持续了半年到1年都还没有缓解，建议向医生寻求帮助，以恢复正常发量。

（常艳玲）

产后恶露到底什么时候干净呀？
什么情况该来医院？

· · · · · · · · · · · · · · · · 病　　例 · · · · · · · · · · · · · · · ·

　　小林顺产后18天，因为产后恶露还未干净，来产科门诊就诊，碰到了产
后55天的小陈，她也抱有相似的疑惑。小林："我现在恶露是白色的，是不是
化脓呀？"小陈："产后恶露什么时候才能干净呢？我已经分不清是恶露还是月
经了。"她们俩带着疑问走进产科医生的诊室。医生诊疗后，小林目前是正常
的恶露情况，而小陈则通过B超发现宫腔内有占位，用药后再就诊随访。

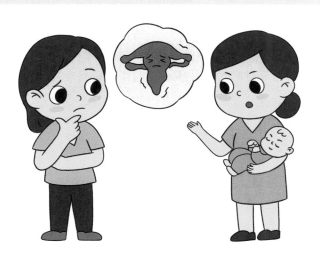

▶ 什么是产后恶露？

　　子宫复旧是产后子宫逐渐恢复至未孕状态的全过程，子宫从分娩时约1 000 g，
到产后1周恢复为约500 g，产后6周恢复到正常大小（约50 g）。在这个过程中，会

不断有恶露排出。产后恶露是指子宫蜕膜组织坏死、脱落，经阴道排出，其中含有血液、坏死蜕膜组织等，有血腥味，但没有臭味。恶露一般持续 4～6 周（42 天内），如果产后子宫复旧不全，宫腔内残留胎膜、胎盘等，恶露常常表现为增多、持续时间长，若合并宫腔感染，恶露可有臭味，伴炎症指标升高、发热等临床症状。

怀胎十月，躲过了每个月生理期的"造访"，却躲不过产后恶露。产后排出恶露是每个妈妈都要经历的过程，一般情况下，产后 4～6 周能排干净，但多数情况下，常常存在恶露排得慢，反复不净等现象。这时候很多坐月子的新手妈妈不禁会担心，恶露是不是不正常？是不是有感染？那么产后恶露究竟有什么"玄机"呢？

产后恶露通常会经历 3 个阶段。

1. 红色（血性）恶露：鲜红色，量稍多，有时有血块，持续 3～4 天。

2. 浆液恶露：淡红色，量较少，持续 10 天左右。

3. 白色恶露：本阶段恶露含有较多的白细胞、表皮细胞还要坏死的蜕膜组织。颜色较白，质黏稠，持续 3 周左右。

▶ 恶露不净的表现是什么呢？

宝妈们产后一定要仔细观察恶露的变化，如果恶露一直是鲜红色，持续十余天，或出血量大，甚至超过平时的月经量，或伴有恶臭、发热等症状，都要引起重视，及时至分娩医院就诊，千万不要擅自用药，有时候吃错药，反而会引起出血时间延长。

▶ 如何区分是恶露还是月经？

对于一些哺乳期的妈妈来说，恶露干净后一段时间，再次出现少量血性分泌物，无法判断是不是月经。虽然哺乳期间通常不会来月经，但是恶露持续时间因人而异，平均持续时间为 21 天，一般不超过 6 周。相比于恶露，月经颜色更红，持续时间短，通常 3～7 天干净。如果还是不能判断是恶露还是月经，及时就诊不失为一个明智选择。

在判断不了是恶露还是月经的情况下，为避免"中招"，一定要注意做好避孕措施，因为哺乳期还是会存在排卵的情况，还是有怀孕可能的。

▶ 产后如何促进子宫复旧呢？

如果分娩后的中不能顺利收缩至产前大小，就称为子宫复旧不全。子宫复旧不全，可导致恶露不净、下腹痛等不适，严重者还可能导致局部和全身感染，引起切口感染和愈合不良，诱发晚期产后出血等，还可能进一步影响激素分泌，成为诸多妇科疾病的诱因。

▶ 如何预防子宫复旧不全呢？

1. 开奶宜尽早

对子宫复旧最简单的方法就是哺乳，新生儿吸吮乳头可促进妈妈的子宫收缩，加速恶露排出，同时母乳作为宝宝的天然食物，对宝宝的发育起着积极的作用，可谓益处多多。所以，尽早开奶对宝妈是大有裨益的。

2. 产后排尿要及时

分娩后尤其要注意及时解小便，憋尿时间太长可能导致尿潴留、产后膀胱炎等，并且膀胱过度膨胀可能影响导致子宫收缩不佳。

3. 下床活动别偷懒

顺产后 4 ～ 6 小时，剖宫产后 12 ～ 24 小时，妈妈就可以下床活动了，一开始体力不能支持的情况下，可以先撑坐，循序渐进，最后可下地走动。尽早下地活动，不仅可以促进肠道蠕动，预防产后肠梗阻的发生，还可以促进恶露排出。但是尽量避免增加腹压的活动，避免搬重物，以免剖宫产切口裂开或损伤盆底组织。

4. 产后复查要记牢

每个生完宝宝的妈妈在出院的时候，医生和护士除了交代出院的注意事项以外，还会特别叮嘱一句“别忘了产后 42 天要复查”。

产后 42 天不一定要精确到产后第 42 天，产后 6 ～ 8 周（42 ～ 56 天）都可以到分娩医院进行复查，评估产后恢复情况，其中检查项目就包括子宫复旧情况、恶露、会阴伤口或剖宫产切口恢复情况。如果有恶露不干净的问题，可以通过 B 超检查子宫内膜情况及是否有其他异常。

小 贴 士

一旦出现产后恶露不尽的情况要及时到医院就诊，医生会在明确病因后给出相应的建议和治疗。有些妈妈会自行口服一些促恶露排出的中药，但是什么时候该吃哪种药？吃多少合适？有没有不良反应？对哺乳有没有影响？这些问题都需要医生的专业知识来指导。所以妈妈们有疑问最好及时就医。

（林思涵）

后疫情时代下的

孕期管理

后疫情下的孕产妇孕期自我管理

孕妈妈如何做好手卫生？

感染新冠病毒后，还可以母乳喂养吗？

打了新冠疫苗后意外怀孕，怎么办？

孕产妇如何加强自我防护？

……

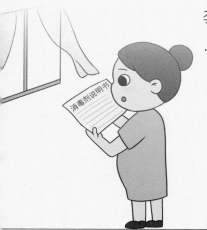

后疫情下的孕产妇孕期
自我管理

病　例

　　小王是一位高龄孕妈妈，第一次产检的时候医生就告诫她要重视这个问题，按时产检，可刚产检了一次，身边就出现了新冠首次感染和复阳患者，这可把小王愁坏了，面对着后面还有那么多的产检项目，焦急地在屋里子走来走去，寝食难安……

▶ 面对新冠感染，孕妈妈如何做好孕期自我管理呢?

　　我国著名的妇产科教授林巧稚曾经提出"妊娠不是病，妊娠是要防病"的概念，进一步阐明了产科的根本是预防，是医疗保健。产检的目的是筛选出一些潜在的、隐匿性的、孕期特有的合并症和并发症。大部分的孕妇整个妊娠期都是基本健康的。要保持放松心态，注意休息和营养。中国工程院院士、国家妇产疾病临床医学研究中心主任乔杰指出：在总体的人群表现上，孕产妇和普通人群有3个相似，第一，和普通人群的感染率接近；第二，有症状者，也和普通人群接近，在10%左右；第三，她出现症状的表现类型很接近，比如咽干、咳嗽、流鼻涕、浑身酸痛、发热等，一般三四天

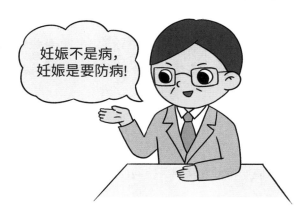

妊娠不是病，
妊娠是要防病!

就有好转，差不多7天左右1个病程，总体上对孕产妇的健康没有增加更多的影响。然而孕产妇作为一类特殊人群，如何做好孕期防护？是否能推迟产检？哪些孕产妇需要格外注意的？

1. 确定宫内妊娠

验孕棒检测出怀孕，如果有条件的话，尽可能在停经50天左右做1次B超检查，确定是宫内怀孕，若暂时无法及时就医且无明显阴道出血或腹痛，也可延迟1～2周就诊。

2. 早孕期管理

如果没有妊娠症状，就正常生活，补充叶酸，足够的蛋白质，注意个人防护，保持充足睡眠，提高自身抵抗力。如果有妊娠症状如腹痛及阴道流血，建议及时去医院就诊，排除异位妊娠及流产可能。如果感染了新冠病毒，早孕患者也不必因新冠病毒感染而盲目终止妊娠，现在暂无研究表明新冠病毒会传染给胎儿。孕早期正常情况下还需进行NT检查，以了解有无胎儿畸形或者染色体异常可能，孕中期可进行唐氏筛查以及无创胎儿DNA检查，以上三者可根据孕周选择1个进行检查。

3. 孕中期管理

孕中晚期必要的产检项目仍需完善，20～24周进行的大排畸筛查，孕妇可以事先电话产检单位是否可以调整相关检查时间。24～28周进行的糖尿病筛查，若不能及时来院进行糖耐量筛查，建议在家先按照妊娠期糖尿病饮食控制自己的饮食。

4. 孕晚期管理

无妊娠合并症和并发症孕妇34周后可就近进行胎儿监护，加强自我监护，认真数胎动，若胎动异常及时急诊就诊，并且最好在36～38周完成1次胎儿超声检查，这对晚孕期的临床决策比较重要，建议按期做产检。

5. 妊娠合并症及并发症管理

对于有基础疾病的妇女来说，尽量调整好身体再怀孕，在准备生育之前，要接种好新冠病毒疫苗。若有妊娠合并心脏病或免疫系统疾病，孕妇最好还是定期前往综合性医院产检或互联网医院问诊；如果有产科合并症，如前置胎盘，胎儿生长受限等要定期产检复查，不要耽误延迟。

6. 孕妇临产管理

若在家中出现破水或者见红，应立即躺下，若是臀位，建议抬高臀部，并拨打120，建议一些没有特殊合并症的孕妇可以就近建卡。

7. 孕妇日常自我防护管理

孕产妇要注意防护，尽量减少外出，如果必须外出，在公共场合一定要戴口罩，到医院就诊时要佩戴N95口罩；避免和有发热、咳嗽等症状的人接触，养成勤洗手的好习惯，尤其是外出回到家，用流水和肥皂多洗手，做好手部卫生，少揉眼睛，减少感染机会；室内保持开窗通风，空气流通，每次开窗通风30 min至1 h；期间做好保暖措施，避免太干燥，保持一定的湿度；做好家居的消毒和防护工作，孕产妇的用品，专人专用，避免交叉感染；不吃生食，均衡饮食，适当锻炼，不要过度饮食。孕妇少去人员密集的场所，保护好自己就是保护好胎儿，做好自己健康的第一负责人。孕妇最重要的就是加强孕期健康管理，保持轻松心态，多听一些舒缓的胎教音乐，消除紧张焦虑的情绪；保持室内环境卫生；注意营养，控制高脂、高糖食物的摄入量；保持充分休息，同时保持必要的身体锻炼。

小 贴 士

妊娠和分娩都不会增加感染新冠的风险，也不会加重新冠感染的病程，大多数患者都会在分娩前康复。因而孕产妇最重要的就是加强孕期健康管理。

（常艳玲）

为母则刚，我们不做羊咩咩！

病　例

丽丽怀孕3个月，刚在产科建了孕检大卡，预约了明天的胎儿的B超检查，老公却出现了感冒咳嗽症状，经检测是阳性！这下全家人都很紧张，丽丽不会被感染到吧？她打电话来咨询医生，为了宝宝能顺利生长发育，能不被感染到是最好的，孕妈妈们该如何防护，做一个健康的"未阳人"？

▶ 如何远离新冠病毒？

孕妈妈由于免疫力低下，是新冠病毒易感人群，患有高血压、糖尿病等基础病的孕妈妈更容易感染。最好在孕前打疫苗，增加免疫力。孕期孕妈妈们不仅要做好自我防护，还要让同住的家人一同防护。孕妇除了保持社交距离、戴口罩、勤洗手。还需要知道以下几点。

1. 注意个人卫生习惯

勤洗手，勤换衣物，最好有自己的专用物品，如餐具、毛巾、脸盆。定期对家中常用物品进行消毒，如碗筷、茶杯、牙刷、毛巾及出门的衣物、包包等。保持房间的每日通风，早晚各1次，每次通风30 min。如厕时亦要注意卫生，先将厕板盖上才冲厕水，以免散播病菌。

2. 增强体质和免疫力

饮食均衡，多吃富含维生素的蔬果及高蛋白质食物，不要吃生食。规律进餐，足量饮水，避免浓茶和咖啡，不食用高油、高盐、高糖的食物，禁烟酒。适当运动，控制体重增长过快。保证充足睡眠，合理安排作息时间，不熬夜、不睡懒觉。

3. 减少去人群密集场所

非必要不出门，不聚餐；通过网上预约挂号、预约检查等，尽量减少在医院的停留时间；利用互联网线上咨询与医师沟通。外出尽量选择独立的交通工具，做好防护工作，戴好一次性医用口罩和手套，如去医院或人群密集场所，可佩戴N95口罩。可随身携带消毒湿巾，应急使用。公共场所中尽量不要去触摸口、眼。鼻，避免交叉感染。回家后立即扔掉口罩和手套，洗手洗脸，更换衣物。

▶ 如何正确佩戴口罩?

有研究显示，只要双方都佩戴口罩且间隔1 m以上，造成感染的概率几乎为0。口罩要盖住口鼻和下巴，鼻夹要压实；每个口罩累计佩戴时间不超过8 h，不建议重复使用；不建议选用棉纱、海绵、活性炭口罩或带呼吸阀的口罩；口罩佩戴前洗手，佩戴时避免接触口罩内侧；口罩脏污、变形、损坏、有异味时需及时更坏。口罩以N95型为佳，特别是在进入医院、公交地铁等人流密集的区域时。

▶ 如何做好手卫生?

手卫生多用于医务人员，但也适用于大众。病毒感染30% ～ 80%是由手上的细菌经接触传播引起的。洗手是切断病菌传播和降低感染发生最经济有效、简便易行的方法。勤洗手是预防冠状病毒感染的明确措施。生活中可以像医务人员一样采用七步洗手法进行手卫生消毒，做到清洁有效。新冠病毒对热敏感，56 ℃下30 min就可以灭活，此外乙醚、75%酒精、含氯消毒剂、过氧乙酸和氯仿等脂溶剂均可有效灭火病毒。含有酒精、巴扎氯胺的湿纸巾均可灭活新冠病毒。接触可疑暴露物后，建议用洗手液或香皂按七步洗手法经流动水洗手，或者使用含75%酒精的免洗洗手液，洗后的手不要在衣服上"蹭"干，提前准备好干手纸、干毛巾或烘干机。

▶ 使用消毒剂对孕妈妈有影响吗?

正常的居住环境，保证每天房内空气流通，清洁卫生，不需要频繁地使用消毒剂。使用消毒剂时一定要认真看说明书，它有严格的配比浓度，不是浓度越高越好，过多使用可能导致中毒。另外，不要直接接触消毒剂，不同的消毒剂不能混淆使用，放在一起可能产生不良化学反应。酒精消毒只适合物体表面，切忌将酒精喷洒在空气中，浓度过高有起火风险。

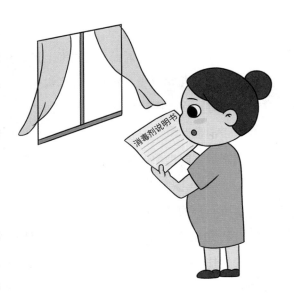

▶ 调整心态，积极应对

保持愉快心情，不要焦虑，不要紧张。不建议过分关注相关信息，以免信息过载引发心理负担。保持良好的夫妻关系和家庭和谐。除了必要的陪产家人，最好和亲朋好友提前打好招呼，不建议他们前来探望，孕产妇和新生儿都是易感人群，不增加不必要的风险。可以通过电话、网络视频和朋友聊聊天，做一些自己感兴趣的事等，分散注意力，保持愉悦心情。

▶ 如果家里有阳性成员，需要怎么做？

加强自我健康监测，注意做好体温，心率，血压的每日监测，在就诊时提供给医护人员。并且在孕晚期要数好胎动，每天监测 1 h，每小时至少有 3 次以上胎动。在与阳性感染者相处的过程中，尽量不要待在同一房间，阳性感染者有自己单独使用的卧室和浴室，单独用餐，餐具单独清洗消毒。保证家里良好的通风，做好手卫生，尽量不要接触感染者的体液和分泌物。保持与感染者至少 2 m 的距离并佩戴口罩。做好防护措施的情况下，清洁和消毒共用空间和经常接触到的表面。如果出现可疑情况，如发热、咳嗽、胸闷、恶心呕吐、腹泻、头痛头晕、肌肉酸痛等，或者出现腹痛、阴道出血、阴道流液、胎动异常等，尽早到医院就诊。

▶ 怎么区分普通感冒还是新冠感染？

目前只能通过核酸检测或抗原检测来区分。抗原检测可作为家庭日常检测用，但最终要通过核酸测定才能准确测出是否感染新冠。

小 贴 士

新冠感染常态化下，到处可见"杨过"（阳过），"杨康"（阳康），孕妈妈要科学做好防护，戴口罩、勤洗手，避免聚集，保持愉快的心情，平安顺利地度过孕产期。

（汪　川）

"新冠宝宝诞生记"
——来自阳性妈妈的担忧

病　例

准妈妈小宋36周了，最近却因为新冠病毒非常焦虑。她平时抵抗力就差，这2年因为要备孕也没有打过新冠疫苗。现在就是担心宝宝会不会成为"新冠宝宝"。

▶ **新冠阳性的孕妇生的宝宝都会感染新冠吗？**

先不要太紧张，并不是每一新冠阳性的妈妈都会分娩新冠感染的宝宝，而且也不是所有感染了新冠的宝宝都会有明显的症状。正好相反，国内外数据显示只有小部分新生儿在随访中显示新冠病毒阳性。国外有系统性回顾分析纳入了5 183名新冠孕妇分娩的新生儿，其中只有116（2.3%）个宝宝在产后96 h内显示新冠病毒阳性，只有0.7%表现出了新冠的症状。

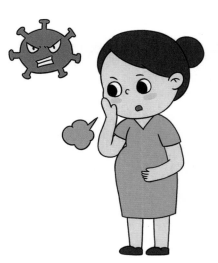

▶ **宝宝是怎么感染新冠的呢，是在宫内感染的吗？**

新冠病毒是不是存在垂直传播，也就是阳性母亲是不是在宫内感染胎儿还没有一个肯定的结论。有研究认为，新生儿新冠病毒免疫球蛋白抗体（IgM）阳性是病毒穿过胎盘屏障进入到胎儿体内引起胎儿自身免疫而导致的。但科研人员对羊水、脐带血、胎盘、新生儿咽拭子等各种标本进行过冠状病毒的检测，结果均为阴性。因此，目前新冠病毒在母儿间垂直传播的依据不足。

► 那除了宫内感染，是不是还有别的途径会感染宝宝呀？

是的，除了垂直传播外，新生儿诞生后密切接触新冠阳性的产妇，或者暴露在新冠阳性的环境中都有可能会造成宝宝的感染。因此有专家建议，感染产妇应该采取尽量和新生儿保持社交距离，并且戴上 N95 口罩等措施，避免新冠病毒的平行感染。

► 我要是感染了新冠会对自己和宝宝带来什么不好的影响吗？

孕妇感染了新冠后，无症状率在不同的研究中变化很大，为 24.2%～86.1%。即使在有症状的孕妇中，绝大部分患者为轻到中型，重型及危重型比例不高。少数孕妇可能需进重症监护室观察治疗，其中部分需要呼吸支持。所以建议孕妈妈们不要过分焦虑，如果出现高热不退、胸痛、头痛、呼吸困难等症状，及时来院就诊。

对新生儿来说，最多见的不良妊娠结果是早产和低出生体重，此外胎儿窘迫、胎膜早破、呼吸神经系统发育异常、免疫系统发育不良等也有报道，这些并发症发生的潜在机制可能是感染引起的低氧血症，以及免疫相关损伤。但所有这些并发症的数据还很有限，不用焦虑，好好数胎动，遵医嘱规范产检即可。

► 我听说好像新冠阳性的妈妈都是剖宫产终止妊娠的。是不是一定要剖宫产减少宝宝感染的风险呀？

现在的研究显示，新冠阳性的孕妇阴道分泌物标本新冠检查都是阴性的，而且接触母体阴道环境还有利于新生儿免疫应答的建立。因此，目前认为，新冠感染本身不应该被当作是剖宫产的指证，而是应该综合评估母亲的身体状态，目前是不是处于疾病的高峰期，有没有明显的呼吸困难或者缺氧表现，还有没有其他合并症，比方说心脏疾病、重度子痫前期、肾脏疾病等。除了母体因素外，还要评估胎儿的条件，要再次复核胎儿的孕周及胎儿大小后做个体化的选择。因此，哪怕得了新冠也不是一定要剖宫产的，还是要综合考虑评估后决定。不过，反过来说，哪怕产检都正常，新冠也阴性的产妇也不是每一个都可以顺利阴道分娩的，还是要做好两手准备。

▶ 如果我感染了还可以母乳喂养么？

这也是现在的一个热点问题。目前的研究显示，母亲的乳汁中是可以监测到新冠病毒的，但是由于研究样本量较小，所以结论还不能肯定。世界上不同医学组织对新冠阳性母亲母乳喂养的推荐也各有不同，比方说WHO就建议新冠阳性的母亲在婴儿出生1 h后开始母乳喂养，继续纯母乳喂养至6个月至2年。在喂养的过程中采取适当的呼吸道防护，比方说，哺乳前后戴口罩和洗手等。母乳喂养的好处是非常多的，本身还可以增加宝宝的免疫力。因此，目前主流意见还是认为在做好防护措施的情况下，是可以进行母乳喂养的，当然如果真的非常担心新冠传播也可以考虑人工喂养。希望在不久的将来能有更多研究提供确切的证据来明确新冠产妇母乳喂养的安全性。

小 贴 士

目前新冠病毒在母儿间垂直传播的依据不足。孕妇感染新冠，真正危重症感染的比例较低。新冠感染本身不应该成为剖宫产及过早终止妊娠的指征。除了垂直感染，新生儿还有可能通过与新冠阳性母亲的密切接触及环境暴露感染新冠，需做好相应的防护。母乳喂养益处多多，做好防护措施，鼓励新冠宝妈母乳喂养。

（张　琰）

打了新冠疫苗后意外怀孕，
怎么办？

· · · · · · · · · · · · · 病　例 · · · · · · · · · · · · · ·

　　小晨积极响应号召接种了新冠疫苗，结果在接种疫苗1个月后发现自己意外怀孕了。小晨又惊又喜，她和丈夫一直想要个宝宝，但是孕妇以及在3个月内准备怀孕的夫妻是不建议打新冠疫苗的，疫苗会不会对孩子有影响？打了新冠疫苗发现怀孕了到底要怎么办呢？

▶ 新冠疫苗是什么？

　　大多数恐惧来源于未知，所以首先我们来了解一下各种类型的新冠疫苗，目前我国目前大规模使用的新冠疫苗有3种。

　　1. 灭活疫苗：北京生物制品研究所有限责任公司（北京所）、武汉生物制品研究所有限责任公司（武汉所）和北京科兴中维生物技术有限公司（科兴中维）生产的新型冠状病毒灭活疫苗（Vero细胞），灭活疫苗是通过对病原体进行培养，收获，浓缩，灭活，纯化等一系列工艺制成的疫苗；

　　2. 腺病毒疫苗：康希诺生物股份公司（康希诺）生产的重组新型冠状病毒疫苗，是应用基因重组技术，将包含病毒抗原对应基因植入载体病毒中，疫苗进入细胞后将合成对应抗原从而诱发机体产生对应抗体；

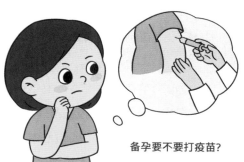

备孕要不要打疫苗？

3. **重组疫苗（CHO疫苗）**：安徽智飞龙科马生物制药有限公司（智飞龙科马）的重组新型冠状病毒疫苗，是将能表达病毒表面抗原的基因序列，通过基因工程手段转入工程细胞中，使其能大批量表达抗原蛋白，再将表达的抗原蛋白提取纯化后制备成疫苗。

▶ 打了新冠疫苗发现怀孕了怎么办？

当怀孕碰上了新冠疫苗，很多孕妈妈不知道该何去何从，内心充满担忧，既不忍心伤害宝宝，又害怕疫苗对宝宝产生不可估量的影响，还有一些正在备孕的女性朋友，纠结能不能打疫苗。

由上述了解可知，新冠3种疫苗的主要成分都不包含活的病毒，安全性较好，虽然目前关于新冠疫苗方面的数据并不是很完全，新冠疫苗是否会致畸尚不明确，但是仍不推荐仅因接种新冠病毒疫苗终止妊娠，建议做好孕期检查和随访。孕期影响胎儿发育的因素较多，比如用药、环境因素、孕妇身体条件等，由于体质差异，每个女性打新冠疫苗后的反应也存在差异，多数可顺利生产健康的孩子，无须过于忧虑。

通俗地讲，接种后发现怀孕了，切勿恐慌，不推荐育龄期的女性仅仅因为担心疫苗不良反应而盲目进行流产手术。孕妇需要做的是到医院进行详细检查，由医生根据胎儿情况判断是否可以继续妊娠。如果胎儿无异常，暂缓第2针的接种，可以继续妊娠。对于继续妊娠的女性，建议做好孕期的保健工作，尤其注意根据自己的孕周做好各项排畸检查，以明确胎儿的发育是否存在问题，如NT、无创DNA/唐氏筛查、四维彩超等，都是比较关键的排畸检查，可根据自己的孕周提前到医院预约。

孕期接种新冠疫苗的建议如下：

1. 新冠疫苗不含活病毒，妊娠不是接种新冠疫苗（尤其是灭活新冠疫苗）的禁忌证。

2. 考虑到孕期接种疫苗可发生疫苗的固有不良反应，在没有明显感染风险的情况下，孕期可暂缓接种新冠疫苗，但建议分娩后尽快完成接种。

3. 孕期存在感染风险的情况下，建议按程序接种灭活新冠疫苗，孕早、中、晚期均可接种，同时观察是否出现不良反应，并随访妊娠和分娩结局。

4. 接种新冠疫苗后发现妊娠者，无须终止妊娠，并可完成全程接种，同时观察是否出现不良反应，随访妊娠和分娩结局。

▶ 备孕期可以接种新冠疫苗吗？

目前国家疾控中心没有将备孕期列入新冠疫苗的接种禁忌证。理论上，接种灭活疫苗后，女性随时都可以备孕。对于有备孕计划的女性，不必仅因接种新冠疫苗而延迟怀孕计划。

▶ 哺乳期可以接种新冠疫苗吗？

新型冠状病毒疫苗是一种灭活疫苗，注射到体内之后会形成对于新型冠状病毒的有效抗体，不会对婴儿产生不利的影响，而且能够有效地防止新型冠状病毒的感染，所以哺乳期是可以进行新型冠状病毒疫苗接种的。

但是新型冠状病毒疫苗可能会对身体产生一定的不良反应，例如轻微的发热、头晕以及恶心等情况，这些症状并不会持续存在，大多数3天就会出现缓解，不会影响身体的健康，如果哺乳期出现这种症状可以暂停哺乳，等症状好转之后再进行哺乳。

备孕和哺乳期妇女新冠疫苗接种的推荐意见：

1. 计划自然受孕女性，可按常规程序接种新冠疫苗，无须因为接种新冠疫苗而延迟受孕。如果接种第1针疫苗后发现妊娠，可按时接种第2针。

2. 男性接种新冠疫苗后，不影响精子质量。因此无须担心因丈夫接种疫苗对妊娠的影响。

3. 计划采用人工辅助生育技术受孕者，慎重起见，接种第2针疫苗后2～4周再进行相应的医学处理。

4. 哺乳期接种新冠疫苗，不增加额外不良事件，建议哺乳期妇女按程序接种新冠疫苗。

5. 哺乳期接种新冠疫苗后，可正常哺乳。即使发生不良事件，也不影响哺乳。只有在母亲发生严重不良事件时，考虑母亲的安全，才建议暂停母乳喂养。

小 贴 士

备孕期可以注射新冠疫苗，接种完发现怀孕也不要怕，正常产检即可。孕期目前建议暂缓接种，但即使接种了，也不要担心，正常产检即可。哺乳期是可以注射新冠疫苗的，接种完可以正常哺乳。

（熊云棋）

后疫情时代，不知不觉就中招了
——我该怎么办？

防控政策调整后，互联网医院中孕妇的咨询量猛增。曾有一位孕妈妈问道："医生，我中招了！老公前天发热，他去医院确诊过是新冠；陆陆续续公公、婆婆、大儿子也发热了。刚刚我好像也开始浑身痛，体温37.6℃了，孕妇也不能乱用药的，我能不能住院啊！"

▶ 中招后，应该怎么办？

1. 联系医生

针对她能够第一时间通过互联网医院联系医生，而不是在发热门诊门口排长队等待就诊的做法，要给予大大的肯定。

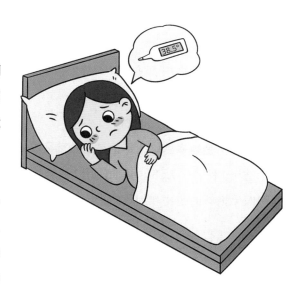

2. 不要恐慌

孕产妇出现如发热、咽喉痛、鼻塞、流涕、咳嗽、疲乏、肌肉酸痛、味觉减退等症状，就有可能是被感染了。这时候别慌，需要做好自己和胎儿2个方面的监护并做好情况记录，以便线上或线下就诊时向医生汇报。

监护内容包括体温、心率和血压（体温计、电子血压心率仪药房均有售）、胎动

（孕周≥28周）。若体温＞38.5℃超过3天、或用药体温下降后心率仍＞100次/分、或孕28周后胎动减少、或呼吸困难、或出现产兆如阴道出血及腹痛等，需要立即来院就诊。

若没有上述表现，可暂时居家观察和对症治疗。

3. 对症治疗

只要孕产妇出现发热、咳嗽等上呼吸道感染症状，不论新冠抗原检测是否阳性，均可做如下处理。

（1）一般处理：多喝水，避免呼吸道干燥（雾化吸入蒸汽，调整房间湿度等）；背部保暖，白天背部贴暖宝宝或热疗仪烤烤背部。

（2）发热时：体温＜38.5℃时，物理降温（冷毛巾敷额头，擦手心脚心等）；体温≥38.5℃，可用对孕产妇影响较小的退热药对乙酰氨基酚片（0.5克/片，每次1片，口服，可间隔4～6小时重复，24 h内不得超过4次）。退热药不仅降温，还能缓解肌肉酸痛。对乙酰氨基酚是退热药的化学名，商品名很多如散利痛、必理通、泰诺林等，用时谨遵医嘱或药品说明书。

（3）咳嗽：选择一种孕产妇可以用的药物：氨溴索、乙酰半胱氨酸、右美沙芬。但具体用药请遵医嘱。

大多数孕妇采用上述对症治疗的方法，2～3天发热症状基本会消退。若发热超过3天，请线下就诊1次。

4. 病急，也不能乱投药

药物不是越多越好，不论是退热药还是中成药，使用前仔细阅读说明书，看好成分，选用1种；千万不能叠加使用2种退热药等，以免肝肾功能受损。也可以按照互联网医生推荐的药物和剂量使用。

▶ 新生儿是否需要母婴分离？

新冠未愈的产妇，为避免新生儿感染，可以具体情况具体分析。比如产妇情况较好，正确佩戴N95口罩、清洁双手及乳头后，可以母乳喂养。如果产妇一般情况很差，可以考虑暂时人工喂养，母婴分离，产妇定时挤奶保持泌乳，情况好转后再母乳喂养。

▶ 孕产妇如何加强自身防护?

预防最最重要。孕产妇应注意以下事项:

(1)孕妇的家人或同事一旦感染新冠,要保持房间通风,生活物品分开,戴好口罩,单独进食,注意手卫生,门把手等物体表面擦拭消毒。

(2)上班两点一线,少去公共场所;不聚会、不聚餐。

(3)保证均衡的营养和充足的睡眠。

(4)保持积极乐观的心态,避免过度焦虑、抑郁,必要时寻求心理咨询。

(5)产检请按预约时间来院;在医院,正确佩戴N95口罩,减少候诊时间;提倡线上咨询相关产科问题。

▶ 孕妇感染新冠更危险吗?

根据国家妇产疾病临床医学研究中心介绍,孕产妇和普通人群的新冠感染率接近;有症状者比例也和普通人群接近;临床表现和普通人类似,如发热、咽痛、咳嗽、流涕、鼻塞、浑身酸痛等,一般3～4天缓解、7天左右的病程。

从目前情况来看,新冠孕产妇多为轻型,病程和普通人无差别。不过,有基础疾病的孕产妇感染新冠后还是应该重视,如有高血压、糖尿病、肝肾功能不全等孕妇,可能因为发热、胃口差,加重原发病,需要医生调整用药。

小 贴 士

感染新冠不要慌,在家加强监护最重要;高热可以服用退热药,解热镇痛,一箭双雕。医院电话或互联网方式要留好,有情况马上和医生线上聊;战胜新冠有信心,剩下要做的是安心睡好觉,好好数胎动,营养饮食要均衡,合理锻炼增强抵抗力。

(周　琼)

参考文献

[1] MEI-DAN E, JAIN V, MELAMED N, et al. Guideline No. 428: Management of Dichorionic Twin Pregnancies[J]. J Obstet Gynaecol Can, 2022 Jul; 44(7): 819-834.

[2] NGUYEN H T, THAVORNCHAROENSAP M, PHUNG T L, et al. Comparative efficacy and safety of pharmacologic interventions to prevent mother-to-child transmission of hepatitis B virus: a systematic review and network meta-analysis[J]. Am J Obstet Gynecol, 2022 Aug; 227(2): 163-172.

[3] PISHKO A M, MARSHALL A L. Thrombocytopenia in pregnancy[J]. Hematology Am Soc Hematol Educ Program, 2022 Dec 9; 2022(1): 303-311.

[4] DASHRAATH P, WONG J L J, LIM L M, et al. Coronavirus disease 2019 (COVID-19) pandemic and pregnancy[J]. Am J Obstet Gynecol, 2020 Jun; 222(6): 521-531.

[5] EGLOFF C, SIBIUDE J, COUFFIGNAL C, et al. Causes and consequences of fever during pregnancy: A retrospective study in a gynaecological emergency department[J]. J Gynecol Obstet Hum Reprod, 2020 Nov; 49(9): 101899.

[6] Thyroid Disease in Pregnancy: ACOG Practice Bulletin, Number 223[J]. Obstet Gynecol. 2020 Jun; 135(6): e261-e274.

[7] CIBULA D, PÖTTER R, PLANCHAMP F, et al. The European Society of Gynaecological Oncology/European Society for Radiotherapy and Oncology/European Society of Pathology guidelines for the management of patients with cervical cancer[J]. Radiother Oncol. 2018 Jun; 127(3): 404-416.

[8] 中国医师协会妇产科医师分会母胎医师专业委员会，中华医学会妇产科学分会产
科学组，中华医学会围产医学分会，等.妊娠期应用辐射性影像学检查的专家建
议［J］.中华围产医学杂志，2020，23（3）：145-149.

[9] 围受孕期增补叶酸预防神经管缺陷指南工作组.围受孕期增补叶酸预防神经管缺
陷指南（2017）［J］.中国生育健康杂志，2017，28（5）：401-410.

[10] 中华医学会妇产科学分会产科学组.妊娠合并心脏病的诊治专家共识（2016）［J］.
中华妇产科杂志，2016，51（6）：401-409.

图书在版编目（CIP）数据

好孕护航一点通 / 狄文主编 . —上海：上海科学普及出版社，2023.7
ISBN 978-7-5427-8486-5

Ⅰ.①好… Ⅱ.①狄… Ⅲ.①孕妇—妇幼保健—基本知识 Ⅳ.①R715.3

中国国家版本馆CIP数据核字（2023）第115354号

策划统筹　蒋惠雍
责任编辑　黄　鑫
整体设计　姜　明　王轶颀
绘　　画　许路芳

好孕护航一点通

狄　文　主编

上海科学普及出版社出版发行

（上海中山北路832号　邮政编码200070）

http://www.pspsh.com

各地新华书店经销　上海商务联西印刷有限公司印刷
开本 710×1000　1/16　印张20.5　字数 327 000
2023年9月第1版　　2023年9月第1次印刷

ISBN 978-7-5427-8486-5　　定价：118.00元

本书如有缺页、错装或坏损等严重质量问题
请向工厂联系调换
联系电话：021-56135113